Control and Management of Parturition

La Maîtrise de la Parturition

Colloques INSERM

Other *Colloques* published by John Libbey Eurotext and INSERM

133 Cardiovascular and Respiratory Physiology in the Fetus and Neonate. Scientific Committee: P. Karlberg, A. Minkowski, W. Oh & L. Stern. Managing Editor: M. Monset-Couchard.
ISBN: John Libbey Eurotext 0 86196 086 6
INSERM 2 85598 282 0

134 Porphyrins and Porphyrias. Edited by Y. Nordmann.
ISBN: John Libbey Eurotext 0 86196 087 4
INSERM 2 85598 281 2

137 Neo-Adjuvant Chemotherapy. Edited by C. Jacquillat, M. Weil & D. Khayat.
ISBN: John Libbey Eurotext 0 86196 077 7
INSERM 2 85598 283 9

139 Hormones and Cell Regulation. 10th European Symposium. Edited by J. Nunez, J. E. Dumont & R. J. B. King.
ISBN: John Libbey Eurotext 0 86196 084 X
INSERM 2 85598 284 7

147 Modern Trends in Aging Research. Edited by Y. Courtois, E. Faucheux, B. Forette, D. L. Knook & J. A. Tréton.
ISBN: John Libbey Eurotext 0 86196 103 X
INSERM 2 85598 309 6

149 Binding Proteins of Steroid Hormones. Edited by M. G. Forest & M. Pugeat.
ISBN: John Libbey Eurotext 0 86196 102 1
INSERM 2 85598 310 X

Control and Management of Parturition

La Maîtrise de la Parturition

Proceedings of the 23rd Baudelocque Symposium on Control and Management of Parturition, held in Paris 1-3 May, 1986

Sponsored by the Institut National de la Santé et de la Recherche Médicale

Edited by
C. Sureau
Ph. Blot
D. Cabrol
F. Cavaillé
G. Germain

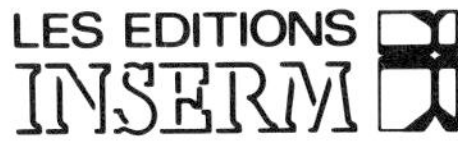

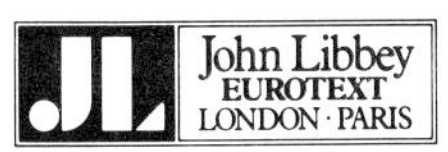

British Library Cataloguing in Publication Data

Control and management of parturition.—
(Colloques INSERM, ISSN 0768-3154; 151)
1. Pregnancy 2. Childbirth
I. Sureau, Claude II. Series
618.2 RG524

ISBN 0-86196-096-3

First published in 1986 by

John Libbey & Company Ltd
80/84 Bondway, London SW8 1SF, England. (01) 582 5266
John Libbey Eurotext Ltd
6 rue Blanche, 92120 Montrouge, France. (1) 47 35 85 52
ISBN 0 86196 096 3

Institut National de la Santé et de la Recherche Médicale
101 rue de Tolbiac, 75654 Paris Cedex 13, France. (1) 45 84 14 41
ISBN 2 85598 311 8

ISSN 0768-3154

Preface

For whom is the study of uterine activity a central concern? The interest that research workers and clinicians have taken in it has been highly fragmented. Obstetricians have for many years been studying the mechanisms of spontaneous onset of labour and cervical dilation in man; veterinary surgeons share their commitment to the study of the neonate, even if their approach to the development of the nervous system is less detailed. Because of the remarkable nature of its structural evolution and regulatory functions during pregnancy as well as its exceptional sensitivity to hormones, in particular steroids, uterine muscle is a fascinating experimental model for the physiologist. With such a range of interests, from pragmatic orientation towards practical applications to the very theoretical, it has been difficult to establish a common language.

Paradoxically, the appearance of such new drugs as the progestins, antiprogestins, prostaglandins, antiprostaglandins and calcium inhibitors, which have been introduced into clinical practice before their mechanism of action has become clear, has meant that pharmacology has preceded rather than followed basic research. As was the case 30 years ago with oxytocin, drugs are used long before the pathophysiology of the disorders which they are treating is clearly understood.

Happily, we now have a new breed of basic researchers interested in the clinical application of their observations. Such researchers combine experience of work in clinical departments with competence in theoretical research. They can bring about the long-awaited fusion between basic and applied research and their work will undoubtedly lead to real progress in the study of uterine activity.

In this field some problems have remained unsolved for many years, such as:

- the nature of the control of uterine activity during pregnancy and of the mechanism of onset of labour, apparently quite different in man from those of other animals;
- the mystery of the complex mechanism of uterine contraction, which is obviously not dependent — as has long been thought — on so-called fundal dominance, but is linked to the evolution at the cellular level of contractile proteins, connective tissue and regulatory mechanisms;
- and, above all, the fundamental and long-neglected question of cervical ripening and the means of measuring and controlling it.

The goal of this 23rd Baudelocque Symposium is to build upon the new inclusive approach to all these questions and to present the findings of the new breed of workers for the benefit of all. INSERM (The National Institute for Health and Medical Research) deserves our sincere thanks for its understanding of the importance of this work and for contributing towards its progress.

May I also add a word in memory of Professor Lacomme who founded these Baudelocque Symposia 23 years ago. This topic was one of his favourite areas of interest and his ideas have greatly influenced and motivated the work of his students. His memory will remain with us, particularly during this 23rd Symposium.

Claude Sureau

Préface

Qui s'intéresse à l'activité de l'utérus? Beaucoup de *chercheurs* et de *médecins*, mais en ordre dispersé. Bien entendu les *accoucheurs*, qui depuis longtemps tentent d'élucider le mystère irritant du déterminisme du travail dans l'espèce humaine et celui du mécanisme de la dilatation du col. Les *vétérinaires* qui, autant que les accoucheurs, ont le souci de la survie en bon état des nouveau-nés, même si leur approche neuro-comportementale de l'état de ceux-ci est moins fine. Les *physiologistes* fondamentaux, enfin, pour qui la fibre utérine avec son extraordinaire évolution de structure et de régulations au cours de la gestation, avec sa remarquable sensibilité aux influences hormonales, stéroïdiennes en particulier, constitue un modèle assez fascinant dont on peut faire varier à volonté les conditions d'environnement et de comportement.

Mais, on le voit bien, ces soucis sont fort disparates, très pragmatiques, appliqués pour les uns, très théoriques, presque spéculatifs pour les autres. Le langage commun est difficile à trouver.

Si bien que, assez bizarrement, le progrès technique naît de la pharmacologie, que des substances nouvelles voient le jour, progestatifs et antiprogestatifs, prostaglandines et antiprostaglandines, anticalciques peut-être, qui entrent dans le domaine thérapeutique bien souvent avant que leurs modes précis d'action soient élucidés.

Et, comme ce fut le cas il y a 30 ans pour l'ocytocine, l'usage des drogues précède la compréhension de leur mécanisme d'action et de la physiopathologie des désordres qu'elles corrigent.

Mais ne voilà-t-il pas qu'apparaït une nouvelle race de chercheurs? Issus des laboratoires de recherche fondamentale et ne méprisant pas pour autant les applications cliniques de leurs recherches, issus des services cliniques mais formés à la recherche théorique ou intégrés dans ces services, ils représentent l'interface tant attendue entre recherche fondamentale et appliquée, leurs travaux devraient dans ce domaine de l'activité utérine conduire aux progrès dont nous pressentons tous l'imminence.

Des problèmes non résolus depuis presque des siècles, tels que

— le contrôle de l'activité utérine au cours de la gestation chez les primates et le mécanisme de l'entrée en travail, bien différents, semble-t-il, de ceux impliqués chez les autres mammifères,

— le mécanisme intime de la contraction utérine, bien éloigné à l'évidence des dogmes anciens et théoriques de la dominance fundique et de la hiérarchie fonctionnelle de l'utérus et qui doit faire une large place à l'évolution des protéines contractiles, du tissu conjonctif, et des mécanismes régulateurs au niveau cellulaire,

— et, par dessus tout, le problème fondamental et si longtemps négligé du comportement cervical, de sa maturation, des moyens de l'évaluer et de la maitrîser,

sont maintenant abordés en commun et en utilisant un langage, espérons-le, compréhensible par tous.

L'objectif des 23e Journées de Baudelocque est là : susciter dans ce domaine de la maîtrise de l'activité utérine de nouveaux progrès en favorisant la compréhension mutuelle des chercheurs et des cliniciens.

L'INSERM a compris l'importance de l'enjeu et a puissamment contribué à sa réalisation. Qu'il en soit remercié.

Ayons aussi une pensée à la mémoire de M. Lacomme qui sera in memoriam pour la dernière fois le Président d'Honneur de ces Journées qu'il a créées il y a 23 ans. Ce thème etait, je puis en témoigner, l'un de ses sujets majeurs de préoccupation et, nombre de ses idées ont orienté et influencé les recherches de ses élèves dans ce domaine. Son souvenir sera plus que jamais parmi nous au cours de ces 23e Journées de Baudelocque.

Claude Sureau

Contents
Sommaire

Uterine physiology

Physiologie utérine

Control and Management of Parturition. Colloque INSERM/John Libbey Eurotext Ltd. © 1986 Vol. 151, pp. 3-13.

Anatomie fonctionnelle de l'utérus humain

P. Lopes et P. Barrière

Département de Gynécologie Obstétrique et Biologie de la Reproduction PME, Quai Moncousu, CHU Nantes, 44035 Nantes Cedex, France

RESUME

La fonction de reproduction impose à l'utérus une adaptation remarquable ; il intervient dans la fécondation, il entretient des échanges avec le blastocyste et permet son implantation, il permet le développement embryo-foetal et placentaire grâce à une longue phase de quiescence myométriale puis au terme d'une adaptation progressive, se déclenche le travail ou parturition qui permet l'expulsion. La diversité de ces fonctions rend compte de la complexité de l'anatomie fonctionnelle de l'utérus.
L'utérus dérive de la fusion des canaux paramésonéphrotiques, mais le chorion et le myomètre ont pour origine le mésenchyme environnant ces canaux. La différenciation mésenchymateuse qui donne la structure myométriale se déroule entre 14 et 31 semaines d'aménorrhée. Au cours de la grossesse, l'utérus maternel se développe sous l'influence de la pression intra-ovulaire grâce aux modifications hormonales. L'étirement tissulaire modifie les propriétés physiques et biochimiques du myomètre (dénervation physiologique, meilleure efficacité de la contraction). La compréhension de la physiologie de l'organe impose l'étude de son composant unitaire : la cellule myométriale. Les cellules musculaires lisses se regroupent en faisceaux dont l'enchevêtrement est complexe. Le concept de dominance fundique est facilement expliqué par la richesse du fond utérin en cellules musculaires lisses comparativement au segment inférieur et au col. Dans la cellule myométriale, 4 éléments sont essentiels : les myofilaments, qui assurent la contraction et 3 éléments de stockage du calcium, les caveolae, les mitochondries et le réticulum endoplasmique. Le couplage excitation-contraction est assuré par les mouvements du calcium. La synchronisation de chaque contraction cellulaire est assurée grâce à l'établissement de jonctions communiquantes. Ces jonctions sont également soumises aux régulations par les hormones stéroïdiennes, les prostaglandines. Les catécholamines peuvent agir directement sur les cellules myométriales.

INTRODUCTION

L'adaptation de l'utérus dans les différents temps de la fonction de reproduction est remarquable :

- il intervient dans la fécondation en permettant la progression, la sélection et la maturation des spermatozoïdes
- il entretient les échanges avec le blastocyste et permet son implantation
- il protège et assure le développement embryo-foetal grâce à la quiescence myométriale jusqu'au terme où l'activité contractile et les modifications tissulaires permettent l'explusion. Dans le cadre de la maîtrise de la parturition, il faut s'intéresser à ces deux derniers aspects, soulignant le fait que la diversité des fonctions utérines rend compte de la complexité de l'anatomie fonctionnelle.

I - EMBRYOLOGIE

L'appareil urinaire et l'appareil génital sont intriqués, tant sur le plan anatomique qu'embryologique. Tous deux se développent à partir du mésoblaste qui prolifère sous la forme de crête le long de la paroi postérieure de la cavité abdominale.
L'utérus se développe aux dépens de deux conduits génitaux : les canaux paramésonéphrotiques ou canaux de Muller. Ceux-ci sont apparus à la fin de la 5e semaine à la face antérolatérale de la crête uro-génitale sous forme d'une invagination longitudinale de l'épithélium coelomique. L'extrémité céphalique des canaux de Muller s'ouvre dans la cavité coelomique (futur orifice tubaire abdominal) et l'extrémité caudale dans le sinus uro-génital après avoir croisé ventralement les canaux de Wolf et s'être accolés sur la ligne médiane. La partie caudale des canaux va ensuite fusionner à partir du 3e mois pour former le canal uro-vaginal. Les segments céphaliques, non fusionnés des canaux de Muller, formeront les trompes de Faloppe. L'endomètre se développe à partir des parties fusionnées des canaux tandis que le chorion et le myomètre ont pour origine le mésenchyme environnant. La forme de l'utérus serait liée au développement de ce mésenchyme. KONISHI (17) en 1984, à partir de 10 foetus humains, a distingué dès 14 semaines d'aménorrhée, des cellules allongées dans les couches périphériques du futur corps utérin. A la 18ème semaine de développement, les différenciations en cellules musculaires lisses ont débuté et des myo-filaments et des corps denses sont identifiables dans les cellules périphériques. Le myomètre est différencié dans son aspect presque définitif à 31 semaines d'aménorrhée. Le chorion de l'endomètre se différencie pendant la gestation et à la 26ème semaine, on y décrit des cellules dont l'aspect évoque celui des cellules pré-déciduales. La croissance utérine est sous influence oestrogénique (14-17), la réponse étant différente selon les types cellulaires (23). L'hypothèse de l'action des oestrogènes placentaires sur le développement de l'appareil génital féminin se renforce par l'observation dans le chorion de l'endomètre de telles cellules pré-déciduales. La croissance de l'utérus oestrogéno-dépendante serait liée à l'élévation d'un site de liaison nucléaire de type II aux oestrogènes. Pour MARKAVERICH (21), la progestérone, inhibant l'élévation du nombre de ce type de site de liaison après stimulation par oestradiol, freine la croissance utérine chez la rate. On peut craindre, si ce mécanisme est retrouvé dans l'espèce humaine, que l'administration de progestatifs ou de fortes doses de progestérone puisse engendrer chez les foetus féminins de mères soumises à cette thérapeutique, des hypotrophies ou hypoplasies utérines. Cette hypothèse n'a pas été prouvée à ce jour (29).

II - RAPPEL ANATOMIQUE

L'utérus a la forme d'un cône tronqué, aplati d'avant en arrière, dont le sommet est inférieur. On y décrit trois éléments :
1) un corps grossièrement triangulaire dont l'extrémité supérieure convexe est le fond utérin, de chaque côté duquel se trouvent les cornes utérines en continuité avec les trompes : on y observe aussi l'insertion des ligaments ronds et utéro-ovariens. Les ligaments utéro-sacrés se fixent à la partie basse de la face postérieure du corps utérin. L'isthme sépare la cavité corporéale du canal cervical.
2) un col utérin divisé par l'attache du vagin en deux parties, une portion supra-vaginale et une portion intra-vaginale appelée museau de tanche
3) la cavité utérine : l'utérus présente une cavité virtuelle aplatie d'avant en arrière et triangulaire. Au-dessus de l'isthme, la cavité est légèrement évasée, c'est l'entonnoir sus-isthmique. La cavité du col ou endocol est fusiforme et deux sillons longitudinaux sur lesquels s'abouchent des replis constituent l'arbre de vie. L'orifice interne du col s'ouvre un peu au-dessous de l'isthme utérin où il existe un anneau pariétal de grande épaisseur verrouillant la partie basse de la cavité utérine. Au cours de la grossesse, sous l'influence du développement ovulaire, grâce aux modifications hormonales et limité par des attaches ligamentaires, l'utérus va se développer sous l'influence de l'augmentation de pression ovulaire, selon la tension pariétale et l'épaisseur myométriale ; après excroissance sphérique de l'entonnoir sus-isthmique, le développement du corps se fera par incorporation progressive de l'épaississement pariétal supra-vaginal, puis par déformation du fond.
L'étirement modifie les propriétés mécaniques du tissu myométrial (relation tension-longueur) et les propriétés physiologiques (réceptivité).

III - RAPPEL HISTOLOGIQUE

La paroi utérine est constituée de trois tuniques qui sont de dedans en dehors : l'endomètre, le myomètre et la séreuse péritonéale.
Dans le myomètre, les fibres musculaires lisses sont disposées en trois couches : - la couche externe très mince comprend un plan superficiel de fibres longitudinales sur les faces et le fond du corps et un deuxième plan de fibres circulaires.
- une couche moyenne très épaisse ou couche plexiforme, constituée de faisceaux de fibres musculaires lisses entrecroisées et richement vascularisée.
- une couche interne, réduite et dans la partie profonde de laquelle on observe quelques fibres longitudinales, mais surtout constituées de fibres circulaires.
Cette schématisation histologique est beaucoup plus nette chez certains mammifères à utérus bicorne (rate, lapine, cobaye). Il faut, pour ces espèces, souligner que la contractilité et sa régulation diffèrent selon la couche étudiée (1 - 24).
Chez la femme, l'orientation des fibres permet de les regrouper en faisceaux. L'enchevêtrement des faisceaux est très complexe avec de nombreuses anastomoses et divisions, réalisant une structure en mailles séparées par des lames conjonctives. Plus que la myo-architecture de l'organe, c'est surtout la densité en fibres musculaires lisses selon les zones de l'utérus qui permet de comprendre la physiologie de la contraction. Les cellules musculaires lisses ne représentent en-dehors de la gestation que 28 % du tissu myométrial du corps utérin. Elles sont plus nombreuses au niveau des bords latéraux et dans les couches internes. Au niveau de l'isthme, elles ne représentent que 15 % et seulement 8 % au niveau du col. Pendant

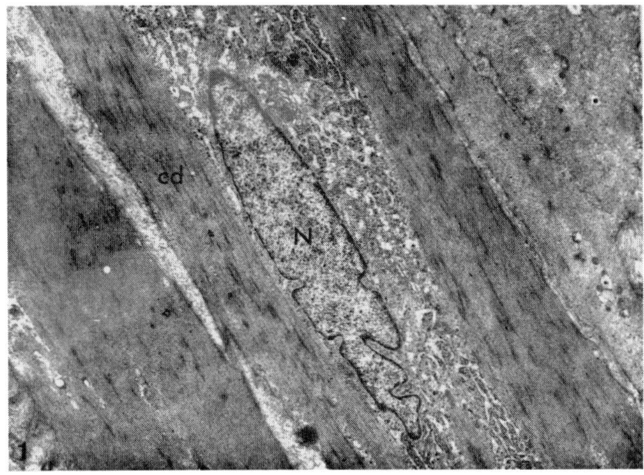

Photo N° 1 : Femme non en travail
Structure de la fibre myométriale (G x 10 000)
Noter l'existence au sein de myofilaments de nombreux corps denses (cd).

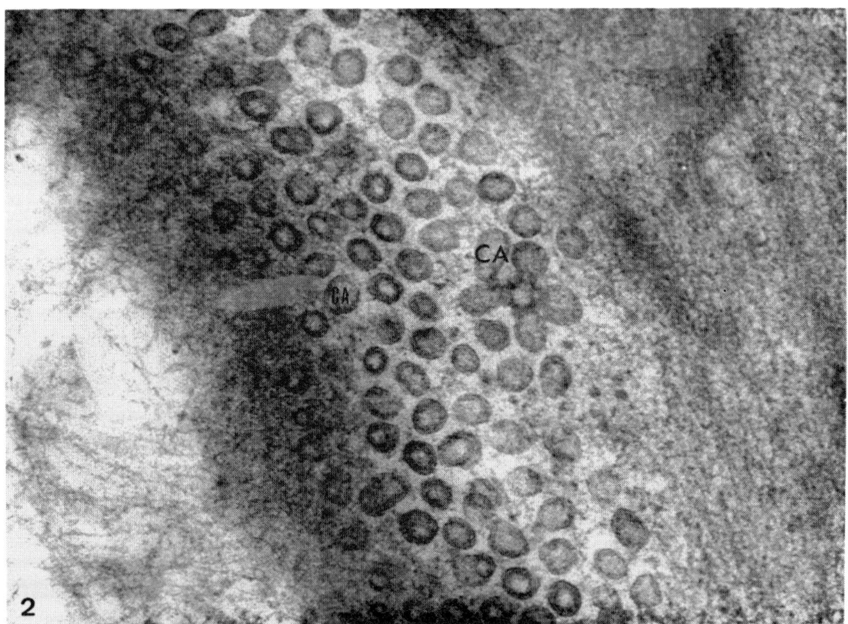

Photo N° 2 : Femme non en travail
Prélèvement avant extraction feotale. Coupe tangentielle en périphérie d'une cellule musculaire lisse.
Noter la structure en double contour des Caveolae (G x 60 000)

Légendes : CA : Caveolae CD : Corps Denses N : Noyau

la gestation, le pourcentage de fibres musculaires augmente de manière significative pour atteindre 42 % dans le corps et l'isthme. Au niveau du col, cette proportion évolue peu et reste à 10 % (32).
Le tissu conjonctif : ce tissu est le plus abondant au niveau du corps et du col utérin. Ce n'est pas un simple tissu de soutien et les modifications biochimiques qui y surviennent participent aux variations des propriétés du myomètre. Au cours de la grossesse, on note une augmentation du collagène et de l'élastine (15 - 34).

Les différentes couches histologiques de l'utérus ont une interaction d'importance physiologique non négligeable. Dans la production des prostaglandines, endomètre et myomètre interviennent dans la synthèse de la prostacycline comme en témoigne l'étude de CAMERON (7). Lorsque l'endomètre et le myomètre sont incubés ensemble, la production de 6-oxo-PG F 1 Alpha est augmentée. Cette relation endomètre-myomètre avait déjà été soulignée dans la synthèse des prostaglandines.

La jonction de la décidua et des membranes amniochoriales intervient, lorsque cette jonction est intacte, dans l'inhibition de la cascade arachidonique. La déciduale produit une prolactine active sur la perméabilité à l'eau des membranes amniochoriales. La prolactine réduit la production de prostaglandine E 2 et l'amnios produit plus de prostaglandine E 2 seul qu'associé au chorion et à la décidua (36). On peut ainsi comprendre, par l'inhibition de la perméabilité à la prolactine des membranes amniochoriales, le rôle inducteur joué par la séparation des membranes amniochoriales.

Sans nier l'importance de l'interaction des différentes couches histologiques de l'utérus, il faut insister sur l'élément unitaire qu'est la fibre musculaire lisse ou cellule myométriale.

IV - ULTRASTRUCTURE DU MYOMETRE

1) La cellule musculaire lisse

La fibre myométriale est une cellule musculaire lisse, fusiforme, qui s'hypertrophie au cours de la grossesse pour atteindre les dimensions de 250 micronmètres de long et 15 micronmètres de large. (Photo N° 1).
Parmi les organites présents, nous insisterons, en raison de leur importance fonctionnelle, sur certains d'entre eux :

a) La membrane plasmique, tri-stratifiée et doublée extérieurement d'une lame basale. On y observe de petites invaginations appelées cavéolées ou vésicules de surface (Photo N° 2). Ces cavéolées augmentent la surface de la cellule musculaire et constituent des réserves de calcium.

b) Les mitochondries sont observées dans le cytoplasme axial en périphérie du noyau ou à proximité de la membrane plasmique.

c) Le réticulum endoplasmique lisse constitue un réseau de tubules proches de la membrane plasmique ; sa répartition est identique à celle des mitochondries.

Ces éléments interviennent dans la contractilité cellulaire en assurant les mouvements intra-cellulaires du calcium ionique : Ca^{++}. On a pu comparer ce dispositif au système tubulaire transverse du muscle strié.

d) Les protéines contractiles (9) : elles sont de deux types : les myofilaments épais essentiellement constitués de myosine, des myofilaments fins essentiellement constitués d'actine et de tropomyosine. Sous l'action des oestrogènes, l'interaction actine-myosine s'accentue et la quantité d'actimyosine augmente au cours de la gestation pour atteindre 50 % des protéines utérines en fin de grossesse. Les myofilaments sont ancrés dans le cytoplasme sur des corps denses et à la membrane plasmique par des plaques d'ancrage.

2) Les jonctions intercellulaires

GARFIELD a démontré chez l'anomal qu'au moment du déclenchement de la parturition, des jonctions communiquantes ou gap-jonctions, absentes pendant la gestation, s'établissaient entre les cellules myométriales. Ces jonctions perméables permettent des échanges privilégiés entre deux cellules d'ions et de molécules de poids moléculaire inférieur à 1600 daltons. Cette jonction est perméable au lanthane. En 1981, chez la femme, il note la corrélation entre la surface des gap observés et la dilatation du col ou l'intensité des contractions utérines (12).

Plusieurs remarques peuvent cependant être soulignées :
- la présence de Gaps ne semble pas être indispensable au déclenchement
- la présence de Gaps ne signifie pas que la parturition est imminente.

BURDEN (6) a montré qu'une neurectomie pelvienne inhibait chez la rate la parturition mais non l'apparition des jonctions communiquantes. En électrophysiologie, PERACCHIA (27) a montré que certaines de ces jonctions pouvaient être fonctionnelles et d'autres pas.

Ces Gap-jonctions sont cependant un signe histologique de synchronisation cellulaire ; les différentes cellules musculaires lisses ont par ces jonctions communiquantes une contraction de type coordonnée comme en témoignent les enregistrements électromyographiques faits au cours de la parturition (20).
L'établissement et la destruction de ces jonctions sont soumis au contrôle des hormones stéroïdiennes et des prostaglandines (11).

V - LES RECEPTEURS DU MYOMETRE HUMAIN AU COURS DE LA GROSSESSE ET DU TRAVAIL

La réponse d'un tissu à une molécule effectrice (hormone ou neurotransmetteur) dépend non seulement de la concentration plasmatique de la substance mais de la présence d'un récepteur et de l'affinité à ce récepteur.

L'ocytocine est l'hormone endogène utérotonique la plus spécifique. Le contraste existant entre son taux plasmatique et l'activité utérine s'explique en partie par les variations de la réceptivité myométriale.

1 - Les récepteurs myométriaux à l'ocytocine restent faibles avant 17 semaines. Le taux de ces récepteurs s'élève progressivement en devenant douze fois plus important entre 37 et 41 semaines (10). Après le début du travail, le taux de récepteurs à l'ocytocine est maximum et démeure significativement plus élevé qu'avant le début de travail. Dans les échecs d'induction du travail et les termes dépassés, FUCHS (10) note une concentration significativement plus basse que dans les cas de déclenchement spontané du travail. Ce taux de récepteurs à l'ocytocine est plus élevé au niveau du corps et du fond de l'utérus qu'au niveau du segment inférieur et du col. La synthèse de ces récepteurs est contrôlée par les hormones stéroïdiennes. Une interaction ocytocine-prostaglandines est essentielle pour la parturition.

2 - Récepteurs aux Prostaglandines E et F_2 alpha. Le myomètre humain est pourvu de récepteurs spécifiques aux prostaglandines E et F_2 alpha. L'affinité des prostaglandines E pour leur récepteur est 10 à 20 fois supérieure à l'affinité de la prostaglandine F_2 alpha pour son récepteur spécifique. La concentration des récepteurs aux PG E et F_2 alpha est significativement plus basse dans le myomètre des femmes enceintes qu'en dehors de la grossesse. La concentration et l'affinité de ces récepteurs ne varient pas quel que soit le site de prélèvement sur le corps utérin et que la femme soit ou non en travail (13).
Au niveau du col, GIANNOPOULOS (13) note la présence de récepteurs spécifiques aux prostaglandines E mais à un taux faible.

3 - Les récepteurs alpha adrénergiques. BERG (4) note une concentration en récepteurs alpha adrénergiques légèrement plus élevée dans le fond utérin que dans le segment inférieur. Il souligne que 60 % sont des récepteurs ayant des propriétés alpha 1 et 40 % une activité alpha 2. L'auteur estime que ces récepteurs alpha sont localisés sur les cellules myométriales.

VI - L'INNERVATION UTERINE

Le nombre des neurotransmetteurs et la distribution des fibres nerveuses dans l'utérus (26) suggèrent un rôle physiologique non négligeable dans le contrôle de la quiescence ou de l'activité myométriale. L'innervation utérine est essentiellement assurée par des neurones adrénergiques à axone court. Le contrôle nerveux se fait au niveau de jonctions neuro-musculaires (5 - 33) ou par l'action des catécholamines sur les cellules myométriales.

L'étude de l'effet des catécholamines sur l'utérus doit tenir compte :
- de l'action excitatrice ou inhibitrice selon l'amine considérée, celle-ci agissant selon ses affinités pour les récepteurs alpha ou béta.
- de l'espèce : des actions opposées peuvent être observées ; ainsi l'adrénaline stimule la contraction chez la femme, elle est inhibitrice chez la rate.
- de la couche musculaire étudiée : les concentrations stéroïdiennes et les récepteurs étant variables selon les couches myométriales et la proximité du placenta.
- de l'imprégnation hormonale : les hormones stéroïdiennes modifient la synthèse des récepteurs adrénergiques, les estrogènes induisent la synthèse des récepteurs alpha (30).

Au cours de la grossesse, l'utérus présente un état de dénervation (37). THORBERT (35) a montré chez la femme que sous influence progestéronique, le taux de noradrénaline myométriale chutait pour n'atteindre qu'un taux égal à 2 % de celui de l'utérus non gravide.

L'aspect dégénératif des extrémités nerveuses a été retrouvé en microscopie électronique chez l'animal (33) et chez la femme (18).

- L'étirement tissulaire peut, en-dehors de l'influence hormonale, entraîner une diminution des catécholamines (22). Cependant, il faut souligner qu'en fin de grossesse, l'utérus présente une sensibilité accrue à la noradrénaline car la sensibilité des récepteurs serait renforcée. Les catécholamines peuvent modifier l'activité utérine et en expliquer partiellement les variations nyctémérales (16).

- Des neurones cholinergiques sont plus volontiers distribués au col et vers l'endomètre. Leur rôle serait limité dans le contrôle de la contractilité utérine. (BELL 3)

- Enfin, des neurones peptidergiques ayant des neuro-transmetteurs variés ont été décrits :

- Neurones à VIP : le vaso-intestinal-peptide inhibe l'activité myométriale (2 - 25) et favorise l'hypervascularisation (8).

- Neurones à substance P : substance qui augmente la contractilité utérine, de même que le NPY (Neuropeptide tyrosine) peut influencer la contractilité utérine (26).

- Neurones à CGRP (Calcitonine Gène related peptide) dont la répartition est voisine et l'action opposée à la substance P (SAMUELSON 31).

- RIESZ (28) a mis en évidence des récepteurs de la série Gamma-amino-butyrique (GABA) qui seraient situés sur les cellules musculaires lisses.

La complexité de l'anatomie fonctionnelle de l'utérus font que certaines observations sont paradoxales ; ainsi nous avons pu constater que l'injection d'antispasmodiques musculotropes entrainait une augmentation de la contractilité utérine (19). La compréhension des mécanismes de régulation impose de nouveaux développements de la recherche fondamentale.

REFERENCES BIBLIOGRAPHIQUES

1 - Adam, S.P., Hartley, M.L., Pennefather, J. N., Story, M.E., Handberg, G.M. (1985) : Uterine contractility and actions of catecholamines in longitudinal and circular uterine layers from ovariectomised guinea-pigs : the effects of ovarian steroids. J. Auton. Pharmac. 5, 317-324.

2 - Alm, P., Alumets, J., Häkanson, R., Owman, C., Sjöberg, N.O., Sundler, F., Walles, B. (1980) : Origin and distribution of VIP (vasoactive intestinal polypeptide) nerves in the genito-urinary tract. Cell Tissue Res. 205, 337-347.

3 - Bell, C. (1972) : Autonomic nervous control of reproduction : circulary and other factors. Pharmacol. Rev. 24, 657-736.

4 - Berg, G., Anderson, R.G.G., RYDEN, G. (1986) : Alpha-adrenergic receptors in human myometrium during pregnancy. Am. J. Obstet. Gynecol. 154, 601-606.

5 - Buchanan, G.D., Garfield, R.E. (1984) : Myometrial ultrastructure and innervation in myotis lucifugus, the little brown bat. The Anatomical Record. 210, 463-475.

6 - Burden, H.W., Capps, M.L., Lawrence I.E. (1979) : Gap junctions in the myometrium of pelvic-neurectomized rats with blocked parturition. Am. J. Anat. 156, 105-114.

7 - Cameron, I.T., Kelly, R.W., Baird, D.T. (1985) : Prostaglandins in the human uterus : an interaction between endometrium and myometrium. Prostaglandins, Leuk. Med. 17, 329-335.

8 - Carter, A.M., Einer-Jensen, N., Fahrenkrug, J., Ottesen, B. (1981) : Increased myometrial blood flow evoked by vasoactive intestinal polypeptide in the non-pregnant goat. J. Physiol. 310, 471-480.

9 - Cavaille, F. (1985) : The contractile proteins of the human myometrium. Acta Physiologica Hungarica 65, 4, 453-460.

10 - Fuchs, A.R., Fuchs, F., Husslein, P., Soloff, M.S. (1984) : Oxytocin receptors in the human uterus during pregnancy and parturition. Am. J. Obstet. Gynecol. 150, 734-741.

11 - Garfield, R.E., Merrett, D., Grover, A.K. (1980) : Gap junction formation and regulation in myometrium. Am. J. Physiol. 239, (Cell Physiol. 8) C 217- C 228.

12 - Garfield, R.E., Hayashi, R.H.(1981) : Appearance of gap junctions in the myometrium of women during labor. Am. J. Obstet. Gynecol. 140, 254-260.

13 - Giannopoulos, G., Jackson, K., Kredentser, J., Tulchinsky, D. (1985) : Prostaglandin E and F2a receptors in human myometrium during the menstrual cycle and in pregnancy and labor. Am. J. Obstet. Gynecol. 153, 904-910.

14 - Gulino, A., Screpanti, I., Pasqualini, J.R. (1984) : Differential estrogen and anti-estrogen responsiveness of the uterus during development in the fetal, neonatal and immature guinea pig. Biol. Reprod. 31, 371-381.

15 - Gunja-Smith, Z., Woessner, J.F. (1985) : Content of the collagen and the desmosines in the human uterus in various reproductive states. Am. J. Obstet. Gynecol. 153, 92-95.

16 - Harbert, G.M.Jr., Spisso, K.R. (1980) : Biorhythms of the primate uterus (Macaca Mulatta) during labor and delivery. Am. J. Obstet. Gynecol. 138, 6, 686-696.

17 - Konishi, I., Fujii, S., Okamura, H., Mori, T. (1984) : Development of smooth muscle in the human fetal uterus : an ultrastructural study. J. Anat. 139, 2, 239-252.

18 - Lopes, P., L'Hermite, A., Lerat, M.F. (1981) : Observation de structures nerveuses dans le myomètre humain à terme. J. Gyn. Obst. Biol. Reprod. 10, 1-5.

19 - Lopes, P., Sturbois, G., Breart, G., Sureau, C. (1977) : Effets de l'administration intra-veineuse de Spasmavérine sur l'activité utérine au cours du travail. J. Gyn. Obst. Biol. Reprod. 6, 271-274.

20 - Lopes, P., Germain, G., Breart, G., Reitano, S., Le Houezec, R., Sureau, C. (1984) : Electromyographical study of uterine activity in the human during labor induced by prostaglandin F_2alpha. Gyn. Obst. Invest. 17, 96-105.

21 - Markaverich, B.M., Upchurch, S., Clarck J.H. (1981) : Progesterone and Dexamethasone antagonism of uterine growth : a role for a second nuclear binding site for estradiol in estrogen action. J. Ster. Biochem. 14, 125 - 132.

22 - Marshall, J.M. (1981) : Effets of ovarian steroids and pregnancy on adrenergic nerves of uterus and oviduct. Am.J. Physiol. 240 (Cell Physiol. 9), C 165-C 174.

23 - Mc Cormack, S.A., Glasser, S.R. (1980) : Differential response of individual uterine cell types from immature rats treated with estradiol. Endocrinology 106, 1634-1649.

24 - Oso, T; Ogasawara, T. (1984) : Effets in vitro of progesterone and estradiol-17 b on the contractile and electrical responses in rat myometrium. Jap. J. Physiol. 34, 427-441.

25 - Ottesen, B., Ulrichsen, H., Wagner, G., Fahrenkrug, J. (1979) : Vasoactive intestinal peptide (VIP) inhibits oxytocin induced activity of the rabbit myometrium. Acta Physiol. Scand. 107, 285-287.

26 - Papka, R.E., Cotton, J.P., Traurig, H.H. (1985) : Comparative distribution of neuropeptide tyrosine-vasoactive intestinal peptide-substance P-immunoreactive, acetylcholinesterase positive and noradrenergic nerves in the reproductive tract of the female rat. Cell. Tissue. Res. 242, 475-490.

27 - Peracchia, C. (1980) : Structural correlates of gap junction permeation. Int. Rev. Cytol. 66, 81-186.

28 - Riesz, M., Erdo, S.L. (1985) : $GABA_B$ receptors in the rabbit uterus may mediate contractile responses. Eur. J. Pharmacol. 119, 199-204.

29 - Rock, J.A., Wentz, A.C., Cole, K.A., Kimball, A.W., Zacur, H.A., Early, S.A., Seegar Jones, G. (1985) : Fetal malformations following progesterone therapy during pregnancy.A preliminary report. Fertil. Steril. 44, 17-19.

30 - Rousseau, J.P., Prud'homme, M.J., Germain, G. (1981) : La motricité utérine. Utérus et Fécondité, Rap. Boury-Heyler C, Mauleon P, Rochet Y. Ed. Masson, Paris, 43-60.

31 - Samuelson, U.E., Dalsgaard, C.J., Lundberg, J.M., Hökfelt, T. (1985) : Calcitonin gene-related peptide inhibits spontaneous contractions in human uterus and fallopian tube. Neuroscience Letters, 62, 225-230.

32 - Schwalm, H., Dubrauvsky, V., (1966) : The structure of the musculature of the human uterus muscles and connective tissue. Am. J. Obstet. Gynecol. 94, 391-404.

33 - Sporrong, B., Clase, L., Owman, C., Sjöberg, N.O. (1977) : Electron microscopy of adrenergic, cholinergic, and "P-type" nerves in the myometrium and a special kind of synaptic contacts with the smooth muscle Cells. Am. J. Obstet. Gynecol. 127, 811-817.

34 - Starcher, B., Percival, S. (1985) Elastine turnover in the rat uterus. Connective Tissue Research, 13, 207-215.

35 - Thorbert, G., Alm, P., Björklund, A.B. Owman, C., Sjöberg, N.O. (1979) : Adrenergic innervation of the human uterus, Dissapearance of the transmitter and transmitter-forming enzymes during pregnancy. Am. J. Obstet. Gynecol. 135, 223-226.

36 - Tyson J.E., Mc Coshen J.A., Dubin N.H. (1985) : Inhibition of fetal membrane prostaglandin production by prolactin : relative importance in the initiation of labor. Am. J. Obstet. Gynecol. 181, 1032-1038.

37 - Wikland, M., Lindblom, B., Dahlström, A., Haglid, K.G. (1984) : Structural and funutional evidence for the denervation of human myometrium during pregnancy. Obstet Gynecol. 64, 503-509.

Control and Management of Parturition. Colloque INSERM/John Libbey Eurotext Ltd. © 1986 Vol. 151, pp. 15-23.

Physiologie de la maturation du col utérin

D. Cabrol, P. Demonchy, L. Cédard et C. Sureau

INSERM U 166, INSERM U 262, Clinique Universitaire Baudelocque, 123 Boulevard de Port-Royal, 75014 Paris, France

RESUME

Même si le déterminisme hormonal de la maturation du col est aussi obscur que celui du déclenchement spontané du travail (si tant qu'ils soient différents), il est à présent généralement admis que les modifications du tissu conjonctif (diminution de concentration du collagène, hydratation accrue, associées à une diminution du dermatane sulfate et à une augmentation de l'acide hyaluronique), précèdent l'apparition de l'activité utérine et lui permettent d'entrainer les changements cervicaux caractéristiques de la parturition. Une meilleure connaissance de ce processus actif pourrait conduire ultérieurement à sa maitrise pharmacologique pour : soit hâter la maturation, préalablement à une induction artificielle du travail, ou à l'inverse s'opposer à une menace d'avortement tardif ou d'accouchement prématuré. Toutes ces possibilités thérapeutiques et développements à venir dépendent probablement en partie de notre aptitude à quantifier in vivo les caractéristiques physiques du tissu cervical humain.

MOTS-CLEFS

Col utérin, propriétés mécaniques du col, maturation cervicale.

Il est maintenant assez généralement admis que la dilatation du col utérin au cours du travail ne s'effectue harmonieusement, sous l'influence des contractions utérines, que si le tissu conjonctif cervical a subi au préalable des modifications structurales désignées sous le terme de maturation. Une meilleure connaissance de ces phénomènes et de leur régulation pourrait permettre de mieux appréhender certaines anomalies pathologiques : une avance de maturation du col pourrait exposer à des avortement tardifs ou à des accouchements prématurés; à l'inverse une absence ou un retard de maturation pourrait être à l'origine d'une dystocie au cours du travail ou accompagner un dépassement de terme. Enfin toute hypothèse concernant le déterminisme de la parturition, est probablement incomplète si elle n'explique pas de façon satisfaisante les modifications du tissu conjonctif cervical observées avant le travail.

I - ANATOMIE DU COL ET MODIFICATIONS CLINIQUES LIEES A LA MATURATION

A) STRUCTURE DU COL UTERIN :

Le stroma cervical est hétérogène, essentiellement formé de tissu conjonctif. L'estimation des proportions relatives de tissu musculaire et de tissu conjonctif relevée par plusieurs auteurs (17) donne des résultats concordants : le col utérin est remarquablement pauvre en cellules musculaires (18 % de la masse tissulaire totale dans le tiers moyen du col comparé aux 69 % observés au niveau du corps utérin).De plus seule la partie externe du col supra-vaginal, la plus riche en tissu musculaire, présente une activité electromyographique propagée dont l'origine est toujours corporéale (2). Ces faits expliquent que l'intérêt se soit porté essentiellement, et peut être trop exclusivement, sur les modifications du tissu conjonctif liées à la maturation.

B) MODIFICATIONS DES CARACTERISTIQUES PHYSIQUES DU COL, LIEES A LA MATURATION

1) Aspects cliniques : Scores cervicaux

La maturation du col se produit le plus souvent quelques jours avant le début du travail : le col qui était resté résistant jusque là devient mou. Il se produit généralement au même moment une légère diminution de longueur du canal cervical qui va s'incorporer au segment inférieur. L'appréciation des caractéristiques physiques du col (morphologie, résistance mécanique) est un des éléments essentiels analysé par le clinicien tant au cours de la gestation, pour préciser le dégré d'une éventuelle menace d'avortement ou d'accouchement prématuré, qu'à la fin de celle-ci pour déterminer les possibilités d'induction de la parturition.

Les moyens d'étude des paramètres physiques du col sont d'abord cliniques : lasemi -quantification introduite par l'utilisation de scores cervicaux (1,7) si elle a permis des progrès dans les études de pharmacologie clinique souffre d'une part de son caractère relativement subjectif et d'autre part de l'amalgame qu'elle réalise entre des paramètres de nature différente : Si la consistance cervicale est probablement en relation avec la maturation du tissu conjonctif, les autres éléments pris en compte dans les scores (dilatation, longueur, position du col) sont vraisemblablement beaucoup plus dépendantsde l'activité motrice du corps utérin. Si bien que depuis longtemps s'est fait sentir la nécessité de recourir à des méthodes d'investigation paracliniques pour quantifier de manière objective les propriétés mécaniques du col.

2) Propriétés mécaniques du col :

Les propriétés mécaniques du col utérin sont celles d'un matériau visco-élastique, et son comportement sous l'effet d'une contrainte est tout à fait semblable à celui décrit pour une structure conjonctive vasculaire (6) : Lorsqu'une force est appliquée sur une telle structure les fibres élastiques sont mises en tension les premières, elles ont une distensibilité élevée (c'est à dire une faible élasticité). Si l'extension est poursuivie la trame collagénique dont la distensibilité est moins élevée, est à son tour mise en tension. L'établissement de la courbe de relation tension-longueur d'une telle structure permettra d'observer successivement deux pentes différentes correspondant à la mise en tension successive de ses composants.

a) <u>Méthodes de mesure</u> :

Les mesures de compliance ou de consistance cervicale n'ont pas fait l'objet en clinique humaine de développements importants, en raison soit des difficultés techniques inhérentes, à ce type de mesure (mesure de compliance), soit de l'absence de correlation évidente entre ces données et le comportement cervical (mesure de la consistance).

Nous avons mis en au point un cervicotonomètre pour mesurer en routine clinique un indice de distensibilité cervicale dont l'étude permet la quantification objective de l'évolution des propriétés mécaniques du col utérin humain au cours de la gestation. L'extrémité de l'instrument représenté de façon schématique sur la figure 1 étant introduite dans le canal endocervical, il permet la mesure concomitante de l'ouverture de la pince et de la force nécessaire pour obtenir cette ouverture. Les données relatives à l'ouverture (dL) et à la force (dF) sont fournies par des jauges de contraintes placées sur des lames d'acier. Ces jauges font partie intégrante d'un pont de Wheastone. La contrainte mécanique qui leur est appliquéepermet de modifier la différence de potentiel des ponts et ce de façon proportionnelle à la contrainte. Après amplification et étalonage de ces données, elles peuvent être injectées soit sur une table traçante permettant la visualisation immédiate de la relation ouverture-force ou dans un calculateur permettant d'une part l'affichage de la dilatation initiale du col exprimée en centimètres, et d'autre part le calcul direct de la pente de cette relation $\frac{dL}{dF}$ qui est l'indice de distensibilité exprimé en cm.kg-1.

La mesure de l'indice de distensibilité est indépendante de la dilatation initiale du col et l'erreur relative sur la mesure est de 6 %.

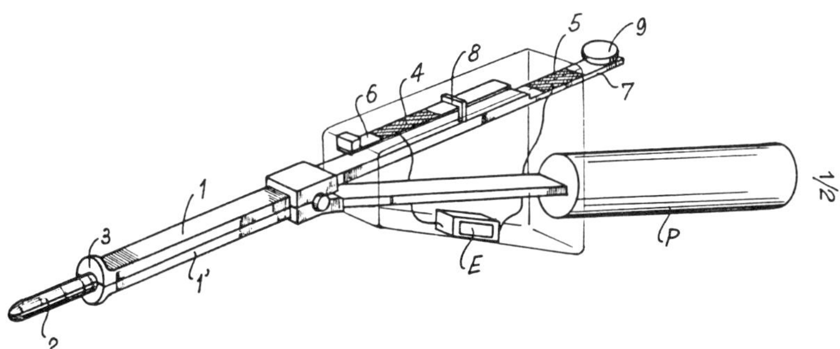

FIGURE 1

Schéma descriptif du cervicotonomètre : -1, et 1' = branches de l'instument ; 2 = extrémité introduite dans le canal endocervical ; 3 = butées repères placées à hauteur de l'orifice externe du col ; 4 = jauge de contrainte mesurant l'ouverture du cervicotonomètre (dL) ; 5 = jauge de contrainte mesurant la force (dF) nécessaire pour ouvrir le cervicotonomètre ; 6 = lame support de la jauge de contrainte n°4 ; 7 = lame support de la jauge de contrainte n°5 ; 8 = pièce solidarisant la lame support N°6 à la branche N°1 du cervicotonomètre ; 9 = bouton poussoir ; E = circuit électronique ; P = poignée.

b) Evolution de l'indice de distensibilité cervicale au cours de la gestation :

La mesure de l'indice de distensibilité cervicale tout au long de la gestation permet d'observer une augmentation importante de cet indice chez les patientes à terme, et une décroissance rapide dans le post-partum.

	PATIENTES NON GRAVIDES	GESTATION TERME : 22 ± 2 S	GESTATION TERME : 40 ± 1 S	POST PARTUM 5e JOUR
NOMBRE DE PATIENTES	10	11	17	5
INDICE DE DISTENSIBILITE CERVICALE cm.kg-1	1,4 ± 0,6	2,8 ± 0,9	8,2 ± 3,1	4,3 ± 1,3

De plus nous avons pu montrer que la valeur de l'indice de distensibilité est étroitement corrélée à la vitesse de dilatation du col au cours du travail jusqu'à 5 centimètres et que cette relation est indépendante de la morphologie cervicale, de la variété de présentation et de la parité (5).

II - ASPECTS HISTOLOGIQUES ET BIOCHIMIQUES DE LA MATURATION CERVICALE

A) STRUCTURE DU TISSU CONJONCTIF CERVICAL

Comme tout tissu conjonctif, il est formé de trois types d'éléments :
1) des cellules : en particulier les fibroblastes classiquement responsables de la synthèse des autres éléments du tissu conjonctif.
2) des fibres : le collagène : essentiellement de type I et III, c'est la protéine la plus abondante du col utérin (82 % des protéines du col utérin humain non gravide).

La variation de concentration et de conformation de la trame collagénique rendraient compte des modifications des propriétés mécaniques du tissu conjonctif cervical.
- l'élastine : caractérisée par ses acides aminés particuliers desmosine et isodesmosine, représenterait 0,9 à 2,4 % du tissu conjoncitf cervical. Sa quantité ne semble pas modifiée par la gestation.
3) une substance fondamentale : des modifications gravidiques affectent deux de ses constituants : les glycoprotéines de structure et les protéoglycanes. La fraction glycanique de ceux-ci : les glycosaminoglycanes (Acide hyaluronique, dermatane sulfate, chondroïtines 4 et 6 sulfates), jouerait un rôle dans l'hydratation du tissu conjonctif et la stabilité de la trame collagénique.

B) MODIFICATIONS HISTOLOGIQUES ET BIOCHIMIQUES LIEES A LA MATURATION

1) Aspects histologiques:

- Les modifications structurales (dispersion de la trame collagénique, oedème), ont été décrites en microscopie photonique et électronique chez la femme et dans diverses espèces animales.
- De même qu'ont été décrits des infiltrats cellulaires (éosinophiles, neutrophiles) dans le tissu conjonctif du col utérin à la fin de la gestation. Tous ces aspects sont proches de ceux observés classiquement dans l'inflam

2) Aspects biochimiques :

a) Biochimie structurale :
N'ont été étudiées jusqu'à présent que les modifications affectant le collagène les glycoprotéines de structure et les protéoglycanes :

- le collagène : il existe une diminution de concentration du collagène cervical à la fin de la gestation précédant la parturition.

La diminution de la proportion relative de collagène avait été initialement attribuée à l'augmentation plus importante d'autres composants du tissu conjonctif. En réalité il existe une augmentation du catabolisme du collagène cervical : d'une part on a mis en évidence des arguments en faveur d'une destruction des chaines peptidiques du tropocollagène, d'autre part on a pu démontrer une augmentation d'activité de certaines peptidases impliquées dans la dégradation du collagène.
- les glycoprotéines de structure : une importante augmentation de concentration des glycoprotéines de structure a été observée dans le col en fin de gestation.

- les protéoglycanes : l'essentiel des travaux porte sur les variations de distribution de leur fraction glycanique : les glycosaminoglycanes. On observe une stabilité voire une légère diminution de la concentration en glycosaminoglycanes du stroma cervical à la fin de la gestation aussi bien chez la femme que chez la ratte, avec une franche diminution de concentration du dermatane sulfate, et des chondroïtines sulfates, dont on sait par des travaux faits sur d'autres tissus (parois vasculaires, cartilages) qu'ils contractent des relations étroites avec les fibres de collagène et assurent probablement la stabilité de la trame collagénique.
On décrit d'autre part, une augmentation de l'acide hyaluronique dans le col mature. Cette molécule étant de très haut poids moléculaire, certains ont proposé de relier son augmentation de concentration à l'hydratation accrue du col à la fin de la gestation (4).

Au total on peut décrire la maturation du col en termes biochimiques.
Deux des éléments les plus remarquables de cette maturation semblent être la diminution de concentration du collagène et l'hydratation accrue du col. Ces modifications essentielles sont étroitement liées à des variations de distribution des glycosaminoglycanes de la substance fondamentale.

b) Enzymologie :
L'un des aspects les plus étudié est celui du catabolisme du collagène par les collagénases. Une collagénase a été extraite du col utérin humain (69 % associé à l'alpha 2 Macroglobuline, 22 % sous forme libre et 9 % sous forme de proenzyme).

L'activité enzymatique augmenterait au cours de la gestation (de 38 U/100mg dans le col utérin non gravide à 123 U/100mg dans le col en fin de gestation) (10). De même qu'augmenterait la concentration d'élastase, d'autres enzymes protéolytiques ont été décrites, une protéase neutre, une protéase alcaline et une PZ peptidase dont l'activité augmenterait de 64 % dans le post-partum.
Certaines enzymes du métabolisme des glycoconjugués ont été également étudiées (13). Le fait le plus remarquable est que la comparaison des activités des biopsies prélevées en dehors de la grossesse et celles obtenues dans le post-partum montre des activités très augmentées pour tous les enzymes. C'est l'ensemble du métabolisme du col qui parait activé par la grossesse, avec une exception, celle de la créatine-phospho-kinase, enzyme marqueur du muscle, qui est plus actif en dehors de la gestation.

III - CONTROLE HORMONAL DE LA MATURATION DU COL

Il est extrémement mal connu car son étude se heurte à de nombreuses difficultés :
- hétérogénéité structurale du col utérin (variation des proportions relatives de tissu musculaire et de tissu conjonctif)
- méconnaissance des effets locaux des principaux facteurs hormonaux impliqués dans la maturation (récepteurs).
- difficulté de dissocier les effets proprement cervicaux de ceux induits par les contractions utérines.
- difficulté d'extrapoler à l'espèce humaine les résultats obtenus chez l'animal.

Les travaux cliniques ou expérimentaux se sont essentiellement intéressés aux effets hormonaux des stéroîdes, des prostaglandines et de la relaxine.

A) LES HORMONES STEROIDES

1) Les estrogènes

L'application locale d'estradiol chez la femme en fin de grossesse semble avoir donné des résultats appréciables pour hâter la maturation cervicale (8). Des résultats semblabes (augmentation de la distensibilité cervicale chez la femme à terme) quoique moins spectaculaires, sont décrits par ailleurs dans ce livre (M. MAGNANI ; D. CABROL).

L'administration de 200mg de sulfate de D.H.A. chez la femme gravide provoque dans les heures qui suivent une augmentation des concentrations de l'estradiol 17 Béta dans le plasma, le myomètre et le col et précipite l'accouchement. C'est dans le col où l'augmentation de la concentration en estradiol 17 Béta est la plus élevée que l'on observe parallélement une activité collagénasique accrue (15).

- L'estradiol augmente la synthèse des glycosaminoglycanes (11) et pourrait agir sur :
- les collagénases (activation et/ou stimulation de production)
- et/ou par l'intermédiaire des prostaglandines (destabilisation lysomiale).

- Cependant l'étude des variations des propriétés mécaniques du col chez l'animal sous l'influence des estrogènes apporte quelques correctifs à ces données :

- L'estradiol 17 Béta administré à des rattes en fin de gestation n'a pas d'effet sur la distensibilité cervicale, mais HOOLINGWORTH et al. notent que le traitement a pu être trop court (9).

- L'administration de 20 à 40 mg de Distilbène chez la brebis gravide n'entraine une augmentation de la compliance cervicale que si le terme de gestation est supérieur à 130 jours (19). La progestérone n'antagonise pas cet effet.
Ces résultats suggèrent que si les estrogènes jouent un rôle dans la maturation cervicale c'est probablement en relation avec d'autres facteurs.

2) La progestérone :

. In vivo elle s'oppose à la dégradation du collagène, elle inhibe l'activité collagénasique par effet direct ou par l'intermédiaire d'autres facteurs, elle inhibe la synthèse de la collagénase en synergie avec l'AMP cyclique, elle réduit les effets de l'estradiol sur la synthèse des glycosaminoglycanes.

. Cependant l'administration de progestérone (à la dose de 200mg/j) chez la brebis ne s'oppose pas à l'augmentation physiologique de compliance à la fin de la gestation (19), de même qu'elle est sans effet sur l'évolution des propriétés mécaniques du col utérin de la ratte (9).

B) LES PROSTAGLANDINES

Bien qu'il n'y ait pas encore de preuve directe impliquant les prostaglandines dans la physiologie de la maturation cervicale et qu'en particulier il n'y ait pas encore de donnée évidente dans l'espèce humaine que la synthèse des prostaglandines augmente avant le début du travail à un moment où survient le ramollissement du col, un nombre considérable d'évidences supportent cette hypothèse :

- les prostaglandines stimulent la synthèse des glycosaminoglycanes. La prostaglandine E2 semblant agir particulièrement sur celle de l'acide hyaluronique.
- l'extensibilité du tissu cervical humain in vitro est augmentée après incubation avec PGF2 alpha et un peu moins avec PGE2 (6).
- Surtout les effets des prostaglandines sur les propriétés mécaniques du col in vivo sont spectaculaires :
. chez la rattel'administration de PGF2 alpha (1mg/kg) ou de PGE2 (5mg/kg) en sous cutané au 18ème jour de la gestation double la distensibilité cervicale dans les 24 heures (9).
. des effets semblables ont été décritschez la brebis (18). Chez cet animal l'utilisation d'inhibiteurs de la synthèse des prostaglandines bloque la parturition bien que la chute de la concentration de progestérone et l'élévation des estrogènes soient semblablent à celle que l'on observe habituellement chez l'animal à terme. Durant ce type de traitement l'utérus se contracte de façon incoordonnée mais le col reste résistant et fermé (14). Ces données suggèrent que les hormones stéroîdes ne sont pas à elles seules responsables de la maturation cervicale et elles supportent l'idée d'une action directe des prostaglandines sur le col.

- Enfin en clinique humaine les prostaglandines induisent constamment les avortements alors que l'ocytocine est rarement efficace à ce stade. L'effet supérieur des prostaglandines et particulièrement de la PGE2 serait dû à leur action sur la distensibilité cervicale (5).

C) LA RELAXINE

Hormone polypeptique, de structure proche de l'insuline et de l'I.G.F. elle a été isolée dans l'espèce humaine, du corps jaune, de la décidue et du placenta.

Ses propriétés sur le tissu conjonctif ont initialement été démontrées sur les rongeurs : l'injection de relaxine à des animaux pré-traités par les estrogènes entraine un relachement de la trame collagénique du ligament symphysaire identique à celui que l'on observe à la fin de la gestation normale.

Dans l'espèce humaine, la relaxine :
- est inhibitrice de l'activité myométriale (20) peut être en augmentant la production d'AMP cyclique.
- ses taux plasmatiques, plus bas au cours des deux derniers trimestre de la gestation qu'au cours du premier trimestre, ne s'élèvent pas dans la période précédant le travail (16) contrairement à ce qui se produit dans diverses espèces animales.

Elle pourrait agir en relation avec les prostaglandines :
- chez la ratte, l'indométhacine bloque l'effet de la relaxine.
- l'injection de PGF2 alpha chez la truie entraine une augmentation du taux plasmatique de relaxine. Ceci suggère que l'effet lutéolytique de PGF2 alpha est responsable d'une chute rapide de la sécrétion progestéronique et d'une augmentation de la sécrétion de relaxine.

Cependant malgré quelques études cliniques (12) montrant l'induction de modifications cervicales sur des cols déjà matures, il n'y a pas encore, dans l'espèce humained'évidence convaincante d'un rôle de la relaxine dans la maturation du col utérin.

EN CONCLUSION :

Les modifications du tissu conjonctif précedent l'apparition de l'activité utérine et lui permettent d'entrainer les changements cervicaux caractéristiques de la parturition. Le déterminisme hormonal de la maturation du col reste cependant obscur, sa compréhension devrait permettre d'appréhender les mécanismes même du déclenchement spontané du travail.

REFERENCES

1.BISHOP E.M. (1964) : Pelvis scoring elective induction. Obstet.Gynecol. 24:266
2.CABROL D.; GERMAIN G.; NESMANN-EMMANUELLI C.; BAVEREL F.; SUREAU C. (1980) : Le tissu musculaire cervical chez la femme et le singe macaque gravides. J. Gyn. Obst. Reprod. 9 : 189.
3.CABROL D.; HUSZAR G.; ROMERO R.; NAFTOLIN F. (1981) : Gestational changes in rat uterine cervix : Protein collagen and glycosaminoglycan content. In The cervix in pregnancy and labour. ELLWOOD D.A. and ANDERSON A.B.M.,CHURCHILL LIVINGSTONE-LONDON, 3 : 34.
4.CABROL D.; DALLOT E.; CEDARD L.; SUREAU C. (1985) : Pregnancy related changes in the distribution of glycosaminoglycans in the cervix and corpus of the human uterus. Europ. J. Obstet. Gynec. Reprod. Biol. 20 : 298.
5.CABROL D. (1985) : Technique de déclenchement artificiel du travail in : Mises à jours en gynécologie et obstétrique. Vigot-Paris, 165.
6.CONRAD J.T.; VELAND K. (1985) : Physical characteristics of the cervix in : Clinical Obstetrics and Gynecology 26 : 1, 27.
7.FRIEDMAN E.A.;NISWANDER F.R.; BOYONET-RIVERA N.P.; SACHTLEBEN M.R. (1967) Prelabor status evaluation II weighted score . Obstet. Gynecol. 29 : 539.
8.GORDON A.J.; CALDER A.A. (1977) : Estradiol applied locally to ripen the unfavorable cervix. Lancet 2 : 1319.

9. HOLLINGSWORTH M.; ISHERWOOD C.N.M.; FOSTER R.W. (1979) : The effects of oestradiol benzoate, progesterone, relaxin and ovariectomy on cervical extensibility in the late pregnant rat. J. Reprod. Fertil 56 : 471.
10. KITAMURA K.; ITO A.; MORY Y. (1980) : The existing forms of collagenase in the human uterine cervix : J. Biochem 87 : 753.
11. KOFOED J.A.; HOUSSAY A.B.; TOCCI A.A.; CURBELO H.M.(1972) : Effect of oestrogen upon glycosaminoglycans in the uterus of rats. Acta, Endocr. 69 : 87.
12. MAC-LENNAN A.H.; GREEN R.C.; BRYANT-GREEWOOD G.D.; GREENWOOD F.C.; SEAMARK R.F (1980) : Ripening of the human cervix and induction of labour with purified porcine relaxin. The lancet 2, 220.
13. MARTIN A.; FARA J.F.; ALALLON W.; THOULON J.M.; DUMONT M.; LOUISOT P.(1983) Enzymatic screening of human uterine cervical biopsies in non pregnant and pregnant women at parturition. Am. J. Obstet. Gynecol. 145 : 44.
14. MITCHELL M.D.; FLINT A.P.F.(1978) : Use of meclofenamic acid to investigate the role of prostaglandin biosynthesis during induced parturition in sheep. J. Endocrinol 76 : 101.
15. MOCHIZU I.; TOJO S. (1980) : Effect of dehydroepiandrosterone sulfate on softening and dilatation of the uterine cervix in pregnant women. In : Dilatation of the uterine cervix. NAFTOLIN F.; STUBBLEFIELD P.G. eds. Raven Press. New-York. 19 : 267.
16. QUAGLIARELLO J.; LUSTIG D.S.; STEINETZ B.G.; WEISS G.(1980) : Absence of prelabor relaxin surge in women. Biol. Reprod. 22 : 202.
17. RORIE D.K.; NEWTON M. (1967) : Histological and chemical studies of the smooth muscle in the human cervix and corpus uterus. Am. J. Obstet. Gynec. 99 : 466.
18. STYS S.J.; CLEWELL W.H.; MESCHIA G. (1978) : Changes in cervical compliance at parturition independant of uterine activity. Am. J. Obstet. Gynec. 130 : 414.
19. STYS S.J. ; CLARK K.E.; CLEWELL W.H.; MESCHIA G. (1980) : Hormonal effects on cervical compliance in sheep. In Dilatation of the uterine cervix. NAFTOLIN F.; STUBBLEFIELD P.G. eds. Raven. Press. New-York 10 : 147.
20. SZLACHTER N.; O'BYRNE E.; GOLMISTH L.; STEINETZ B.G.; WEISS G. (1980) : Myometrial inhibiting activity of relaxin containing extracts of human corporea lutea of pregnancy. Am. J. Obstet. Gynecol. 136 : 584.

Summary

Even though the hormonal determinism of cervical maturation is unknown it is now generally admitted that the cervical connective tissue modifications (i.e. decrease in collagen concentration and increased hydration, combined with a decrease in dermatan sulphate and an increase in hyaluronic acid) precede uterine contraction and allow a normal cervical dilatation. A better understanding of this active process would allow better pharmacological control either to soften the cervix before induction of labor or on the other hand, to prevent premature delivery, all goals being partly dependant upon our ability to quantify in vivo the physical characteristics of the human cervix.

Control and Management of Parturition. Colloque INSERM/John Libbey Eurotext Ltd. © 1986 Vol. 151, pp. 25-36.

Les protéines contractiles du myomètre

F. Cavaillé

INSERM U.262, Clinique Universitaire Baudelocque, 123 Boulevard de Port-Royal, 75674 Paris Cedex 14, France

RESUME

La contraction du myomètre est due à l'interaction de deux protéines : l'actine et la myosine. Nous avons recherché s'il existait des formes de ces protéines qui soient spécifiques de l'état gravide ou non gravide. En utilisant des électrophorèses bidimensionnelles, nous avons trouvé trois formes pour l'actine myométriale de la femme et du singe macaque ; une augmentation de la forme la plus basique (γ) a été observée dès 16 semaines de grossesse chez la femme et dès 30 jours de gestation chez le singe macaque. Les différentes sous-unités de la myosine utérine ont été étudiées en utilisant plusieurs techniques électrophorétiques. La seule partie de la molécule qui montre une évolution pendant la grossesse est la chaîne légère de PM 17 000 dont la forme la plus acide augmente après 30 semaines chez la femme et 70 jours chez le singe macaque. Si l'activité ATPasique de la myosine est identique pour la protéine extraite des utérus humains gravides et non gravides, lorsque nous avons comparé les filaments formés par ces deux protéines, il est apparu que la myosine d'utérus gravide donnait toujours des filaments plus longs et semblait moins soluble, ce qui peut être important pour l'efficacité de la contraction.

INTRODUCTION

La contraction du muscle utérin, comme des autres muscles lisses et des muscles striés, dépend de l'interaction de deux protéines, l'actine et la myosine. Lorsque l'on regarde en microscopie électronique une cellule musculaire lisse, l'actine y apparaît organisée en filaments fins (7 nm) qui semblent liés par leurs extrémités à la membrane cellulaire, mais aussi à des structures intracellulaires ou membranaires, les corps denses (Somlyo et Franzini-Armstrong, 1985). Les filaments d'actine sont assemblés en rosette autour des filaments épais (15 nm) de myosine (Somlyo, 1980). Bien que l'organisation exacte des filaments de myosine ne soit pas encore véritablement bien établie du fait de leur labilité, il est actuellement admis que, comme dans les muscles striés, le raccourcissement et le développement de la force de contraction sont dûs aux glissements des filaments d'actine et de myosine les uns par rapport aux autres lorsque la myosine se lie à l'actine, l'énergie étant produite par l'hydrolyse de l'ATP. La libération de calcium intra-cellulaire est le premier événement du couplage excitation-contraction. Le calcium va induire la contraction en se liant à des protéines activatrices de l'appareil contractile. Dans les muscles lisses le calcium, en se liant à la calmoduline, active une Kinase (Dabrowska et coll, 1977) qui va fixer un groupement phosphate sur une sous-unité de la myosine (chaîne légère régulatrice de PM 20 000) (Sobiezeck, A, 1977) ; la phosphorylation de la myosine permet des changements conformationnels et l'activation de l'actomyosine-ATPase (Craig et coll,1983). Le calcium intervient aussi probablement dans le maintien de la tension du muscle, par un mécanisme mal connu à l'heure actuelle, indépendant de la phosphorylation de la myosine (Chatterjee et Murphy, 1983).

La force de contraction du muscle dépend donc du niveau d'activation qui met en route les mécanismes régulés par le calcium, que l'on peut qualifier de phénomènes instantanés. Par ailleurs, une régulation à plus long terme peut se faire par la qualité des protéines contractiles que va synthétiser le muscle. En effet, il est maintenant bien connu que l'actine et la myosine existent souvent, successivement ou simultanément, au sein du même muscle, sous plusieurs formes (isoformes) (Whalen et coll, 1981, Takano-Ohmuro et coll, 1983, Gabbiani et coll, 1984, Kuroda, 1985) dont les structures sont très voisines mais qui peuvent avoir des propriétés différentes (Mossakowska,M., Strezelecka-Golazewska,H, 1985, Schwartz et coll, 1981). La nature des isoformes présentes peut donc déterminer l'efficacité de la contraction. En ce qui concerne l'utérus, où il a été montré qu'il y avait une synthèse très active d'actine et de myosine pendant la grossesse (Csapo, 1962, Needham, 1963), il nous a paru important de savoir si la structure et l'activité de ces protéines étaient les mêmes qu'en dehors de la gestation afin de mieux appréhender les mécanismes régulateurs de la contraction utérine. Nous présentons ici les résultats d'une étude électrophorétique qui a permis de caractériser les différentes isoformes de l'actine et de la myosine dans les myomètres humain et de singe macaque (macacus fascicularis), pendant le cycle et à différents stades de la gestation.

Nous avons aussi cherché si les changements de structure que l'on trouve dans la molécule de myosine pendant la grossesse modifiaient son activité enzymatique ou sa propriété de former des filaments <u>in vitro</u>.

LES ISOFORMES DE L'ACTINE

Des extraits totaux d'utérus humain et de singe macaque (macacus fascicularis) ont été étudiés en électrophorèse bidimensionnelle (Cavaillé, Léger, 1983). Les taches correspondant aux différentes formes de l'actine sont aisément repérables, cette protéine étant très abondante dans l'utérus (20 à 60 mg/g de tissu frais). Nous avons constaté que l'actine se présentait sous trois isoformes de points isoélectriques différents (α, β, γ). La forme α est toujours minoritaire, alors que la forme β est majoritaire dans les utérus non gravides et la forme γ dans les utérus gravides (Fig.1). Chez la femme (Cavaillé et Léger, 1983) et chez le singe macaque (Cavaillé et coll, 1986), nous avons trouvé la même distribution de ces isoformes; l'augmentation de la forme γ a été vue dans tous les utérus gravides étudiés, depuis 16 semaines de grossesse chez la femme et 30 jours de gestation chez le macaque jusqu'au terme, respectivement 40 semaines et 160 jours.

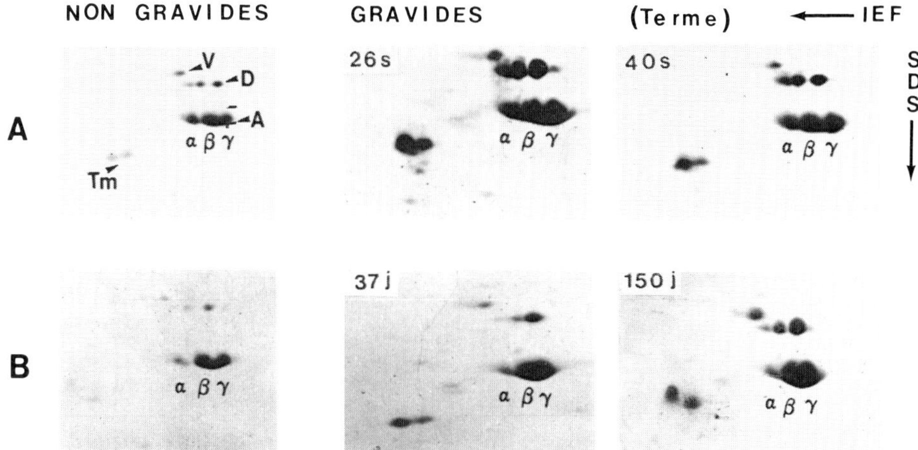

Fig.1. Extraits totaux d'utérus humain (A) et de singe macaque (B) en électrophorèse bidimensionnelle (isoélectrofocalisation : IEF, suivie d'une migration en milieu dénaturant : SDS (Sodium dodécyl sulfate). Parties de gel montrant les deux formes de la Tropomyosine (Tm), protéine associée à l'actine dans le filament fin, les trois formes (α, β , γ) de l'actine (A) et deux protéines des filaments intermédiaires, la Vimentine (V) et la Desmine (D).

Ainsi, l'hypertrophie du muscle utérin s'accompagne d'un changement dans les proportions des isoformes de l'actine synthétisée, modifications qui ont été constatées dans les muscles lisses en différenciation (Vandekerchove et Weber, 1979, Takano-Ohmuro et coll, 1983, Kuroda, 1985) et dans le développement de certaines pathologies (Gabbiani et coll, 1984). Les implications physiologiques de ces modifications isozymiques de l'actine sont inconnues à l'heure actuelle, mais il a été montré (Mossakowska, Strezelecka-Golazewska, 1985) que les affinités des différentes formes de l'actine pour une même molécule de myosine, n'étaient pas identiques. Il est donc probable que ces changements structuraux de l'actine participent aux modifications de la contractilité utérine pendant la grossesse.

MYOSINE

La molécule de myosine utérine, comme celle des autres muscles, est une molécule hexamérique. Elle est constituée de deux chaînes lourdes (PM 200 000) de deux chaînes légères régulatrices (PM 20 000) qui sont phosphorylables et de deux chaînes légères (PM 17 000 ou 15 000, selon les auteurs) dont la fonction est inconnue. Les chaînes lourdes comportent une partie hélicoïdale par laquelle les molécules s'associent pour former les filaments et une partie globulaire (tête) qui est mobile et peut, sous l'effet de changements de conformation, aller se fixer aux filaments d'actine. Cette partie globulaire, sur laquelle sont fixées les chaînes légères, est aussi porteuse de l'activité ATPasique.

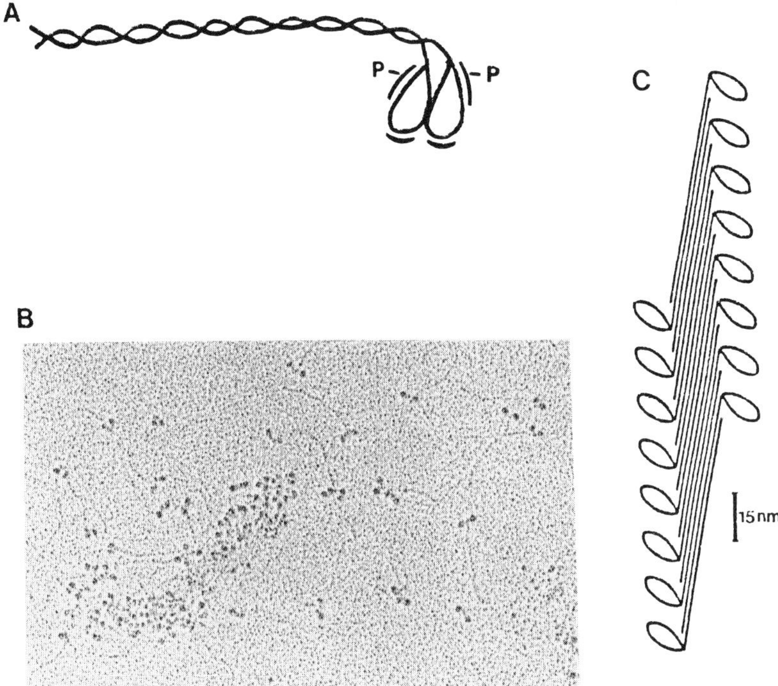

Fig.2

A : Schéma d'une molécule de myosine. Les chaînes légères phosphorylables (- P) de PM 20 000, régulatrices et de PM 17 000 sont fixées sur la partie globulaire (tête) des chaînes lourdes (PM 200 000) qui comprennent aussi une partie hélicoïdale.

B : Myosine purifiée à partir d'utérus humain en microscopie électronique (ombrage au tungstène, x 120 000). Photographie : I. Pinset-Härström. Dans les conditions utilisées ici, on voit à la fois des molécules isolées et des myosines associées pour former un petit filament.

C : Schéma (D'après Craig et Magerman, 1977) d'un mode possible d'assemblement des molécules de myosine dans les muscles lisses (filament à polarité latérale).

1- Etude électrophorétique de la myosine utérine

Un système fréquemment employé pour étudier les isoformes de myosine dans un même muscle est l'électrophorèse en milieu non dissociant (Hoh et coll, 1976). En utilisant cette technique, nous avons observé qu'aussi bien la myosine d'utérus humain que celle de singe macaque ne se résolvaient qu'en une seule bande, avec la même distance de migration quel que soit l'état physiologique (Fig.3, A). Ce résultat semble indiquer qu'il n'y a qu'un seul type de myosine dans l'utérus. Néanmoins, comme dans ces électrophorèses en milieu non-dénaturant la myosine, qui est une grosse protéine, migre sans dissociation de ces sous-unités, une différence mineure dans une des sous-unités peut ne pas apparaître, nous avons donc étudié séparément chaque sous-unité.

La remigration de la bande de myosine en électrophorèse (5 % acrylamide) en milieu dénaturant (SDS) fait apparaître deux bandes de PM 201 000 et 205 000. On voit aussi ces deux bandes lorsque de la myosine purifiée ou un extrait total d'utérus sont déposés sur ces gels. Elles semblent donc correspondre à deux types de chaînes lourdes. On trouve ces deux chaînes lourdes dans les extraits d'utérus humain comme de macaque, sans variation de leurs proportions en fonction de l'état physiologique (Fig.3 B). (Cavaillé et coll, 1986)

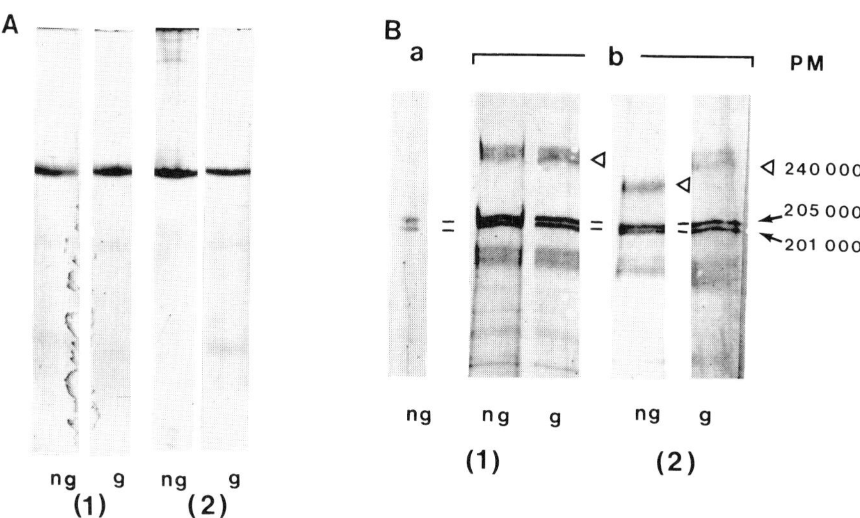

Fig.3 A- Electrophorèses en milieu non-dissociant. Migration d'extraits totaux d'utérus.

B- Electrophorèses en milieu dissociant (5 % acrylamide)

a : remigration d'une bande obtenue en gel non-dissociant.

b : migration d'extraits totaux d'utérus.

1 = femme. 2 = macaque. ng = non gravide. g = gravide.

En étudiant les peptides obtenus après digestion chymotrypsique des chaînes lourdes préalablement séparées des chaînes légères en électrophorèse, (Cleveland, 1977) nous n'avons pas trouvé de différence entre les myosines d'utérus gravide et non gravide (Cavaillé, Léger, 1983), ce qui est en accord avec les résultats précédemment exposés. Nous avons utilisé la migration en gel d'isoélectrofocalisation et les électrophorèses bi-dimensionnelles pour caractériser les chaînes légères de la myosine. Ce sont des systèmes qui permettent de discriminer des peptides qui ne diffèrent que par de faibles différences de charges : par exemple les formes phosphorylées et non phosphorylées de la chaîne légère régulatrice. Nous avons ainsi pu constater que la chaîne légère de PM 17 000 existait sous deux formes, dans tous les utérus, indépendamment de toute phosphorylation (Fig.4).

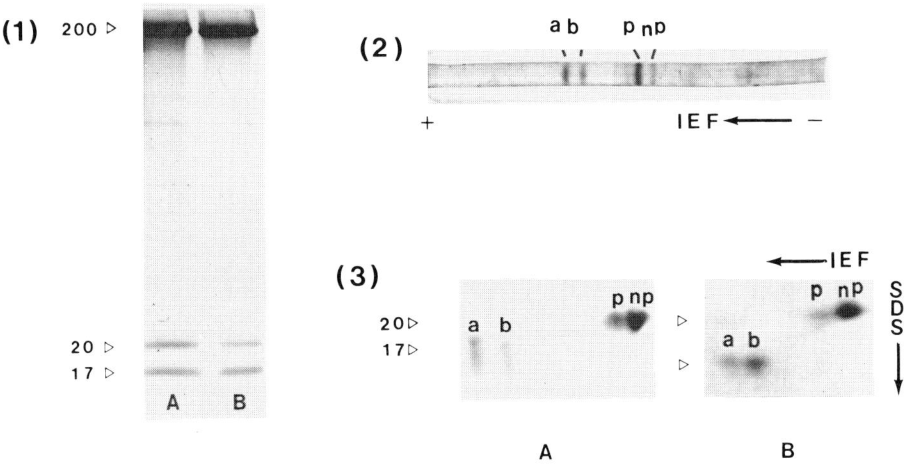

Fig.4 : Analyse électrophorétique des chaînes légères de la myosine utérine humaine purifiée. A = gravide ; B = non gravide

1) Migration en gel d'acrylamide (15 %) en présence de SDS :
200 = chaînes lourdes, PM 200 000 ;
20 = chaînes légères, PM 20 000 ;
17 = chaînes légères, PM 17 000.

2) Migration en gel d'isoélectrofocalisation (IEF). Myosine d'utérus gravide à terme, préparée avec un haut niveau de phosphorylation.
-a et b = formes acide et basique de la chaîne légère de PM 17 000.
-P et nP = formes phosphorylée et non phosphorylée de la chaîne légère régulatrice pM 20 000.

3) Electrophorèse bidimensionnelle : remigration après isoélectrofocalisation (IEF) en milieu dissociant (SDS).

La quantification de ces deux formes, par densitométrie des gels, montre qu'il y a une augmentation progressive pendant la gestation de la forme la plus acide (on passe de 30 à 60 %) (Fig.5). L'analyse des extraits d'utérus de macaque et humain montre la même évolution pendant la grossesse de la chaîne légère de PM 17 000 (Fig.6) (Cavaillé, 1985).

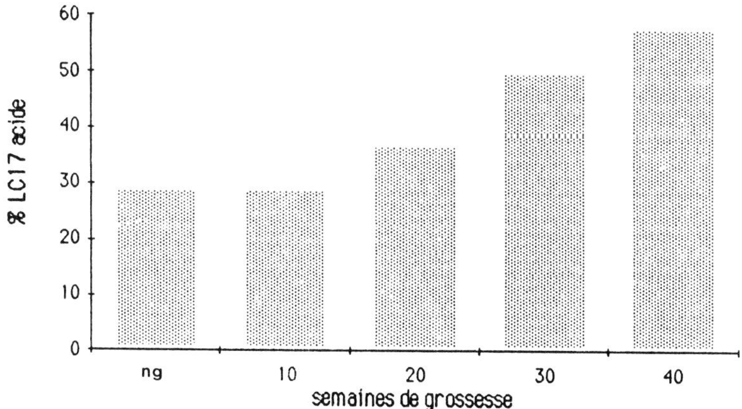

Fig.5 : Evolution du pourcentage de la forme acide de la chaîne légère de PM 17 000 (CL_{17a}) en fonction de l'âge gestationnel, dans la myosine utérine humaine.
ng = non gravide.

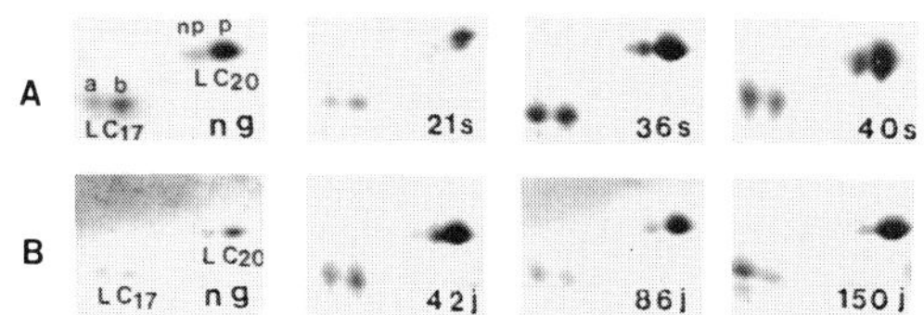

Fig.6 : Analyse en électrophorèse bidimensionnelle des chaînes légères de la myosine d'utérus humain (A) et de singe macaque (B) en fonction de l'âge gestationnel (en semaines de gestation pour la femme et en jours pour le macaque).
ng = non gravide.

Il ressort donc de cette étude électrophorétique que la seule modification de structure de la myosine utérine synthétisée pendant la grossesse se situe au niveau de la chaîne légère de PM 17 000 et consiste en une modification de la charge de cette sous-unité, les chaînes lourdes ne paraissant pas modifiées.

2- Etude de l'activité enzymatique de la myosine

Nous avons étudié la capacité d'hydrolyse de l'ATP par la myosine utérine humaine purifiée. Cette activité dépend de la force ionique et du pH du milieu. En faisant varier ces deux paramètres, nous avons constaté que les activités obtenues étaient les mêmes pour les myosines purifiées à partir d'utérus gravides et non gravides (Fig.7), les activités étant les plus fortes à pH 8.5, KCl 0,5M et respectivement 285 ± 22 (n=8) et 295 ± 72 (n=8) nm. Pi/mg de myosine/mn (Cavaillé et coll, manuscript en préparation). Comme l'activité enzymatique de la myosine est portée par ses chaînes lourdes, ce résultat vient à l'appui des analyses électrophorétiques indiquant qu'il n'y a pas de différence entre elles selon l'état physiologique.

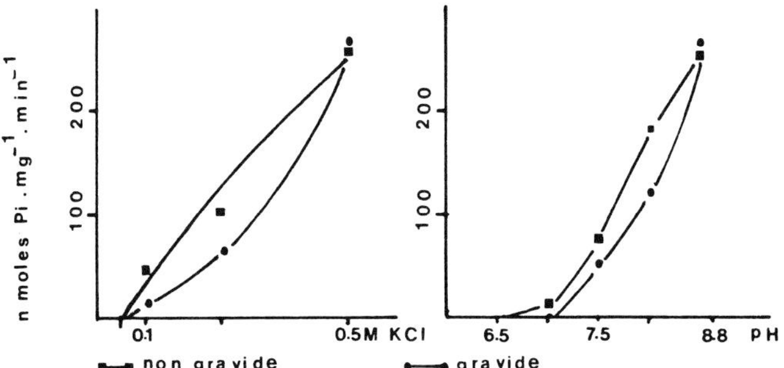

Fig.7 : Etude en fonction de la concentration en KCl et du pH de l'activité ATPasique de la myosine utérine humaine purifiée.

3- Etude de la mise sous forme filamentaire de la myosine utérine humaine

Comme pour les myosines des autres muscles lisses la phosphorylation de la chaîne légère régulatrice de la myosine utérine permet d'obtenir in vitro des filaments longs, décrits comme étant à polarité latérale (Craig et Megerman, 1977). De nombreux facteurs pouvant faire varier la longueur et la structure de ces filaments (Cavaillé, Pinset-Härström, 1985) nous avons comparé les filaments obtenus à partir de myosine utérine humaine en utilisant des conditions de préparation très standardisées pour pouvoir comparer les protéines des utérus gravides et non gravides (Cavaillé, Pinset-Härström, manuscript en préparation). Nous avons remarqué que dans toutes les conditions étudiées, haut ou bas niveau de phosphorylation, présence ou absence d'ATP, la myosine des utérus gravides à terme donnait toujours des filaments plus longs ou plus nombreux que la myosine des utérus non gravides. En particulier, alors que des filaments de plus d'1 µm sont fréquemment obtenus avec la myosine d'utérus gravide phosphorylée, la moyenne des longueurs des filaments obtenus avec la myosine d'utérus non gravide dans les mêmes conditions n'est que de 0,76 µm(Fig.8)

Il ressort de cette étude (Cavaillé, Pinset-Härström, 1985) (Cavaillé et coll, 1986, manuscrit en préparation) que la myosine extraite des utérus gravides semble en toute circonstance moins soluble que la myosine d'utérus non gravide.

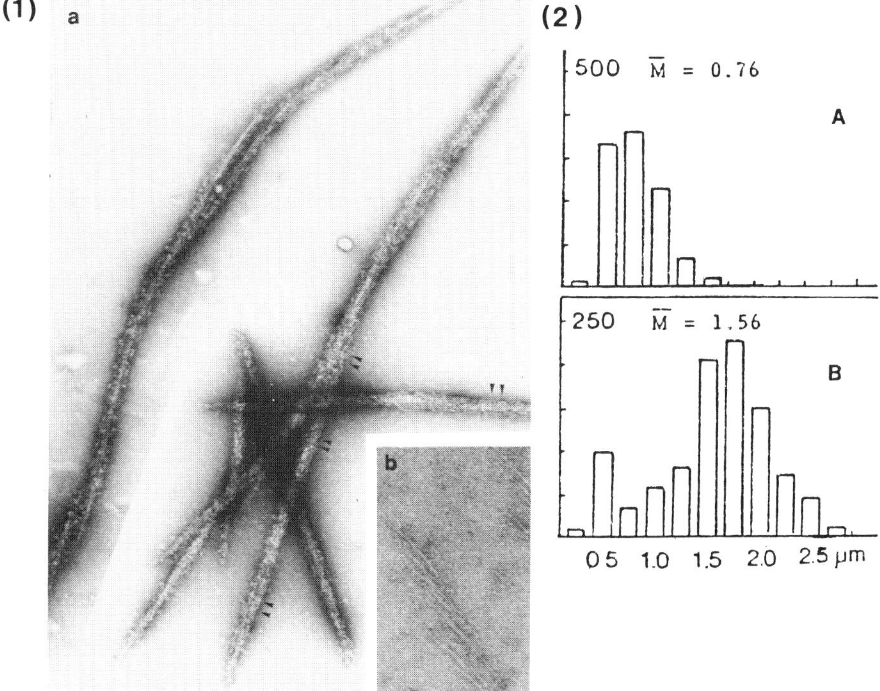

Fig.8 : Filaments formés in vitro par la myosine utérine humaine purifiée.

1- filaments obtenus avec de la myosine d'utérus gravide à terme. Conditions : myosine phosphorylée, diluée dans 120 mM KCl, 3 mM Mg Cl_2, 20 mM tris HCl pH 6.5 ; étalement par diffusion sur une couche de cytochrome c ; contraste négatif obtenu par de l'uranyl acétate. x 51 000, photo : I. Pinset-Härström.

Les filaments les plus larges montrent des zones de striation transversale (pointes). A côté des longs filaments à polarité latérale (a), on peut voir quelques petits filaments courts très fins (b) qui pourraient en être les précurseurs.

2- Histogrammes des longueurs des filaments obtenus dans les conditions décrites en (1) avec :

A : de la myosine d'utérus non gravide.
B : de la myosine d'utérus gravide à terme.

CONCLUSION

Nous avons, en étudiant les isoformes de l'actine et de la myosine dans l'utérus humain et de singe macaque, constaté que ces deux protéines existaient en des formes identiques dans les utérus gravides et non gravides, mais qu'il y avait pendant la grossesse synthèse préférentielle de la forme la plus basique (γ) de l'actine et de la forme la plus acide (CL_{17a}) de la chaîne légère 17 000 de la myosine. Alors que l'augmentation de la forme γ de l'actine est déjà constatée à 16 semaines de grossesse chez la femme, et à 30 jours de gestation chez le macaque, l'augmentation de la forme la plus acide de la chaîne légère de PM 17 000 n'apparaît qu'à partir de 20 semaines chez la femme et après 40 jours chez le singe ; la forme acide augmente très progressivement et n'atteint 60 % qu'après 36 semaines de grossesse chez la femme.

Nous n'avons pas de données directes en ce qui concerne les conséquences sur l'activité du muscle utérin que peuvent provoquer les modifications structurales des protéines contractiles. Il a été montré que différentes formes d'actine n'avaient pas les mêmes affinités pour la myosine (Mossakowska et Strezelecka-Golazewska, 1985), il serait donc intéressant d'étudier ce paramètre dans le muscle utérin, car il est directement relié à l'activité contractile que peut avoir un muscle. Le rôle de la chaîne légère de PM 17 000 dans la molécule de myosine n'est pas connu à l'heure actuelle. S'il est confirmé que c'est la seule partie de la molécule qui change pendant la grossesse et que la myosine qui comporte 60 % de la forme la plus acide est moins soluble que celle qui n'en contient que 29 %, cela indiquera que cette sous-unité a un rôle majeur dans la stabilisation de la forme filamentaire de la myosine. Il est évidemment plus favorable pour l'utérus gravide à terme de contenir une myosine dont les filaments sont plus stables et éventuellement plus longs, deux paramètres qui peuvent concourir à l'obtention de fortes contractions.

REFERENCES

Cavaillé, F (1986) : Evolution of the contractile proteins in the human and monkey uterus. Abstract, 14th. Europ. conf. on muscle and motility, Ulm, Sept.1985, J. Muscle. Res. Cell. Motil. 7.

Cavaillé, F, Janmot, C, Ropert, S, d'Albis, A. : Isoforms of myosin and actin in human monkey and rat myometrium : comparison of pregnant and non pregnant uterus protein. Manuscript en préparation.

Cavaillé, F, Léger, J.J. (1983) : Characterization and comparison of the contractile proteins from human gravid and non gravid myometrium. Gynecol. Obstet. Invest. 16, 341-353.

Cavaille, F, Pinset-Härström, I. (1985) : Mode of filament assembly of myosin extracted from gravid and non gravid human uterus. In : Contractile proteins in muscle and non muscle cell systems. Biochemistry, physiology and pathology. Alia, E.E, Arena, N, Russo, M.A. Ed, Praeger Sci. N.Y.

Cavaillé, F, Pinset-Härström, I : Light chain composition and filament formation from non pregnant and pregnant human uterus myosin. Manuscript en préparation.

Cavaillé, F, Pinset-Härström, I, d'Albis, A. (1986) Study of myosin from gravid and non gravid human, monkey and rat uteri. EMBO workshop on the contractile mechanism of smooth muscle. Maria Alm, Austria, March 1986. Abstract to be published in J. Muscle. Res. Cell. Motil.

Cleveland, D.W, Fisher, S.F, Kirschner, M.W, Laemmli, U.K. (1977) : Peptide mapping by limited proteolysis in sodium-dodecyl sulfate and analysis by gel electrophoresis. J. Biol. Chem, 252, 1102-1106.

Chatterjee, M, Murphy, R.A. (1983) : Calcium-dependent stress maintenance without myosin phosphorylation in skinned smooth muscle. Science, 221, 464-466.

Craig, R, Megerman, J. (1977) : Assembly of smooth muscle myosin into side polar filaments. J. Cell. Biol, 75, 990-996.

Craig, R, Smith, R, Kendrick-Jones, J. (1983) : Light-chain phosphorylation controls the conformation of vertebrate non-muscle and smooth muscle myosin molecules. Nature, 302, 436-439.
Csapo, A.I. (1962) : Smooth muscle as a contractile unit. Physiol. Rev, 42, suppl.5, 7-33.
Dabrowska, R, Aromatorio, D, Cherrys, J.M.F. (1977) : Composition of the myosin light-chain kinase from chicken gizzard. Biophys. Res. Commun, 78, 1263-1272.
Gabbiani, G, Kocher, O, Bloom, W.S, Vandekerchkove, J, Weber, K. (1984) Actin expression in smooth muscle cells of rat aortic thickening, human atheromatous plaque, and cultured rat aortic media. J. Clin. Invest, 73, 148-152.
Hoh, J.F.Y, McGrath, P.A, White, R.J. (1976) : Electrophoretic analysis of multiple forms of myosin in fast-twich and slow-twich muscles of the chick. Biochem. J, 157, 87-95.
Kuroda, M. (1985) : Change in actin isomers during differenciation of smooth muscle. Biochim. Biophys. Acta, 843, 208-213.
Mossakowska, M, Strzelecka-Golaszewska, H. (1985) : Identification of amino-acid substitutions differenciating actin isoforms in their interaction with myosin. Europ. J. Biochem, 153, 373-381.
Needham, D.M, Williams, J.M. (1963) : the proteins of the dilution precipitate obtained from salt extracts of pregnant and non-pregnant uterus. Biochem. J, 89, 534-549.
Schwartz, K, Lecarpentier, Y, Martin, J.L, Lompré, A.M, Mercadier, J.J, Swynghedauw, B. (1981) : Myosin isozymic distribution correlates with speed of myocardial contraction. J. Mol. Cell. Cardiol, 13, 1071-1075.
Sobieszek, A. (1977) : Ca-linked phosphorylation of a light-chain of vertebrate smooth muscle myosin. Europ. J. Biochem, 73, 477-483.
Somlyo, A.V. (1980) : Ultrastructure of vascular smooth muscle. In Handbook of Physiology - The Cardiovascular system II, vol 2, ed. Bohr, D.F, Somlyo, A.P, Sparks, H.V. American Physiological Society, Bethesda, pp 33-67.
Somlyo, A.V, Franzini-Armstrong, C. (1985) : New views on smooth muscle structure using freezing, deep-etching and rotary shadowing. Experientia, 41, 841-856.
Takano-Ohmuro, H, Obinata, T, Mikawa, T, Masaki, T. (1983). Changes in myosin isozymes during development of chicken gizzard muscle. J. Biochem. 93, 903-908.
Vandekerkhove, J, Weber, K. (1979) : The complete amino acid sequence of actins from bovine aorta, bovine heart, bovine fast skeletal muscle, and rabbit slow skeletal muscle. A protein-chemical analysis of muscle actin differentiation. Differentiation, 14, 123-133.
Whalen, R.G, Sell, S.M, Buttler-Browne, G.S, Schwartz, K, Bouveret, P, Pinset-Härström, I. (1981) : Three myosin heavy-chain isozymes appear sequentially in rat muscle development. Nature, 292, 805-809.

Summary

Myometrium contraction is due to the interaction of two proteins : actin and myosin. We have researched if these proteins exist in forms specific of the pregnant or of the non pregnant uterus. Using two dimensional gel electrophoresis, we found three forms of actin in the human and in the macacus monkey uterus, the more basic form becoming predominant as soon as 16 weeks of pregnancy in the woman and 30 days in the monkey. The myosin subunits were studied using several electrophoretic procedures. The modification found during pregnancy was at the level of the light chain of PM 17, 000, its more acidic form increasing after 30 weeks of pregnancy in the woman and after 70 days in the monkey. Identical ATPase activity was found for the myosins extracted from pregnant and non pregnant human uterus, whereas the comparison of the filaments formed by these two proteins shows that pregnant uterus myosin assembled in longer filaments and seems less soluble, property which might be important for the efficiency of the contraction.

Control and Management of Parturition. Colloque INSERM/John Libbey Eurotext Ltd. © 1986 Vol. 151, pp. 37-48.

Calcium and uterine contractility

Satish Batra

Department of Obstetrics and Gynecology, University Hospital, S-221 85 Lund, Sweden

ABSTRACT

The source of activator calcium for myometrial contractility could originate from the accelerated entry of extracellular Ca or release of Ca from intracellular structures such as mitochondria, plasma membrane, or endoplasmic reticulum. Data on isolated subcellular fractions showed that mitochondrial Ca uptake could play a significant role in the process of relaxation in the human and rabbit myometrium. Although an increase in transmembrane Ca influx upon stimulation with oxytocin was demonstrable, no evidence for inhibition by oxytocin of membrane Ca pump could be obtained. Whereas the intracellular pool appears to be relatively small and difficult to identify, the evidence for utilization of extracellular Ca is not only unequivocal but also seems to offer promise for therapeutic intervention. The entry of extracellular Ca can be blocked by certain agents which as radiolabelled ligands may also be used to characterize membrane Ca-channels. Using ^{3}H-nitrendipine (^{3}H-NT), Ca channels were identified and chracterized in myometrial membranes. Binding sites with a high affinity for ^{3}H-NT were found in membrane fractions of rat, rabbit and human myometrium. Estrogen treatment in vivo resulted in not only an increase in Ca entry but also in Ca-channel density. These findings are consistant with the known effects of estrogens on uterine excitability and motility. A difference in Ca-channel density as well as in the affinity of ^{3}H-NT was found in myometria from pregnant and non-pregnant women.

KEYWORDS: Calcium, uterus, contractility, calcium antagonists, calcium channels, nitrendipine.

INTRODUCTION

The control of contractile activity of smooth muscles varies considerably from smooth muscle to smooth muscle depending on the function and location of the smooth muscle. In spite of the functional diversity in the control of contractile activity of smooth muscles, the final common determinant of this activity is the intracellular calcium level in the smooth muscle cell. Contractility of uterine smooth muscle like that of any smooth muscle, is thus dependent on the myoplasmic concentration of free calcium. A rise in this concentration to around 10^{-5}M is required for full activation of contractile response and a decrease in concentration to resting level, around 10^{-7}M, is associated with relaxation.

The way by which the intracellular calcium ion concentration is raised upon excitation to threshold level for triggering contraction, and subsequently reduced resulting in relaxation of the myometrium is not well understood. It is generally agreed that in addition to the large extracellular pool of calcium, the cellular membranes, namely plasma membrane, endoplasmic reticulum, and mitochondria may be responsible for regulating the intracellular calcium concentration (Batra, 1975; Daniel and Janis, 1975; Batra, 1977; Grover, 1985).

In this paper selected data on all major aspects of the regulation of calcium ion concentration in myometrial cells will be presented (Fig. 1). The data were obtained in rat, rabbit and man. Both hormonal interventions and species-related pecularities were used to elucidate mechanisms controlling intracellular calcium in uterine smooth muscle.

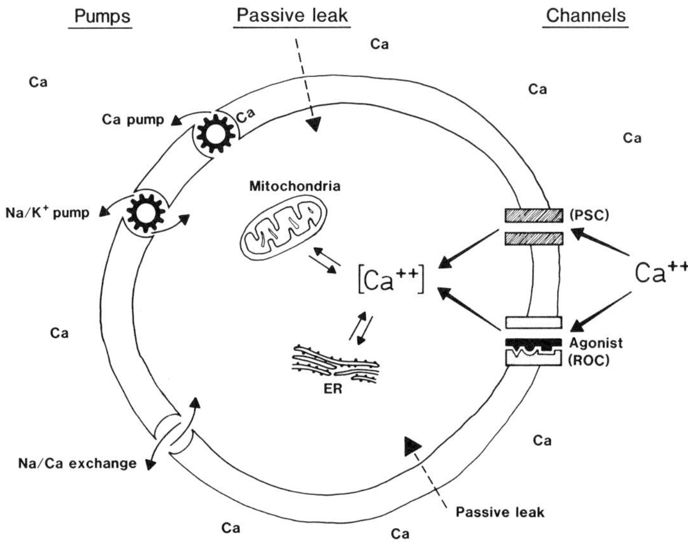

Fig. 1. Main mechanisms controlling intracellular free Ca^{++} concentration. Calcium from extracellular space may in addition to passive leak enter through specific Ca-channels, the so called potential sensitive channels (PSC) and receptor operated channels (ROC). Depolarization of the cell membrane and drug-receptor interaction open PSC and ROC respectively. Calcium may be released and taken up by mitochondria and endoplasmic reticulum (ER). Intracellular Ca may be pumped out by Ca extrusion pump. There is also a mechanism for exchange of Na with Ca.

METHODS

To study the importance of intracellular sources of calcium, ^{45}Ca uptake and release by isolated subcellular fractions was measured (Batra, 1973; Batra, 1982). Influx and efflux were measured with lanthanum method, and Ca-channels were characterized using tritiated nitrendipine (^{3}H-NT) as a radioligand (Batra, 1985). Polyestradiol phosphate (Estradurin, Leo, Sweden) was used to estrogenize rats and rabbits (Batra et al, 1978).

RESULTS AND DISCUSSION

Intracellular sources of calcium

Two lines of evidence suggest that there exist in smooth muscle intracellular stores of Ca from which it may be released and subsequently used for contraction. In one, data are obtained from in vitro studies on myometrial responses in Ca-free media, and in the other from Ca uptake experiments on isolated subcellular fractions.

Results of several studies have shown that contractile responses in strips of myometrium can be induced in the absence of Ca in the extracellular medium (Mironneau et al, 1984; Sakai et al, 1982).

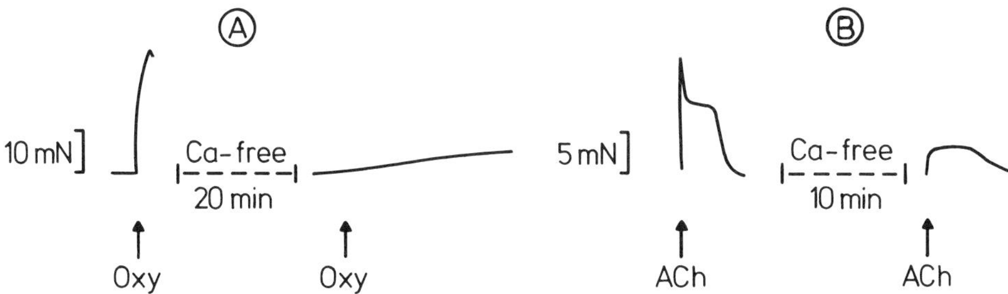

Fig. 2. Oxytocin induced contraction of rat myometrium (A) and acetylcholine induced response of human myometrium (B) in Ca-containing and Ca-free media.

The magnitude of these responses, however, is relatively small and diminishes rapidly with repeated stimulation. Figure 2 shows contractile responses in human and rat myometrium induced by acetylcholine and oxytocin respectively. The responses in Ca-free media were reduced to 10-20% of those obtained in normal Ca-containing medium. Further, it was noted that they became insignificant with prolonged exposure to Ca-free medium (see also Ichida et al, 1984). This probably indicates that not only the pool of available Ca for these contractions is small but also it is most likely located within or close to the cell membrane.

Studies on Ca uptake by subcellular fractions of myometrium indicated that plasma membrane, mitochondria and endoplasmic reticulum were each able to accumulate Ca in an energy-dependent manner. All three have been discussed as appropriate candidates for donating Ca to raise intracellular Ca concentration for contractile activity. However, there appears to be considerable dispute on the importance of each of these in the excitation-contraction coupling cycle of the uterine smooth muscle (Batra, 1977; Grover, 1985).

Several aspects of the studies relating Ca uptake in isolated subcellular fractions to regulation of myoplasmic Ca are open to criticism. The most important being that these biochemical studies lack their functional or physiological correlates. Another problem lies in the uncertainty of the sidedness, right side out or in, of the isolated membrane fragments. Ca uptake by these fractions has generally been viewed as an indication of their involvement in contribution of activator Ca. It would, however, seem more appropriate to interpret Ca uptake as removal of intracellular free Ca and consequently important in the relaxation rather than the contraction process. The lack of evidence for a means of transmission of signal from membrane surface to the alleged intracellular Ca source, creates yet another difficulty (Batra, 1980; Grover, 1985).

Data from our laboratory on kinetics of Ca uptake by isolated subcellular fractions led to the proposal that mitochondrial Ca uptake could act as a Ca sink and thereby play an important role in myometrial relaxation (Batra, 1973; Wikström et al, 1975; Janis et al, 1976). We also observed that there were significant differences in this respect between myometrial mitochondria from different species.

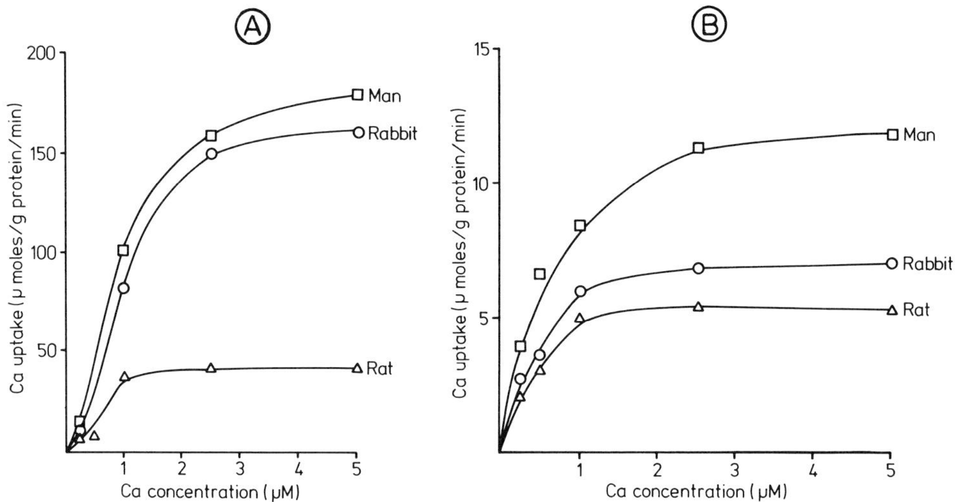

Fig. 3. Rates of Ca uptake measured at different Ca ion concentrations by mitochondrial (A) and microsomal (B) fractions isolated from rat, rabbit and human myometrium.

Mitochondria isolated from human and from rabbit myometrium had considerable higher rates and capacity of Ca uptake than rat myometrial mitochondria (Fig. 3A). Microsomal fractions which consist of fragments from both plasma membrane and endoplasmic reticulum accumulated relatively little Ca (Fig. 3B). Not only the rate of Ca accumulation but also the total capacity of the microsomal fractions was considerably lower than that of the mitochondrial fractions (Table 1).

Table 1. Total capacity of Ca uptake by mitochondrial and microsomal fractions isolated from rat, rabbit and human myometrium.

Subcellular fraction	Ca-uptake capacity (μmoles/g protein)		
	Rat	Rabbit	Man
Mitochondria	160 ± 20.8	680 ± 65.3	630 ± 59.6
Microsomes	25 ± 3.4	27 ± 2.9	40 ± 4.5

We attempted to relate the above difference in mitochondrial Ca uptake to the observed differences in kinetics of relaxation of the myometrium in the three species. The data in Figure 4 show contracture induced by high KCl in myometrial strips from rat, rabbit and human. The difference in relaxation appears to be quite remarkable. Whereas in the human and rabbit myometrium the contractile response was followed by a rapid relaxation albeit not quite to the base-line, in the rat there was a sustained contractile response which showed no sign of spontaneous relaxation even up to 30-60 min.

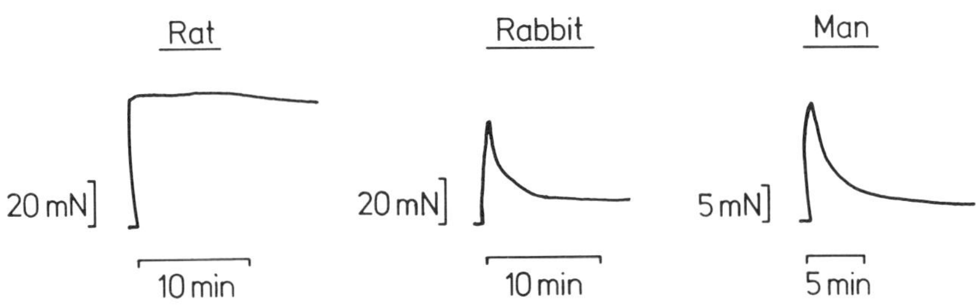

Fig. 4. Typical contractile responses to KCl-depolarization of rat, rabbit and human myometrial strips.

A simple explanation for this conspicuous species difference could be that Ca that entered smooth muscle cell upon depolarization was, after activating contractile apparatus, accumulated intracellularly. This process of Ca accumulation was quite effective in human and rabbit myometrial cells but not so in the rat myometrium. Since rat myometrial mitochondria as shown by the data above, were considerably less effective in accumulating Ca, it can be concluded that in human and rabbit myometrium, mitochondria contributed in the process of relaxation by their ability to take up Ca speedily and effectively. Although this explanation is tentative, it provides at least a possibility of relating Ca uptake by intracellular organelles directly to a functional parameter. Differences in rat and human myometrial mitochondria with respect to their Ca accumulating ability have also been reported by Janis et al (1976) and Janis & Daniel (1977).

Membrane calcium-pump

Even if intracellular structures have an ability to accumulate Ca, in face of very large inward Ca gradient together with the entry of Ca upon stimulation, the capacity of these Ca accumulating elements would be exhausted rather rapidly. A smooth muscle cell would therefore require a mechanism for efficient removal of intracellular Ca. Although an energy-dependent extrusion of Ca through a so-called membrane pump has been of necessity accepted, it has been difficult to obtain an unequivocal evidence for its existence. Some evidence for active temperature-dependent extrusion of Ca in the rat myometrium was recently reported from the author's laboratory (Batra, 1982).

It has recently been suggested by some authors that inhibition of Ca extrusion through inhibition of membrane ATPase underlies mechanism of action of oxytocin on the myometrium. Although evidence showing inhibition of a membrane Ca-ATPase was provided in these studies, no data on active inhibition of an outward transport of Ca was presented (Åkerman & Wikström, 1979; Soloff & Sweet, 1982).

Data of our recent studies on the effect of oxytocin on Ca movements clearly showed an increase in Ca influx upon stimulation by oxytocin (Fig. 5A).

Since a prolonged exposure to oxytocin did not increase the amount of ^{45}Ca gained by the tissue, an interference with Ca extrusion mechanism by oxytocin appeared highly unlikely (Fig. 5). Oxytocin was also found to release a small amount of Ca from an intracellular source which way explain contractile response induced by oxytocin in the absence of extracellular Ca (Fig. 5B). However, the major conclusion from these studies was that oxytocin action largely involved an accelerated entry of extracellular Ca (Batra, 1986). The possibility that oxytocin induced response may involve a Ca-independent process has also been suggested (Sakai et al, 1982; Ashoori et al, 1985).

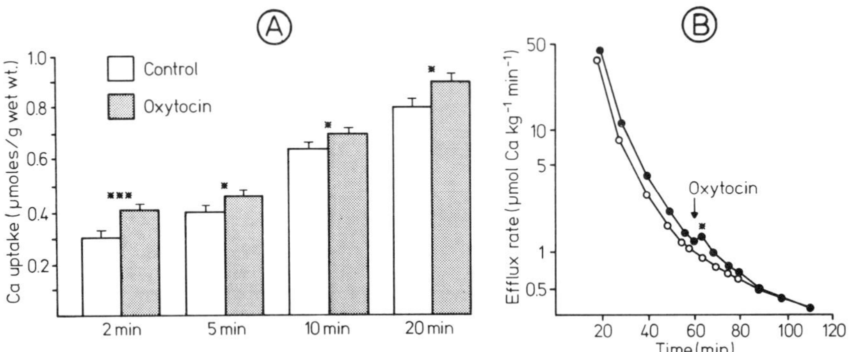

Fig. 5. Effect of oxytocin on Ca influx measured after different periods of incubation (A) and efflux in Ca-free medium (B).

Extracellular calcium

In spite of the alleged role of intracellular Ca and membrane Ca-extrusion pump in excitation-contraction coupling of smooth muscle, extracellular Ca appears to be the major source of activator Ca. It is not surprising therefore that Ca entry blocking agents have not only become attractive as tools for research but have already provided a new therapeutic principle in cardiovascular disease. The latter alone emphasizes the importance of extracellular Ca entry in activation of smooth muscle contraction.

The so called calcium-antagonists are a chemically heterogenous group of agents having in common the ability to block the entry of extracellular Ca into the cell. Dihydropyridines represent the most potent class of calcium entry blockers.

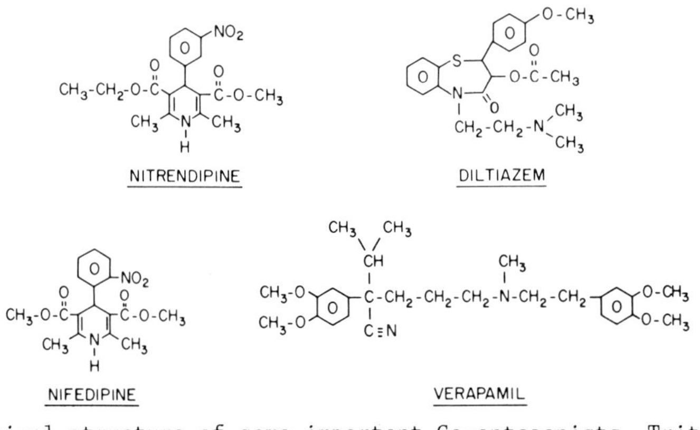

NITRENDIPINE

DILTIAZEM

NIFEDIPINE

VERAPAMIL

Fig. 6. Chemical structure of some important Ca-antagonists. Tritiated nitrendipine has been frequently used as radioligand in binding experiments for studying Ca-channels.

Radiolabelled dihydropyridines particularly nitrendipine (NT) has recently been used in ligand-binding studies to characterize Ca-channels in various smooth muscle (Fig. 6).

Ca-channels in the myometrium were characterized by studying the binding of ^{3}H-NT to isolated plasma membranes. Furthermore, the effects of treatment with ovarian steroids on Ca-channel density were studied. To investigate the pharmacological relevance of the binding data, calcium influx using ^{45}Ca in intact uterine strips was also measured. Figure 7 shows K-stimulated ^{45}Ca uptake in myometrial strips and kinetics of ^{3}H-NT binding in a relatively pure membrane preparation from the rat myometrium. Depolarization induced by KCl clearly increased Ca uptake by the tissues (Fig. 7A). High affinity binding sites for ^{3}H-NT with a single population in myometrial membranes, presumably representing Ca-channels, could be demonstrated (Fig. 7B).

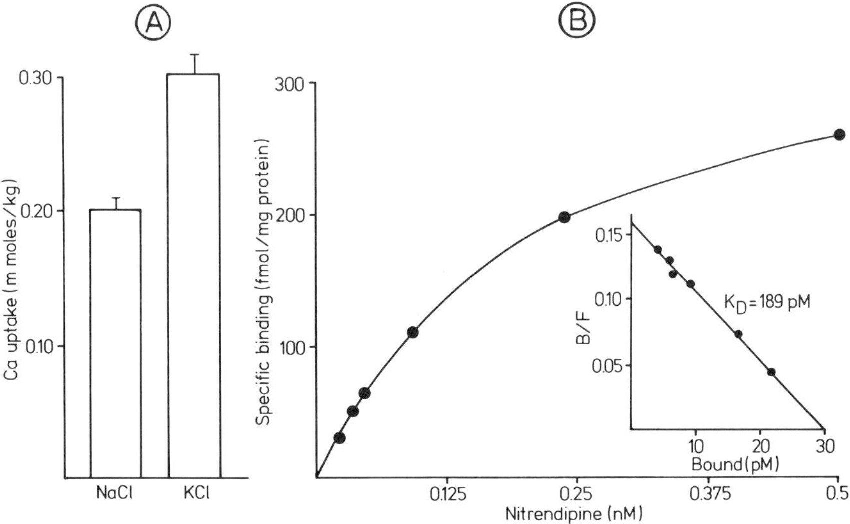

Fig. 7. Calcium influx in resting (NaCl) and KCl-stimulated rat myometrial strips (A). Saturation and Scatchard analyses of specific binding of ^{3}H-nitrendipine to a membrane fraction isolated from rat myometrium (B).

Data in Figure 8 summarizes findings obtained in the rat myometrium on both the inhibition of K-stimulated Ca uptake and binding of ^{3}H-NT. Whereas dihydropyridines and certain other Ca entry blockers showed a good correlation between the inhibition of ^{45}Ca influx and ^{3}H-NT binding, verapamil or D600 (methoxyverapamil) while effectively inhibited ^{45}Ca entry did not complete for ^{3}H-NT binding sites. This is consistent with the view that verapamil and D600 block Ca-channel at a site different than at which dihydropyridines bind. A model in which dihydropyridines and verapamil bind to the outside and inside mouths respectively in a Ca-channel is shown in Fig. 9, thus explaining the lack of competition for binding in spite of a block of Ca-channel by either drug.

Effect of ovarian steroids: That estrogen treatment increases the excitability and the motility of uterus has been known for a long time. Data of recent studies on myometrial strips have shown that estrogen treatment resulted in significant increase in both developed tension and Ca influx following K-depolarization (Batra & Dahlander, 1984). It was therefore of interest to see whether increased Ca entry following estrogen treatment resulted from an increased density of membrane Ca-channels. Preliminary data showed that such was the case in both rats and rabbits when the animals were preexposed to estrogens (Batra, 1984).

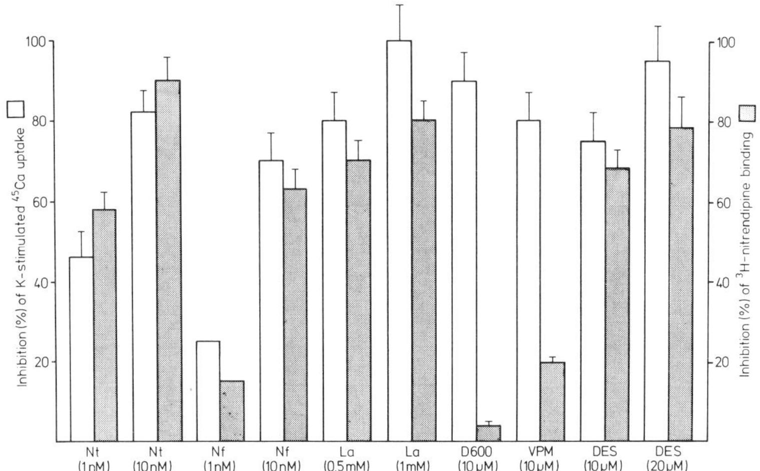

Fig. 8. Inhibition by nitrendipine (Nt), nifedipine (Nf), lanthanum (La), methoxy-verapamil (D600), Verapamil (VPM) and diethylstilbestrol (DES) of KCl-stimulated Ca uptake and ^{3}H-nitrendipine binding in the rat myometrium.

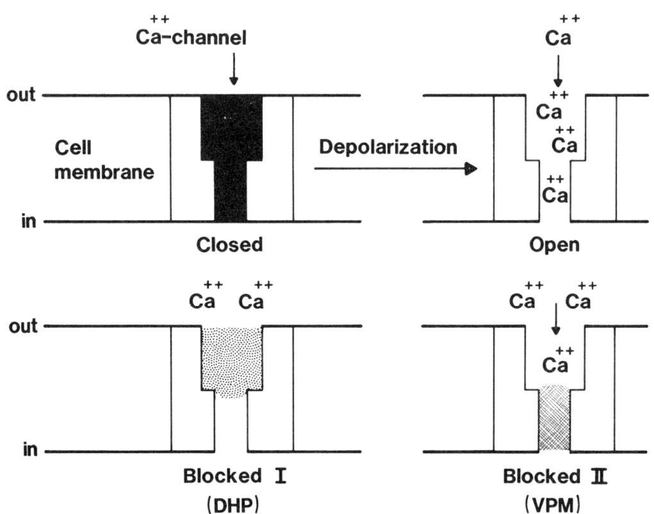

Fig. 9. A model showing different sites for Ca-channel block (I, II) by dihydropyridines (DHP) and Verapamil (VPM) like drugs.

Figure 10 shows data from estrogen-treated and untreated ovariectomized rabbits on tension development Ca influx and Ca-channel density. Potassium depolarization which primarily opens vollage-dependent channels was used to induce contraction and ^{3}H-NT binding was used as a measure of Ca-channel density. The data clearly showed an increase by estrogen in uterine contractility, Ca entry and Ca-channel density. Although there is no direct proof it seems most logical to assume that increased Ca entry resulted from an increase in the density of Ca-channels. These data therefore elucidate some interesting mechanistic aspects of estrogen action.

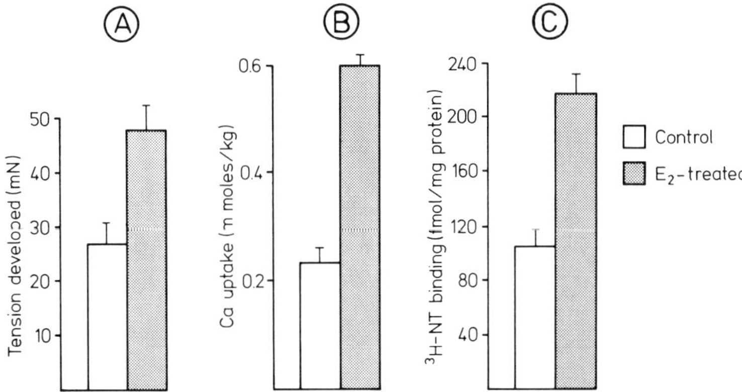

Fig. 10. Effect of in vivo estrogen treatment on tension development (A), Ca uptake (B) and specific ^{3}H-nitrendipine binding (C) in the rabbit myometrium.

With the same technique, using ^{3}H-NT binding, Ca-channels were characterized also in membranes prepared from myometrium of both pregnant and non-pregnant women. Whereas the number of binding sites in the pregnant uterus was lower, the affinity of ^{3}H-NT binding was higher than in the non-pregnant uterus (Fig. 11). The differences in both parameters were significant ($p<0.05$).

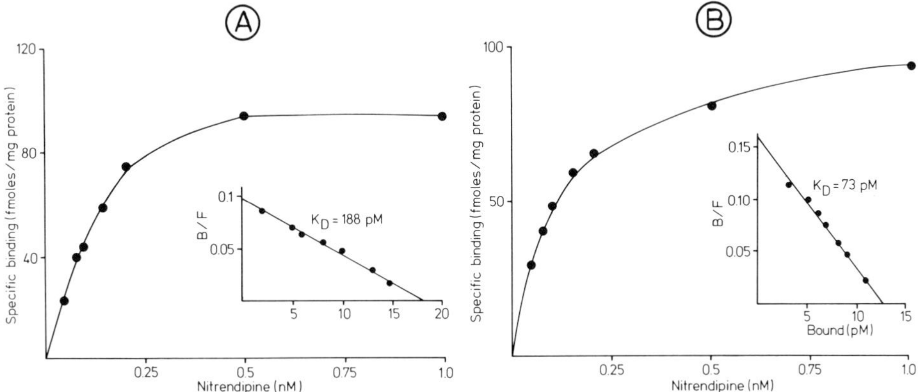

Fig. 11. Saturation and Scatchard analyses of the data on ^{3}H-NT binding in membranes isolated from non-pregnant (A) and pregnant (B) human myometrium.

Unlike the rat or rabbit, there is in man a dominance of progesterone or a lack of progesterone withdrawal at the end of term (Batra et al, 1976). Unless information on the effect of progesterone on Ca-channel density is available, it is difficult to comment on possible mechanisms for observed difference in the Ca-channel density of human pregnant and non-pregnant uterus. Data of an in vitro investigation on myometrial strips indicated a greater inhibition by dihydropyridine Ca-entry blockers of contractile response in pregnant than in the non-pregnant myometrium (Mairgaard et al, 1983). This observation is consistent with the higher affinity of ^{3}H-NT for Ca-channels in the pregnant than in non-pregnant myometrium reported here. It is also conceivable that progesterone antagonises the effect of estrogen and consequently the increase in Ca-channels induced by estrogen, as found by us (Fig. 10), is nullified by progesterone during human pregnancy. This could then explain the lower density of Ca-channels in pregnant than in non-pregnant myometrium.

ACKNOWLEDGMENTS

I thank Eva Kroon for preparing the typescript. This work was supported by Swedish Medical Research Council (project No 04X-07150-01A).

REFERENCES

Åkerman, K.E.O. and Wikström M.K.F. (1979): (Ca^{2+} + Mg^{2+})-stimulated ATPase activity of rabbit myometrium plasma membrane is blocked by oxytocin. FEBS Lett. 97, 283-287.

Ashoori, F., Takai, A. & Tomita, T. (1985): The response of non-pregnant rat myometrium to oxytocin in Ca-free solution. Br. J. Pharmacol. 84, 175-183.

Batra, S. (1973): The role of mitochondrial calcium uptake in contraction and relaxation of the human myometrium. Biochem. Biophys. Acta 305, 428-432.

Batra, S. (1975): The role of mitochondrial in the regulation of myoplasmic calcium concentration in smooth muscle. In Calcium Transport in Contraction Secretion, eds A. Carafoil, F. Clementri, W. Drabikowski & A. Margreth, pp 87-89. Amsterdam, North-Holland.

Batra, S. (1977): The importance of calcium binding by subcellular components of smooth muscle in excitation contraction coupling. In Excitation Contraction Coupling in Smooth Muscle, eds R. Castells, T. Godfraind & J.C. Ruegg, pp 225-237. Amsterdam, North-Holland.

Batra, S. (1980): Cell fractionation in search for calcium storage sites in smooth muscle. In Vascular Neuroeffector Mechanisms, eds J.A. Bevan, T. Godfraind, R.A. Maxwell & P.M. Vanhoulte, pp 3-12, New York, Raven Press.

Batra, S. (1982): Uptake and energy-dependent extrusion of calcium in the rat uterus. Acta Physiol. Scand. 114, 447-452.

Batra, S. (1985a): Characterization of (^{3}H)-nitrendipine binding to uterine smooth muscle plasma membrane and its relevance to inhibition of calcium entry. Br. J. Pharmacol. 85, 767-774.

Batra, S. (1985b): Calcium entry and calcium channel density in uterine smooth muscle. In Calcium Regulation in Smooth Muscle, ed J. Mironneau, pp 65-73, Paris, INSERM.

Batra, S. (1986): Effect of oxytocin on calcium influx and efflux in the rat myometrium. European J. Pharmacol. 120, 57-61.

Batra, S. & Dahlander, K. (1984): Steroids and Uterine Contractility. In Uterine Contractility, eds S. Bottari, J.P. Thomas, A. Vokaer & R. Vokaer. New York, Masson Publishing, 251-260.

Batra, S., Bengtsson, L.Ph., Grundsell, H. & Sjöberg, N.O. (1976): Levels of free and protein-bound progesterone in plasma during late pregnancy. J. Clin. Endocrinol. Metabol. 42, 1041-1047.

Batra, S., Sjöberg, N.O. & Thorbert, G. (1978): Estrogen and progesterone interactions in the rabbit uterus in vivo after steroid administration. Endocrinology 102, 268-273.

Daniel, E.E. & Janis, R.A. (1975): Calcium regulation in the uterus. Pharmacol. Therap. B 1, 695-729.

Grover, A.K. (1985): Calcium-handling studies using isolated smooth muscle membranes. In Calcium and Contractility, eds A.K. Grover & E.E. Daniel, New York, The Humana Press.

Ichida, S., Moriyama, M. & Terao, M. (1984): Characteristics of Ca fluxes through voltage and receptor operated Ca channels in uterine smooth muscle. J. Pharmacol. Exp. Ther. 228, 439-445.

Janis, R.A. & Daniel, E.E. (1977): Ca^{2+}-transport by subcellular fractions from smooth muscle. In The Biochemistry of Smooth Muscle, ed N.L. Stephens, pp 653-671. Baltimore, University Park Press.

Janis, R.A., Lee, E.Y., Allan, I. & Daniel, E.E. (1976): The role of sacrolemma and mitochondria in regulation of Ca^{2+}-movements in human myometrium. Pflügers Arch. 365, 171-176.

Laudanski, T. & Batra, S. (1984): Hormonal fractors in the regulation of myometrial activity. In Uterine Contractility, eds S. Bottari, J.P. Thomas, A. Vokaer & R. Vokaer. Masson Publishing, New York, 241-250.

Maigaard, S., Forman, A., Andersson, K.-E. & Ulmsten, M. (1983): Comparison of the effects of nicardipine and nifedipine on isolated human myometrium. Gynecol. Obstet. Invest. 16, 354-366.

Mironneau, C., Mironneau, J. & Savineau, J.P. (1984): Maintained contractions of rat uterine smooth muscle incubated in a Ca^{2+}-free solution. Br. J. Pharmacol. 82, 735-743.

Sakai, K., Yamaguchi, T., Movita, S. & Uchida, M. (1982): Oxytocin induced Ca-free contraction of rat uterine smooth muscle. Effects of preincubation with EGTA and drugs. Gen. Pharmacol. 13, 393-398.

Soloff, M.S. & Sweet, P. (1982): Oxytocin inhibition of (Ca^{2+} + Mg^{2+})-ATPase activity in rat myometrial plasma membranes. J. Biol. Chem. 257, 10687-10693.

Wikström, W., Bhonew, P. & Lukkainen, T. (1975): The role of mitochondria in uterine contractions. FEBS Letter 56, 120-123.

Résumé

L'origine du calcium qui active la contractilité myométriale correspond à une entrée accélérée du calcium extra-cellulaire ou à une libération du calcium intra-cellulaire provenant de structures telles que les mitochondries, la membrane plasmique ou le réticulum endoplasmique.

Les données recueillies à partir de fractions subcellulaires isolées montrent que la capture du calcium par les mitochondries peut jouer un rôle significatif dans le processus de la relaxation du myomètre humain ou de lapine. L'ocytocine provoque une augmentation de l'influx trans-membranaire du calcium; il n'a pas été mis en évidence d'inhibition par l'ocytocine de la pompe membranaire calcique. Alors que le pool calcique intra-cellulaire semble relativement faible et difficile à identifier, la participation du calcium extra-cellulaire dans la contraction est sans équivoque et peut représenter un niveau d'action pour des objectifs thérapeutiques. L'entrée du calcium extra-cellulaire est bloquée par certains agents qui sous la forme de radioligands servent aussi à caractériser les canaux calciques membranaires. En utilisant 3H- nitrendipine (3H-NT) on a identifié et caractérisé les canaux calciques dans le myomètre. Des sites de liaison à forte affinité pour 3H-NT ont été trouvés dans des fractions membranaires de myomètre de rat, de lapin et humain. Un traitement **in vivo** par les estrogènes provoque non seulement une augmentation du calcium intra-cellulaire mais aussi une augmentation de la densité des canaux calciques. Ces résultats sont en accord avec les effets bien connus des estrogènes sur l'excitabilité et la motilité utérine. Chez la femme les myomètres gravide et non gravide diffèrent par leur densité en canaux calciques et par l'affinité de liaison du 3H-NT.

Control and Management of Parturition. Colloque INSERM/John Libbey Eurotext Ltd. © 1986 Vol. 151, pp. 49-60.

Nouveaux aspects de la recherche sur les prostaglandines

H. Thaler-Dao

INSERM U.58, 60 rue de Navacelles, 34100 Montpellier, France

RESUME

Après une analyse des différentes difficultés rencontrées dans l'utilisation clinique des prostaglandines en obstétrique sont indiquées les principales stratégies suivies pour pallier aux obstacles majeurs que constitue l'absence de spécificité d'organe de leur action, et la durée de vie très brève de ces substances administrées par voie générale. Les principales indications, au cours des différents trimestres de la grossesse, ainsi que les voies d'administration et les types de PGs utilisées et utilisables sont ensuite passées en revue. Les voies nouvelles des développements futurs sont analysées.

MOTS CLEFS

Prostaglandines. Prostaglandine analogues. Applications cliniques. Avortement. Induction du travail. Maturation du col.

INTRODUCTION

L'histoire et la découverte des prostaglandines (PGs) débutent par l'observation de leur remarquable activité stimulante sur le myomètre, ce qui explique la place de choix qu'occupent ces substances dans un colloque consacré à la maitrise de la parturition.
Cependant, l'histoire des PGs est longue et lente ; elle commence en 1930-1934 par l'observation princeps de Kurzrok et Lieb à New-York (1930), puis par les travaux de Goldblatt (1933) et Von Euler en Suède (1934). Puis suit une période de silence, et ce n'est qu'en 1949 que Bergström commence à identifier la nature lipidique de ces substances (Bergström, 1949). Après un intervalle encore long, ce n'est qu'en 1957 que les biochimistes du Karolinska Institutet arrivent à purifier les prostaglandines F et E (Bergström et Sjovall, 1957). Alors suit l'explosion des découvertes chimiques, physiologiques et cliniques concernant les multiples formes de prostaglandines, leur lien avec les acides gras essentiels en C_{20} polyinsaturés, en particulier l'acide arachidonique, leurs propriétés ubiquitaires et leur labilité. Il faut encore attendre 10 ans pour que les premières utilisations cliniques pour déclencher le travail apparaissent, $PGF_{2\alpha}$, (Karim, 1968) et PGE_2 (Embrey, 1969).

Pourquoi une aussi longue histoire ? C'est qu'en effet les PGs sont des substances présentes en quantités infinitésimales, très labiles, qu'elles sont ubiquitaires et ont des effets multiples et souvent contradictoires. On connaît bien maintenant le couple antagoniste PGI_2/Thromboxane (TXA_2). De même, les effets de PGE_2 et $PGF_{2\alpha}$ sur le myomètre ont longtemps laissé apparaître un antagonisme : les PGs de la série F étaient utero-stimulantes et celles de la série E inhibitrices. En fait, les nombreuses observations de Kurzrok et Lieb (1930), puis d'Eliasson (1959), enfin de Bygdeman (1963,1964), puis plus récemment les travaux de Wilhelmsson et coll.(1981) et Wiquist et coll. (1985) montraient que l'effet utérotrope des PGE et F dépendait non seulement de l'état physiologique (utérus gestant ou non gestant), de la voie d'administration (générale ou locale), de l'expérimentation in vitro ou in vivo, mais encore des diverses couches musculaires et de leur localisation anatomique (Tableaux I et II). Ces observations illustrent bien la difficulté d'étude de ces autacoïdes, mais aussi le polymorphisme de leur action, et montre la difficulté de les utiliser cliniquement pour obtenir un effet spécifique sur un organe spécifique.

Tableau I : Effet contractile in vitro de diverses prostaglandines sur le myomètre humain.

		PGE_2		$PGF_{2\alpha}$	TxA_2	PGI_2	PGH_2
		30ng/ml	30ng/ml				
corps	couche externe	+	-	+	+	-	biphasique
utérin	couche médiane	-	-	+	+	-	+
	couche interne	-	-	+	+	-	+
Isthme		0	0	0			
Col	couche externe						
	couche médiane	-	-	0		-	

\+ action stimulante   - action inhibitrice   0 pas d'effet
In vivo PGE_2 et $PGF_{2\alpha}$ ont une action stimulante.

Tableau II : Effet contractile in vitro de diverses prostaglandines sur le myomètre humain gestant.

	Avant travail			Après travail		
	PGE_2	$PGF_{2\alpha}$	PGI_2	PGE_2	$PGF_{2\alpha}$	PGI_2
Segment sup.	Biphasique	0	Biphasique	+	+	Biphasique
Segment inf.	Biphasique	+	Biphasique	-	0	Biphasique
Col	-	0	-	-	0	-

\+ action stimulante   - action inhibitrice   0 pas d'effet
In vivo PGE_2 et $PGF_{2\alpha}$ ont une action stimulante.

L'utilisation clinique des PGs par voie générale s'est en effet heurtée à deux obstacles majeurs :
- L'ubiquité des effets contractiles (action sur l'arbre bronchique, les fibres vasculaires, le tractus gastro-intestinal, etc...) entraînant des effets secondaires extrêmement importants et désagréables.

- L'inactivation rapide des PGs introduites par voie générale, par l'action de deux enzymes spécifiques, la 15 hydroxyprostaglandine deshydrogénase (15 OH PGDH) et la Δ_{13} reductase, présentes dans la poumon, le rein et le foie. Les métabolites formés 15 céto, 13-14, dihydro PGs (PGFM et PGEM) étant inactifs.

Malgré ces inconvénients, les travaux pionniers de Karim et Embrey (1968, 1969) montrèrent que $PGF_{2\alpha}$ et PGE_2 en perfusion I.V. pouvaient induire le travail à terme, et surtout que les PGs avaient la supériorité par rapport à l'ocytocine d'être actives à n'importe quel stade de la gestation. Cependant leur utilisation comme agents abortifs nécessitait des doses très supérieures à celles du déclenchement du travail à terme et entraînait des effets secondaires assez intolérables.

Pour pallier à ces inconvénients, deux stratégies ont été suivies :
- l'utilisation de voies locales d'administration, intra-utérine : (extra ou intra-amniotiques).
- la synthèse de dérivés analogues de PGs dépourvus d'effet myotropes vasculaires, bronchiques ou gastro-intestinaux et utéro-sélectifs.

Depuis ces dix dernières années, de nombreux essais cliniques ont été conduits utilisant les prostaglandines $F_{2\alpha}$ et E_2 synthétiques (Prostin F_2 et Prostin E_2 des Laboratoires Upjohn) en administration I.V., ou locale, extra et intra-amniotiques. Des essais comparatifs avec l'ocytocine administrée par voie I.V., n'ont pas montré de supériorité des PGs par rapport à cette substance pour induire le travail à terme ; la difficulté à obtenir les PGs ainsi que leur coût, ont eu de plus, un effet dissuasif sur leur utilisation en pratique courante. Pour toutes ces raisons, l'ocytocine reste encore de loin l'agent le plus employé pour induire le travail à terme. En ce qui concerne l'avortement au cours du premier trimestre, la nécessité d'utiliser de fortes quantités de PGs pour obtenir un résultat satisfaisant a longtemps freiné l'utilisation de ces substances, de même que l'efficacité des méthodes chirurgicales d'aspiration. L'indication majeure des PGs restait jusqu'à ces dernières années l'avortement thérapeutique du deuxième trimestre, étant donnée l'inefficacité de l'ocytocine à cette période, et la longueur et les risques des avortements déclenchés par les injections salées hypertoniques, l'urée ou le rivanol.

L'introduction des premiers analogues de synthèse des PGs (PGs de deuxième génération) date de 1972-1973. Les composés sont le 15(S)-15 méthyl $PGF_{2\alpha}$, 15(S)-15 méthyl PGE_2 et leurs dérivés esters méthyliques. Les avantages des analogues (non dégradés par la 15 OH PGDH) sont leur durée d'action prolongée et leur efficacité à moindre dose. D'autre part, des voies non chirurgicales d'application, intra musculaire (I.M.) ou vaginales (suppositoires) rendaient leur utilisation plus facile. Malheureusement les effets gastro-intestinaux importants rencontrés lors de l'utilisation de ces dérivés n'a pas permis leur utilisation à grande échelle.

PROGRES RECENTS

Des progrès décisifs ont été réalisés à partir de 1978 ; d'une part par l'administration locale de gels de PGE_2 qui ont permise une meilleure connaissance du processus de maturation du col, d'autre part par l'apparition de nouveaux analogues de synthèse très efficaces, et donnant beaucoup moins d'effets secondaires (troisième génération de PGs) .

Nouvelles formes d'administration de PGE_2

Dès les premières utilisations cliniques des PGs il était apparu que PGE_2 in vivo était 5 à 10 fois plus active sur la contractilité du myomètre que $PGF_{2\alpha}$, mais l'utilisation de cette PG s'avérait plus délicate que celle de $PGF_{2\alpha}$ du

fait de son instabilité lors des applications "in situ". Pour pallier à cet inconvénient, l'utilisation de supports gélifiants a été introduite par Calder et coll. (1977). Ces auteurs utilisaient un gel de methylhydroxyéthyl cellulose (Tylose) contenant 0,4 mg de PGE_2. Wingerup et coll. (1978), indépendamment des auteurs précédents, utilisaient l'hydroxypropylméthyl cellulose (hypromellose). Ces gels étaient introduits dans l'endocol à l'aide de catheter.
D'autres gels et formulations ont été par la suite préconisés (Tableau III). La difficulté dans l'utilisation de cette formulation résidait essentiellement dans la nécessité de préparer stérilement et ex-temporanément le mélange gel/PGE_2 de manière homogène et dans la brièveté de conservation des préparations. Les doses et leur rythme de répétition sont très variables selon le mode de préparation et doivent aboutir à une concentration plasmatique du produit suffisante en un temps relativement court (3 h) : une absorption trop rapide entraînant des effets secondaires importants, une absorption trop lente donnant des taux insuffisants pour obtenir une bonne efficacité.

Un progrès a été apporté par Ulmsten et coll. (1979) par l'introduction d'un gel de polymère d'amidon, d'utilisation beaucoup plus aisée, (Perstorp AB). La stabilité du mélange poudre d'amidon/PGE_2, la bonne consistance de ce gel évitant les pertes, la diffusion suffisamment lente du produit et à des taux efficaces rendent cette formulation très facile à utiliser. Actuellement, un progrès a été encore apporté par l'existence d'un gel à base de triacétine fabriqué industriellement.

Tableau III : Utilisation de gels vaginaux de PGE_2 pour induire la maturation du col

Type de gel	Dénomination	Concentration en PGE_2	Auteurs
methylhydroxyethyl cellulose	Tylose	0.4 mg	Calder et coll. 1977
hydroxypropylmethyl cellulose	Hypromellose	0.25 mg/ml	Wingerup et coll. 1978
sodium carboxymethyl cellulose et methyl-hydroxyethyl cellulose	-	2 mg 2.5 mg 5 mg	Mac Kenzie et Embrey 1978
hydroxyethyl cellulose	-	0.2 mg/ml	O'Herliky et Mac Donald 1979
polymère d'amidon	Perstorp AB	0.5 mg/2.5 ml serum physiol.	Ekman et coll. 1983
A Rod hydrogel polymère	Sauflex	2 à 110 mg	J. Brundin et coll. 1983
triacetine gel	Prepidil	0.5 mg/2.5 ml	Thiery et coll. 1984

Processus de maturation du col

L'utilisation de PGE_2 par voie intracervicale ou vaginale (gels ou tablettes Prostin Upjohn, d'ovules à base de glycérides synthétiques Witepsol à diffusion plus ou moins lente) a permis une meilleure connaissance du processus de maturation du col. Contrairement aux idées jusqu'alors admises, le ramollissement et l'effacement du col n'est pas consécutif au travail, et même au contraire le déroulement favorable de l'accouchement est conditionné par une bonne maturation du col.
Dès 1976, Conrad et Ueland avaient observé que les PGs introduites localement avaient un effet spécifique sur le ramollissement du col et il a été montré par la suite que ce processus s'accompagnait de modifications histologiques et biochimiques du col (Norström et coll. 1981) : inhibition de la synthèse de collagène et diminution du nombre de fibrilles, d'une part, et stimulation de la synthèse des mucopolysaccharides et des protéoglycanes et augmentation de la substance fondamentale, d'autre part. Or l'interruption précoce de grossesse (I.V.G.) par aspiration nécessite une dilatation du col : celle-ci se fait habituellement de manière mécanique ou par application de laminaires et entraîne souvent des séquelles de lésions du col pouvant être la cause, lors de grossesses ultérieures, de béance du col ou d'avortements. De plus, aussi bien pour les avortements du deuxième trimestre que pour les accouchements provoqués et les accouchements à terme avec col dystocique, il apparaît que le mauvais pronostic du travail est lié à l'absence de maturation du col. Les prostaglandines, en particulier PGE_2, introduites à faible dose localement sous forme de gel, constituent un élément nouveau extrêmement important pour faciliter l'acte chirurgical ou l'accouchement.

Analogues de troisième génération

Tableau IV : Analogues des Prostaglandines utilisés dans les avortements provoqués.

Nom chimique	Firme	Nom commercial	Voies d'administration	Auteurs
15(S)-15 methyl $PGF_{2\alpha}$	Upjohn	-	intra-amniotique (i.a.)	Wiquist, 1973
15(S)-15 methyl $PGF_{2\alpha}$ methyl ester	"	Prostin M	intra-musculaire (i.m.)	"
15(S)-15 methyl PGE_2	"	-	i.a.	Karim, 1971
15(S)-15 methyl PGE_2 methyl ester	"	-	i.m. vaginale	"
16-phenoxy-omega-17,18,19,20 tetranor PGE_2 methyl-sulfonylamide	Pfizer-Schering SHB 286	Sulprostone Nalador 500	i.m.	International Sulprostone Symposium Vienne, 1978
16,16 dimethyl-trans delta 2-PGE_1 methyl ester	ONO 802	Gemeprost Cervagem Cervagème	vaginale	Prasad, 1978 Satoh , 1982
9-deoxy-16,16 dimethyl-9-methylène PGE_2	Upjohn	Methène prost	"	Bygdeman,1980
16,16 dimethyl PGE_2 p.benzaldehyde semi carbazone ester	"	-	i.m.	Tan et coll., 1984

Les nouveaux dérivés sont des PGE modifiées. Trois sont particulièrement utilisées (Tableau IV). Ce sont la 16 phenoxy, ω 17,18,19,20-tetranor PGE_2 methylsulfonylamide, (Sulprostone SHB 286) synthétisée par Schering et administrable par voie I.M., la 16,16-diméthyl-trans delta 2 PGE_2, (Gemeprost ONO 802) synthétisée par ONO Pharmaceuticals et enfin la 9-deoxo-16,16 diméthyl-9-méthylène PGE_2 (Méthènprost) synthétisée par Upjohn.

INDICATIONS ACTUELLES DES PGs ET DE LEURS ANALOGUES

Régulations menstruelles ou "interceptions"

Chez une femme présentant une aménorhée de 2 à 8 semaines, l'induction des règles peut être obtenue par administration d'analogues de PGs (Gemeprost ou Methèneprost Upjohn), 1 ovule/6 heures, 2 fois. Des essais d'avortement à domicile effectués par la patiente elle-même ont été très positifs, de nombreuses femmes acceptant mieux psychologiquement les voies non invasives et l'absence d'hospitalisation. Le pourcentage de succès est de l'ordre de 90 % (Bygdeman et coll. 1981). Les principaux effets secondaires sont des douleurs utérines (en général soulagées par les antalgiques) et quelques nausées, vomissements, ou accès fébriles. Les saignements sont généralement plus abondants et plus prolongés que par aspiration (Bygdeman et coll. 1983).

Avortements du premier trimestre, de la 8e à la 12e semaine

L'aspiration reste la meilleure méthode et la moins onéreuse (Bygdeman, 1984). Les suites lointaines de lésion du col par dilatation mécanique (retentissement sur les grossesses ultérieures) sont évitées par utilisation de PGE_2 à faible dose par voie locale, ou d'analogues de PGE_2, trois heures avant l'intervention. Cette méthode de dilatation du col s'avère nettement supérieure à l'utilisation de laminaires par sa rapidité. Après un repos de 15 minutes, la patiente peut quitter la salle de travail ; l'intervention se fait dans la même journée. Ce procédé permet de raccourcir le temps d'hospitalisation. L'efficacité des divers analogues est équivalente. L'effet des analogues de PGE_2 sur la maturation du col à ce stade de la gestation permet aussi de les utiliser en cas de rétention placentaire post I.V.G. pour une révision utérine ou un curettage.

Les avortements du deuxième trimestre

Les principales indications sont l'avortement eugénique. On pratique en général une méthode en deux temps :

. dilatation du col par laminaire ou ovules d'analogues de PGE_2 ;
. évacuation utérine par PGs ou injections salées.

Les analogues de PGs sont particulièrement indiqués dans les morts in utero, les grossesses molaires, la rupture très prématurée des membranes. Elles permettent l'utilisation de voies non invasives, donc d'un personnel hospitalier moins spécialisé que dans le cas d'interventions intra-amniotiques. Le curettage, lorsqu'il est nécessaire, se fait dans de meilleures conditions (utérus ferme et rétracté). Enfin le foetus n'est pas macéré ce qui permet un meilleur examen des anomalies. Le temps entre dilatation et expulsion est relativement court, donc plus favorable. Les effets secondaires dépendent de l'analogue. La douleur (53 % des cas) nécessite souvent une analgésie systématique péridurale.

L'induction du travail à terme

Seules les PGs naturelles peuvent être utilisées. Leur coût plus élevé que celui de l'ocytocine, leur efficacité identique chez la multipare à col favorable, font que l'ocytocine reste encore plus souvent utilisée. Cependant les tablettes orales de PGE_2 suivies d'amniotomie peuvent être préférées à des perfusions pour leur facilité d'emploi. Par contre, en cas de dystocie du col, et souvent chez les primipares, les PGs auront une efficacité supérieure à celle de l'ocytocine. Le nombre de césariennes pratiquées dans ce cas est nettement diminué par l'emploi des PGs. PGE_2 est le plus souvent utilisé par voie cervicale (gels) ou vaginale (suppositoires).

Hémorragies post-partum par atonie

Les injections intra-myométriales de $PGF_{2\alpha}$ sont très efficaces, de même que celles de 15(S)-15 methyl $PGF_{2\alpha}$ (250 ug) ou de sulprostone par voie intramusculaire.

Utérus non gestant

Les analogues de PGs sont utilisés pour faciliter une dilatation cervicale avant une biopsie.

Futures applications

Au cours des toxémies gravidiques les infusions I.V. de PGA_1 auraient un effet hypotensif, mais la perfusion doit être maintenue jusqu'à apparition du travail pour éviter un phénomène de rebond (Toppozada, 1985). Les analogues de prostacycline pourraient être utilisés pour pallier à des troubles de coagulation sanguine et pourraient avoir quelque utilité dans les cas de retard de croissance foetale. (Toppozada, 1985). Enfin au cours de l'allaitement les PGs par voie nasale ont été utilisées pour améliorer la montée de lait et diminuer l'engorgement du sein (Toppozada et coll. 1983).

PERSPECTIVES DE RECHERCHES

Activité myocontractile des autres PGs

Le rôle de PGE_2 et $PGF_{2\alpha}$ est prédominant dans le déterminisme de la parturition. Cependant le rôle des autres PGs synthétisées par l'utérus n'a pas été suffisamment exploré (PGI_2, PGD_2, TXA_2, PGH_2).
PGI_2 semble avoir un effet relaxant in vitro et un effet nul in vivo sur l'utérus non gestant. Des travaux récents (Wiquist et coll. 1984) sur l'utérus gestant montre que PGI_2, PGE_2, ont in vitro in effet biphasique : l'initiation d'une contraction suivie d'inhibition. Durant la période d'inertie l'administration d'une seconde dose de ces mêmes PGs est inefficace, tandis que l'effet de PGF_2, ou TXA_2, reste possible. L'effet réfractaire de PGE_2 est croisé pour PGI_2 et vice versa.
D'autres auteurs ont montré que les contractions rythmiques de l'utérus gestant en superfusion, s'accompagnait d'une libération de 6 ceto $PGF_{1\alpha}$ (métabolite de PGI_2, rythmée par les contractions (Zahradnik et coll. 1982) Ces travaux indiquent que PGI_2, et PGE_2, pourraient intervenir dans la rythmicité des contractions caractérisant le travail.
PGH_2, TXA_2, ont une action stimulatrice très puissante sur le myomètre gravide ou non. Cependant leur rôle physiologique sur la fibre musculaire lisse n'est pas connu.
Les acides hydroperoxy et hydroxyeicosatétraénoiques sont synthétisés par le myomètre mais leur effet contractile n'a pas été exploré. Enfin la synthèse des leucotriènes n'a pas été démontrée dans l'utérus humain ; cependant des études in vitro indiquent que le LTC_4, semble avoir un effet inhibiteur sur l'activité contractile du col utérin (Bryman et coll. 1985). Les analogues de ces diverses PGs pourraient être des outils intéressants d'investigations cliniques.

Rôle de la synthèse endogène des PGs dans le déroulement correct du travail

Différentes méthodes d'induction du travail, amniotomie, perfusion d'ocytocine, applications cervicales de PGE_2, montrent que celui-ci ne s'effectue que si une synthèse endogène soutenue de $PGF_{2\alpha}$ est induite (Husslein, 1984). Il en est de même au cours des avortements induits de manière non chirurgicale (Christensen et Green, 1983). Le siège de cette synthèse semble être le décidue et les membranes amniotiques et elle serait déclanchée par action mécanique et traumatique, secondaire au décollement des membranes. Les mécanismes exacts de cette auto-induction restent encore à découvrir.

Récepteurs de PGs

Les PGs comme tout agent pharmacologique agissent par l'intermédiaire de récepteurs. Il semble que chaque type de PGs ait un récepteur spécifique que l'on a pu caractériser par les PGs naturels et certains antagonistes de synthèse (Kennedy et coll. 1982, Coleman et coll. 1984). La synthèse d'antagoniste de PGs permettrait peut-être de mieux cerner le rôle de chacune d'elle et leurs interactions. Les travaux concernant les récepteurs utérins ont montré une prédominance des récepteurs PGE_2, par rapport aux récepteurs $PGF_{2\alpha}$, (Hofmann et coll. 1983 et 1985), une localisation prédominante au niveau du corps utérin (Bauknecht et coll. 1981) et une absence de variation des récepteurs $PGF_{2\alpha}$ au cours de la gestation (Fukai et coll. 1984). Ces données peuvent expliquer pourquoi PGE_2, est dix fois plus efficace que $PGF_{2\alpha}$, mais elles ne rendent pas compte du fait que l'utérus à terme soit plus sensible aux PGs qu'en début de gestation.

Interactions hormonales

L'ocytocine d'origine foetale et déciduale stimulerait en fin de gestation la synthèse de $PGF_{2\alpha}$ par l'utérus (Fuchs, 1983). La progestérone a un effet antagoniste de $PGF_{2\alpha}$; cette action pourrait ce situer au niveau des récepteurs des canaux calciques et de la mobilisation du Ca^{++} du réticulum endoplasmique. Enfin les oestrogènes favoriseraient la maturation du col conjointement à PGE_2. Une dystocie du col serait souvent associée à un déficit en sulfatase placentaire.
Des essais d'association, analogues de PGE et antiprogestérone RU 486 ont été réalisés par les chercheurs suédois pour induire l'avortement très précoce. Le RU 486 seul à dose de 50 à 100 mg/jour pendant quatre jours a une efficacité dans 61 % des cas seulements alors que l'effet positif atteindrait 90 % en administrant le quatrième jour une faible dose d'un analogue de PGE. D'autre part cette association diminurait les risques d'hémorragie (Bygdeman et Swahn 1985). Cependant ces résultats paraissent dûs à l'emploi de doses trop faibles d'antiprogestérone. Récemment de très bons résultats auraient été obtenus avec le RU 486 seul, à la dose de 450 mg en une fois. Des études sont encore poursuivies pour mieux cadrer les méthodes d'administration et les indications de cet antagoniste.

Toutes ces voies de recherches seront probablement explorées dans un avenir proche et une meilleure connaissance des mécanismes de la contraction du myomètre, du déclenchement de l'accouchement, des actions moléculaires transmembranaires des PGs et autres médiateurs lipidiques, des interactions hormones - récepteurs - second messager nucléotide cyclique permettront espérons le, de mieux cerner les indications et les modalités d'emploi des PGs et de leurs nouveaux analogues.

REFERENCES

Bauknecht, Th., Krahe, B., Rechenbach, U., Zahradnik, H.P., Breckwoldt, M. (1981) : Distribution of prostaglandin E_2 and prostaglandin F_2 receptors in human myometrium. Acta Endocrinol. 98, 446-450.

Bergstrom, S. (1949) : Prostaglandinets kemi. Nordisk Medicin 42, 1456-1466.

Bergtrom, S. et Sjovall, J. (1957) : The isolation of prostaglandin. Acta Chem. Scand. 11, 1086.

Brundin, J., Christensen, N.J., Fuchs, T., Larsson, M. (1983) : The A-rod. A new possibility for cervical dilatation and for induction of uterine contractions for abortion or delivery by combined pharmacological and mechanical action. Acta Obstet. Gynecol. Scand. Supll. 113, 159-162.

Bryman, I., Hammarström, S., Lindlom, B., Norström, A., Wikland, M., Wiqvist, N. (1985) : Leukotrienes and myometrial activity of the term pregnant uterus. Prostaglandins 30, 907-913.
Bygdeman, M. (1964) : The effect of different prostaglandins on the human myometrium in vitro. Acta Physiol. Scand. 63, Suppl. 242, 1-78.
Bygdeman, M. Bremme, K., Christensen, N.J., Lundström, V., Green, K. (1980) : Mid trimester abortion by vaginal administration of 9-deoxo-16,16 dimethyl-9-methylene-PGE_2. Contraception 22, 153-164.
Bygdeman, M., Christensen, N.J., Green, K., Zheng, S. (1981) : Self administration of prostaglandins for termination of early pregnancy. Contraception 22, 45-52.
Bygdeman, M., Christensen, N.J., Green, K., Zheng, S., Lundstrom, V. (1983) : Termination of early pregnancy. Future development. Acta Obstet. Gynecol. Scand. Suppl. 113, 125-129.
Bygdeman, M. (1984) : The use of prostaglandins and their analogues for abortion. Clin. Obstet. Gynecol. 11, 573-584.
Calder, A.A., Embrey, M.P., Tait, T. (1977) : Ripening of the cervix with extra amniotic prostaglandin E_2 in viscous gel before induction of labour. Br. J. Obstet. Gynaecol. 84, 264-268.
Christensen, N.J., Green, K. (1983) : Endogenous prostaglandin synthesis and abortion. Acta Obstet. Gynecol. Scand. Suppl. 113, 109-111.
Coleman, R.A., Humphrey, P.P.A., Kennedy, I., Lumley, P. (1984) : Prostanoid receptors. The development of a working classification. TIPS, 303-306
Conrad, J.T., Ueland, K. (1976) : Reduction of the stretch modulus of human cervical tissue by prostaglandin E_2. Am. J. Obstet. Gynecol. 126, 218-223.
Ekman, G., Perssen, P.H., Ulmsten, U., Wingerup, L. (1983) : The impact on labor induction of intracervically applied PGE_2 gel, related to gestational age in patients with an unripe cervix. Acta Obstet. Gynecol.Scand. supll. 113, 173-135.
Eliasson, R. (1969) : Studies on prostaglandin. Occurence, formation and biological actions. Acta Physiol. Scand. 46, Suppl. 158, 1-73
Embrey, M.P. (1979) : The effect of prostaglandins on the human pregnant uterus. J. Obstet.Gynaecol. Brit. Comm. 76, 783-789.
Euler, U.S. von (1934) : Zur Kenntnis der pharmakologischen Wirkungen von Nativsekreten und Extracten mannlicher accessorischer Geschlechtsdrusen.Arch. Exptl. Pathol. Pharmakol. Naunyn-Schmiedbergs 175, 78-84.
Fuchs, F. (1983) : Endocrinology of parturition. Endocrinology of pregnancy Ed. F. Fuchs, Klopper, A., Harper and Row, pp 247-270.
Fukai, H., Den, K., Sakamoto, H., Kodaira,H., Uchida, F., TAKAGI, S. (1984) : Study of oxytocin receptors : II. Oxytocin and prostaglandin $F_{2\alpha}$ receptors in human myometria and amnion-decidua complex during pregnancy and labor. Endocrinol. Japon. 31, 565-570.
Goldblatt, M.W. (1935) : Properties of human seminal plasma. J. Physiol. (London) 84, 208-218.
Hofmann, G.E., Rao, Ch. V., Barrows, G.H., Sanfilippo, J.S. (1983) : Topography of human uterine prostaglandin E and $F_{2\alpha}$ receptors and their profil during pathological states. J. Clin. Endocrin. Metab. 57, 360-366.
Hofmann, G.E., Rao, Ch. V., De Leon, M.D., Toledo, A.A., Sanfilippo, J.S. (1985): Human endometrial prostaglandin E_2 binding sites and their profils during the menstrual cycle and in pathological states. Am. J. Obstet. Gynecol. 151, 369-375.
Husslein, P. (1984) : Die Bedeutung von Oxytocin und Prostaglandinen für den Geburtsmechanismus beim Menschen. Wien. Klin. Wschr. 96, Suppl. 155, 1-32.
Karim, S.M.M., Trussel, R.R., Patel, R.C. et Hillier, K. (1968) : Response of pregnant human uterus to prostaglandin $F_{2\alpha}$. Induction of labour. Brit. Med. J. 4, 621-623.

Karim, S.M.M. et Sharma, S.D. (1971) : Termination of second trimester pregnancy with 15-methyl analogues of prostaglandins E_2 and $F_{2\alpha}$. J. Obstet. Gynaecol. Br. Comm. 79, 737-743.

Kennedy, I., Coleman, R.A., Humphrey, P.P.A., Levy, G.P., Lumley, P. (1982) : Studies on the characterisation of prostanoids receptors : a proposed classification. Prostaglandins 24, 667-689.

Kurzrok, R. et Lieb, C. (1930) : Biochemical studies of human semen II. The action of semen on the human uterus. Proc. Soc. Exptl. Biol. Med. 28, 268-272.

Mac Kenzie, I.Z., Embrey, M.P. (1978) : The influence of preinduction vaginal prostaglandin E_2gel upon subsequent labour. Br. J. Obstet. Gynaecol. 85, 657-661.

Nortröm, A., Wilhelmsson, L., Hamberger, L. (1981) : The regulatory influence of prostaglandins on protein synthesis in the human non pregnant cervix. Prostaglandins 22, 117-123.

O' Herlihy, C., Mac Donald, H.N. (1979) : Influence of preinduction prostaglandin E_2 vaginal gel on cervical ripening and labor. Obstet. Gynaecol. 54, 708.

Prasad, R.N.V., Lim, C., Wong, Y.C., Karim, S.M., Ratnam, S.S. (1978) : Vaginal administration of 16,16, dimethyl trans delta 2 PGE_1 methylester (ONO 802) for preoperative cervical dilatation in first trimester nulliparous pregnancy. Singapore J. Obstet. Gynaecol. 9, 69-71.

Satoh, K., Kinoshita, K., Sakamoto, S. (1982) : Clinical study of Cervagem (ONO 802) for application in first and second trimester abortion in Japan. Cervagem, a new prostaglandin in obstetrics and gynaecology. Ed. S.M.M. Karim, MTP Press Ltd, pp 77-103.

Thiery, M., Decoster, J.M., Parewijck, W., Noah, M.L., Derom, R., Van Kets, H., Defoort, P., Aertsens, W., Debruyne, G., De Geest, K., Vandekerckhove, F. (1984) : Endocervical prostaglandin E_2 gel for preinduction cervical softening. Prostaglandins 27, 429-439.

Toppozada, M.K., El Rahman, H.A., Soliman, A.Y. (1983) : Prostaglandins as milk ejectors : the nose as a new route of administration. Adv. Prostagland. Thrombox. Leukotrienes Res. Ed. B. Samuelsson, R. Paoletti and P. Ramwell, Raven Press, New York, pp 449-454.

Toppozada, M.K. (1985) : Clinical applications of prostaglandins in human reproduction. Adv. Prostagland. Thrombox. Leukotrienes Res. Ed. O. Hayaishi ans S. Yamamoto, Raven Press, New York, pp 631-635.

Ulmsten,U., Kirstein-Pedersen, A., Stenberg, P., Wingerup, L. : A new gel for intracervical application of prostaglandin E_2. Acta Obstet. Gynecol. Scand. Suppl 84, 19.

Wikland, M., Lindblom, B., Hammarstrom, S., Wiqvist, N. (1983) : The effect of prostaglandin I_2 on contractility of the term pregnant human myometrium. Prostaglandins 26, 905-916.

Wilhelmsson, L., Wikland, M., Wiqvist, N. (1981) : PGH_2, TXA_2,and PGI_2 have potent and differentiated actions on human uterine contractility. Prostaglandins 21, 227-234.

Wingerup, L., Andersson, K.E., Ulmsten, U. (1978) : Ripening of the uterine cervix and induction of labor at term with prostaglandin E_2 in viscous gel. Acta Obstet. Gynecol. Scand. 57, 403.

Wiqvist, N., Bygdeman, M. (1970) : Induction of therapeutic abortion with intravenous prostaglandin F_2 : myometrial response and abortifacient activity. Adv. Biosci. 9. Ed. S. Berstrom. Pergamon Press, London, pp 831-842.

Wiqvist, N., Beguin, F., Bygdeman, M., Toppozada, M. (1973) : 15 (S)-15 méthylprostaglandin F_2 : myometrial response and abortifacient activity. Advances in Biosciences, 9. Ed. S. Bergström, Pergamon Press, London, pp 831-842.

Wiqvist, N., Linbdblom, B., Wikland, M. , Wilhelmsson, L. (1983) : Prostaglandins and uterine contractility. Acta Obstet. Gynecol. Scand. suppl 113, 23-29.
Wiqvist, N., Bryman, I., Lindblom, B., Nortrom, A., Wikland, M. (1985) : The role of prostaglandins for the coordination of myometrial forces during labour. Acta Physiol. Hungar. 65, 313-322.
Zahradnik, H.P., Schoening, R., Breckwoldt, M. (1983) : Prostaglandins : correlation to human myometrial activity in vivo. Prostacyclin in pregnancy. Ed. P.J. Lewis, S. Moncada, J. O' Grady, Raven Press, New York, pp 147-151.

Summary

The history of prostaglandins is very long and slow. Fifty years elapsed between their discovery (1930-1933) and the knowledge of their chemical structure (1959-1960). The clinical use of these coumpounds began only in 1968-1972. The first administrations were intra venous infusions but it was soon discovered that the major drawbacks to clinical use of prostaglandins were their ubiquitous action, lack of organ specificity, and their rapid metabolism when administered by systemic routes.
Two strategies were followed to answer these difficulties.

- use of local routes of administration i.e. intra uterine. Extra amniotic and intra amniotic instillation were extensively used from 1972 to 1978.
- use of synthetic analogues escaping metabolism by the 15 hydroxy prostaglandin dehydrogenase and 13 reductase.

These analogues have the superiority of longer duration effects, and higher efficacity. The lower dose which could be used, and the possibility to give them by non surgical route, intra muscular injections or vaginal suppositories, made their indication attractive. However, the first analogues available (15(S)-15 methyl $PGF_{2\alpha}$, et PGE_2, and their methyl esters) were accompanied with very important unacceptable side effects ; mainly gastro intestinal (diarrhea, vomiting), but also uterine pain, flushes, headaches, high temperature .

These drawbacks, necessity of a very skilled staff for intra or extra amniotic administration, and heavy side effects of analogues hampered the clinical use of PGs for routine.
Their best indications was 2nd trismester abortion where other means of induction, (hypertonic saline, urea, rivanol) were not superior to PGs and where oxytocine was not effective.

Since 1978, very significant progresses were made in the clinical use of PGs for abortion and induction of labour.
These were due to :
- synthesis of new analogues more specific of the uterus, and easier to administer and with fewer side effects.
- and a better knowledge of the processus of cervical maturation.

The 3rd generation of analogue are derivatives of PGE : Sulprostone, (SH 286, Pfizer-Schering), Gemeprost, (ONO 802, ONO Pharmaceuticals) and Méthènprost, (Upjohn).
These 3 analogues were extensively studied these recent years. Their administration is very easy either by intra muscular (Sulprostone) or vaginal (ONO 802, methylene PGE_2) routes. Their efficacity for 1st and 2nd trimester abortion is equivalent and very high (90 % in 24h) and their side effects are quite acceptable (37 %). The main side effect with sulprostone is uterine pain, with ONO 802, hyperthermia.

Continued on p. 60

The major step for a better use of PGE_2 and analogues, was the use of intra cervical or vaginal gels, or pessaries, to induce cervical ripening : in early pregnancy abortion, cervical ripening can be induced by PGE analogues for preparation to the vacuun aspiration (3 hours before the surgical procedure) ; in the 2nd trimester abortion, PGE_2 analogues are more effective than laminaria tents to dilate the cervix.
Finally, PGE_2 gels (but not analogues) are very useful in term labour, with unripe cervix ; it was shwon that the pronostic of labour is function of cervical softening and dilatation. Induction of labour on a rigid cervix is usually accompanied with very high risks, and higher rates of cesarian sections. A two step procedure, induction of cervical softening, with very low doses of PGE_2 gel, followed by amniotomy or higher doses of PGs, is highly indicated in labour with unripe cervix in nulliparous patients.
Other indications are mainly preparation of the cervix for diagnostic curettage or uterine revision for placental retention, treatment of hemorrhages with uterine atony.
The futur developments in prostaglandin research should aim at a better knowledge :

- of the role of other icosanoids on myometrial contractility
- of the regulation of prostanoids receptors
- of the interactions with steroids hormones, oxytocin, cyclic nucleotides.

It should be possible to design new analogues, PG antagonits, specific of each type of PGs and inhibitors, specific of the various enzymes of the arachidonic cascade.

Control and Management of Parturition. Colloque INSERM/John Libbey Eurotext Ltd. © 1986 Vol. 151, pp. 61-78.

The biochemical pharmacology of myometrial contractility

Gabor Huszar

The Uterine Physiology Unit, Department of Obstetrics and Gynecology, Yale University of Medicine, 333 Cedar Street, New Haven, CT 06510, USA

In this article the structural organization and contractile regulation of the myometrium is summarized. Actin-myosin interaction in the uterus depends on the activity of the myosin light-chain kinase, only those myosin molecules that are phosphorylated are recognized by actin. Myosin light-chain kinase activity is modulated by calcium and cAMP. Based on our current understanding of myometrial contractility six pathways may be utilized in the development of tocolytic therapies: 1) The β-adrenergic-cAMP pathway which is presently our most frequently used approach; 2) Calcium channel blockers to diminish calcium influx; 3) Prostaglandin synthesis inhibitors; 4) Inhibition of the calcium/calmodulin-myosin light chain kinase interaction; 5) Utilization of myometrium specific functional peptides such as oxytocin analogues, relaxin, VIP-like peptides etc.; and 6) Membrane directed approaches including $MgSO_4$ or progestins.

The knowledge regarding myometrial contractility has advanced a great deal in the past decade. Our current understanding of the endocrin and biochemical processes underlying uterine function as well as the physiology of the uterus in pregnancy and labor were summarized recently.[1] The study of the cellular aspects of myometrial contractility is important because it is related to the initiation and regulation of labor. Beyond the interest of the investigator, this question is a central issue, because preterm labor is presently one of the most important health problems with great social and economical consequences. The cost of caring for preterm infants in hospitals is ever increasing, and this financial drain is further accentuated by the anguish due to perinatal mortality, loss of income to the families, and the everyday burdens imposed by the neurological sequelae of surviving children. In this chapter, the biochemistry and physiology of the myometrial contractility and the cellular basis of tocolytic therapy are summarized.

THE STRUCTURE AND ORGANIZATION OF THE MYOMETRIUM

While skeletal muscles are organized by closely associated fibrils and sarcomeres, the myometrium and other smooth muscles are composed of smooth muscle cells that are embedded in connective tissue. The connective tissue facilitates the transmission of contractile forces of the individual smooth muscle cells which communicate with each other by means of gap junctions.[2,3] These cell-to-cell contacts are believed to synchronize myometrial function by conducting the electrophysiologic stimuli in the organized myometrial contractions of labor. In the final weeks of pregnancy, when Braxton-Hicks contractions and cervical maturation occur, the myometrial gap junctions gradually increase in number and size until the commencement of labor.[2,4] With the increased density of gap junctions, the electrical conductivity of the myometrium also becomes lower.[3,5] The frequency of myometrial gap junctions apparently more closely corresponds to the concentrations of estrogen receptors (increased gap junctions) and progesterone receptors (decreased gap junctions) than to the serum levels of circulating steroids.[4] This indicates that the various related components of myometrial cellular regulation, including the formation of gap junctions, generation of enhanced electrical activity, the response to estrogen, oxytocin and other hormones are simultaneous events, which collectively bring about the increased and organized myometrial contractility of labor.

The intracellular organization of contractile proteins is also different in smooth versus skeletal muscles. The thick myosin and thin actin filaments occur in long, random bundles throughout the smooth muscle cells, and the continuity of these filaments is not interrupted by Z lines. Due to this organization, smooth muscles can exert pulling force in any direction, whereas in skeletal muscle, the direction of contraction/force generation is always aligned with the axis of the muscle fibers and the constituent actin and myosin filaments.[6]

Other differences are related to the structure of the actin and myosin filaments (Fig. 1). In skeletal muscles the actin filaments originate in each Z line and point toward the center of the sarcomere. The myosin filaments are also bidirectional; the myosin molecules are laid down from the center of the sarcomere toward the Z lines. In smooth muscles the myosin molecules are aligned in the same direction, and form long uninterrupted filaments. This unidirectional polarity enables actin to interact with myosins along the entire length of the thick filament, which explains the ten-fold greater shortening ability of smooth muscles compared to skeletal muscles.

A third type of filament, the 100 A intermediate filaments and their random attachment sites (called "dense bodies") are also found on the inner surface of the smooth muscle cell membrane. The intermediate filaments and dense bodies are not active participants in the contractile process; rather, they form a flexible structural network which links actin and myosin filaments into integrated mechanical units. The dense bodies provide attachment sites for actin, and the actin filaments point away from the dense bodies in a pattern similar to the direction of the actin filaments originating in the Z bands of skeletal muscles.[7] This organized yet highly flexible arrangement enables the uterus to generate forces in any axis necessary, and to assume virtually any shape to accommodate fetuses in various positions and sizes during labor.

REGULATION OF MYOMETRIAL CONTRACTILITY

Myosin is the principal element of muscle. It is not only a structural protein which interacts with actin, but myosin is also an enzyme that facilitates conversion of the chemical energy of ATP into motion/force generation during contraction. In smooth muscles, such as the myometrium, the myosin molecule is composed of two heavy chains of 200,000 MW each and two light chains of about 20,000 and 15,000 MW, respectively (Fig. 1). The globular head of myosin carries three important sites: (1) The actin-combining site, where myosin and actin interact; (2) The ATPase site, where ATP is hydrolyzed; and (3) The 20,000 MW light-chains which when phosphorylated provide the key element of contractile regulation.

In smooth muscles, actin-myosin interaction is regulated by phosphorylation of the 20,000 MW light chains by the myosin light-chain kinase which is calcium dependent. The actin-myosin interaction can take place only if the myosin light chains are phosphorylated. Since actin does not "recognize" dephosphorylated myosin, no actin-myosin interaction may take place in the absence of phosphorylated myosin light-chains. That the activation of actomyosin ATPase activity and contraction are both dependent on myosin light chain phosphorylation is supported by various data _in vivo_ and _in vitro_. The activation of contractions by increasing calcium concentrations is in parallel with the increase in levels of phosphate incorporation.[8-11] Correlation was also shown between the phosphorylation of myosin light chains and the increase in actomyosin ATPase activity.[12,13] The inhibition of myosin light chain phosphorylation caused a decrease in both the actomyosin ATPase and in the tension development of the uterus.[14] In the human placenta we found[15] that when the myosin light chains were phosphorylated, placental actomyosin ATPase activity and myosin light-chain phosphorylation simultaneously increased about four-fold in comparison to the activity of actin-unphosphorylated myosin.

Thus, myosin light chain kinase is a key factor of myometrial contractility. Myosin light-chain kinase has so far been shown to be influenced by two cellular regulators: calcium and cAMP. Intracellular free calcium must be present in concentrations of about 10^{-6} M to activate myosin light-chain kinase.[9,11,13] Myosin light-chain kinase interacts with calcium through calmodulin, a calcium-dependent regulatory protein. cAMP may cause the phosphorylation of myosin light-chain kinase itself by a cAMP-dependent protein kinase. This phosphorylation inhibits enzymatic activity due to lower affinity of the kinase for the calmodulin-calcium complex.[16]

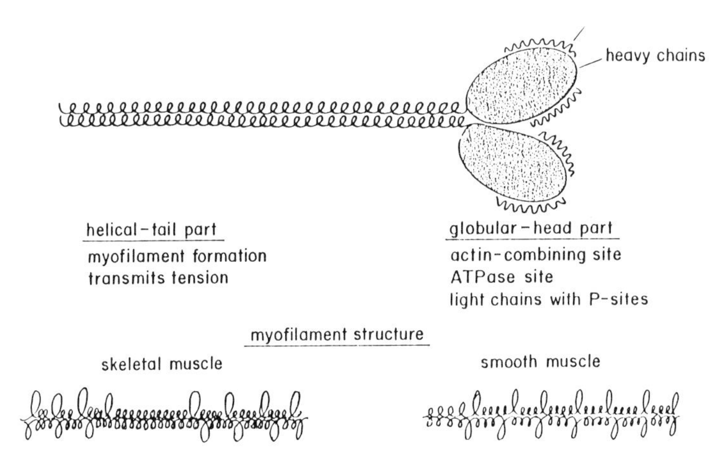

Figure 1

THE ROLE OF CALCIUM IN MYOMETRIAL FUNCTION

The cytoplasmic free calcium which regulate the contractile events in the myometrium may originate either in intracellular or extracellular sources. Intracellular calcium stores include the sarcoplasmic reticulum vesicles which are surrounded by membranes with active calcium transport function.[17,18] In skeletal and cardiac muscles the calcium fluxes from and to the sarcoplasmic reticulum have a primary role in the regulation of the contraction/relaxation cycle. In smooth muscles however, because the diffusional distance between the extracellular space and the contractile elements is short, extracellular calcium which enters through specialized calcium channels of the cell membrane also appears to play a role. The relative importance of extracellular calcium versus intracellular calcium in the regulation of smooth muscle contractions is not a settled issue as yet. The importance of extracellular calcium has been demonstrated in various experiments with diltiazem, a drug which blocks membrane calcium channels which allow the influx of calcium.[19]

Recent studies in vascular smooth muscles[20] have also demonstrated that various pharmocomechanical stimuli i.e. cholinergic or norephineprine stimulation are associated with production of inositol 1,4,5,-triphosphate (Ins-P_3) that releases calcium from the sarcoplasmic reticulum, thus it acts as an excitatory messenger. The calcium release and contractile response was dose-related in vitro and it was not inhibited by the calcium ATPase inhibitor vanadate. This suggests that Ins-P_3 increases the calcium-permeability of the sarcoplasmic reticulum. This finding implies that tonic contraction of smooth muscles may occur without a continuous supply of extracellular calcium.

Another question, the relationship among isometric force development, shortening velocity and myosin light chain phosphorylation was also examined in smooth muscles, and recently in rat myometrium.[21] The contractile state does not depend alone on myosin light chain phosphorylation. The muscles based on a yet unexplained "latch-mechanism" maintain their tension independently from the phosphorylation state of myosin probably due to reduced cross-bridge cycling.

There are typical changes in the rat myometrium which consist of a transition from weak, irregular contractions to large, regular contractions and repetitive spike-type electrical discharges in term pregnancies. This transition is related to calcium modulation of the action potential accross the membranes of myometrial smooth muscle cells and is apparently necessary for normal parturition. If it does not occur, delivery is abnormal or delayed.[22,23] Calcium regulation was also investigated in sarcoplasmic reticulum preparations from bovine and human myometria. Progestrone[24] (a hormone that depresses uterine contractility), as well as cAMP,[25] promoted calcium uptake by the sarcoplasmic reticulum, but it was inhibited by prostaglandin $F_{2\alpha}$ and oxytocin,[24] hormones known to stimulate smooth muscle. Oxytocin has also affected myosin light chain kinase in mammary myoepithelial cells;[26] nanomolar concentrations of oxytocin caused a three-fold increase in the level of myosin light chain phosphorylation if calcium was present in the culture medium. When the cells were incubated with oxytocin in a calcium-free medium, the increase in myosin light-chain phosphorylation was only transient. Thus, oxytocin facilitates the increase of intracellular calcium levels at the expense of the extracellular calcium pool.

The plasma membrane of uterine smooth muscle contains a calcium-magnesium stimulated ATPase system which is implicated in the transport of calcium from the intracellular to the extracellular compartment. Oxytocin inhibited calcium-magnesium ATPase with a half maximal inhibition at about 1 nm, which corresponds to the apparent Kd of oxytocin binding to its myometrial receptors.[27] We have further investigated this oxytocin effect in the myometrial cell membrane of parturient rats between days 18 and 22 of gestation.[28] At around the time of labor (days 21-22), the suppressibility of calcium-magnesium ATPase by oxytocin has been increased about 10,000-fold (Fig. 2) as compared to the inhibition on day 18. The relationship follows the reported increase in the concentrations of oxytocin receptors.[29] Whether this mechanism is predominant in maintaining the intracellular calcium milieu is not clear, because calcium channel blockers also delay the onset of labor and the rate of delivery in rats.[30] Overall, these findings suggest that prostaglandin $F_{2\alpha}$ and oxytocin enhance, whereas progesterone and cAMP diminish the intracellular calcium levels. In vivo findings support the experimental data: intracellular calcium concentrations increase during contraction and decrease when the smooth muscle is relaxed after administration of β-adrenergic agents,[31] phosphodiesterase inhibitors,[32] or forskolin[33] (an activator of adenylate cyclase).

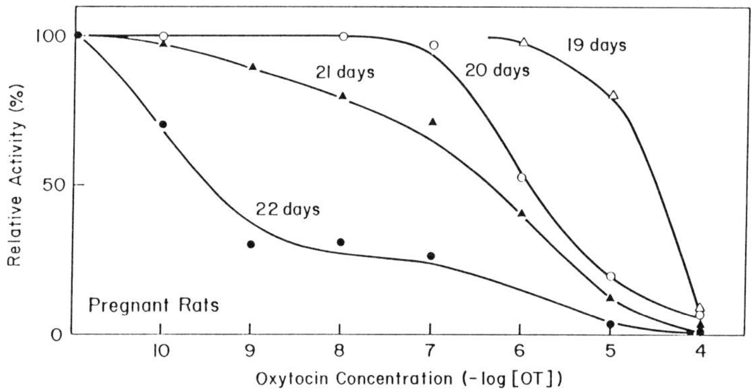

Figure 2

AN INTEGRATED MODEL FOR THE REGULATION OF MYOMETRIAL CONTRACTILITY

The effects of drugs and hormones can be explained on the basis of their relationship to the key process of myosin light chain phosphorylation (Fig. 3).

1. In smooth muscles, such as the myometrium, enzymatic phosphorylation of the 20,000 MW myosin light-chain is necessary in order for actin-myosin interaction to occur.

2. Calcium is essential for myosin light-chain kinase activation; calcium binds to the kinase as a calmodulin-calcium complex. A second, as yet undetermined regulatory system causes a decline of cross-bridge turnover in contracted muscles. Thus, contraction is maintained at less than peak levels of cellular calcium and myosin light-chain phosphorylation.
3. Free calcium levels are regulated by actions of the sarcoplasmic reticulum and of the myometrial cell membrane. The membrane contains the calcium channels and the calcium-magnesium stimulated ATPase system, both of which are important in the regulation of the transmembrane calcium transport.
4. The accumulation of calcium by the sarcoplasmic reticulum is an ATP-mediated enzymatic process that is modulated by various pharmacologic agents and hormones. cAMP and progesterone promote calcium sequestration; $PGF_{2\alpha}$, oxytocin and inositol-1,4,5,-triphosphate inhibit the process, thus causing higher free calcium levels in the cytoplasm.

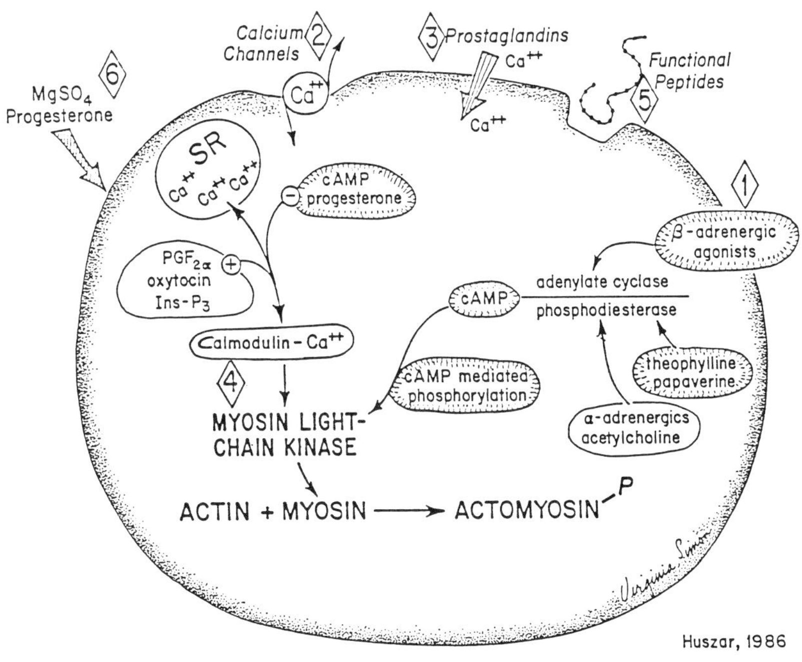

Figure 3

5. The action of myosin light-chain kinase is inhibited by cAMP-mediated phosphorylation of the enzyme itself due to its diminished affinity for the calcium-calmodulin complex.

6. The levels of cellular cAMP depend on the relative activities of adenylate cyclase (cAMP synthesis) and phosphodiesterase (cAMP breakdown). Smooth muscle relaxation may be caused by activation of adenylate cyclase with β-adrenergic agonists or by inhibition of the phosphodiesterase following administration of theophyllin or papaverin.[32]
7. Prostaglandins affect myometrial contractility. At the present time, this can be best explained as due to changes in the calcium-permeability of the membranes.
8. Various peptides and peptide hormones modulate myometrial function. For instance, oxytocin regulates intracellular calcium levels by affecting sarcoplasmic reticulum and the calcium-magnesium ATPase of the myometrial cell membrane. Relaxin[34], an insulin-like peptide hormone, causes an increase in cellular cAMP levels with simultaneous inhibition of myosin light-chain phosphorylation and muscle relaxation. Also, peptides similar to the vasoactive intestinal peptide[35] (VIP) have a powerful relaxing effect on the myometrium.

From the point of view of tocolytic action, it is important that β-adrenergic drugs activate adenylate cyclase and increase the levels of cellular cAMP. The increased cAMP diminishes myosin light-chain kinase activity through two different pathways: by reduction of cellular calcium levels (sarcoplasmic reticulum) and by phosphorylation of the myosin light-chain kinase. When myosin phosphorylation and actin-myosin interaction is reduced, the myometrium relaxes. The β-adrenergic receptor adenylate cyclase cAMP myosin light-chain kinase system constitute the most utilized tocolytic pathway.

PRETERM BIRTH AND TOCOLYTIC THERAPY

The study of preterm labor, discovery of new approaches toward prevention and treatment of preterm labor, identification of maternal, fetal, and environmental factors, and development of new drugs and diagnostic procedures are the primary goals in contemporary obstetrical research. The mechanism and cause of premature labor is not understood at the present time; there appears to be a multi-factorial etiology rather than a single cause.

Based on the cellular regulation of myometrial contractility, one can pinpoint several pathways that present opportunities for tocolytic therapy (Fig. 3): (1) cAMP mediated inhibition of contractility by β-adrenergic agonists; (2) inhibition of calcium influx by calcium channel-blocking agents; (3) inhibition of prostaglandin biosynthesis; (4) inhibition of calmodulin-calcium function; (5) development and use of peptides which inhibit myometrial contractility; and (6) agents which inhibit the functions of the myometrial muscle cell membrane.

β-adrenergic agonists: Our first line drugs in the treatment of preterm labor are the β-adrenergic agonists. As the etiology of preterm labor is undefined, it is not known whether the high failure rate (40%) in treatment is a consequence of a management problem, or simply that there are patients with preterm labor in whom the condition is unrelated to the β-adrenergic receptor-cAMP pathway, but would respond to therapy based on another approach.

It appears that the decline of myometrial β-adrenergic receptors is not a factor leading to preterm labor. The concentrations of these receptors were not different when measured in a small number of pregnant women in labor or before labor, at term or between the 28th and 34th week of gestation.[36] However, it is well demonstrated that the concentration of β-adrenergic receptors decline in response to treatment with the presently used β-mimetics.[37] To overcome this problem three approaches will be available: development of new β-adrenergic drugs e.g. hexaprenaline,[38] use of various drugs and infusion regimens,[39] or as we suggested previously,[44] potentiation of the β-adrenergic effects by inhibition of the phosphodiesterase activity.[32]

Calcium channel-blocking agents: These drugs are likely to become the next generation of successful tocolytic agents. The calcium antagonists diminish the inward slow calcium current and decrease the muscle tone in proportion with binding to the muscle membrane.[40]

With nicardipine, Csapo, et al[41] showed the retardation of labor in rats ovariectomized during pregnancy. Recently we demonstrated a tocolytic effect on rats with another calcium channel-blocker, nitrendipine.[30] Two groups of rats were treated with nitrendipine, starting on days 20 and 21 of the pregnancy (term pregnancy in rats is 22 days). The mean delivery time (hours ± SD) in the untreated group was 9.7±6.5, while in the groups who received nitrendipine from days 20 and 21 the delivery times were 18.9±9.1 ($p=0.002$) and 12.8±5.7, respectively. Nitrendipine treatment did not appear to influence maternal or fetal outcomes. We also measured serum progesterone levels on days 20 and 22 (the period of "progesterone withdrawal" preceeding labor in rats) in the control and experimental groups. Nitrendipine had no effect on the pattern of progesterone withdrawal, which further indicates that the actions of calcium channel-blockers affect the contractile state of the myometrial muscle cells, rather than to the endocrine events underlying the initiation of labor.[30] We have also investigated whether the pharmacologic dose of 10^{-9} to 10^{-8} M nitrendipine would affect the intracellular functions of the utero-placental system by studying myosin light-chain phosphorylation in vitro. Nitrendipine is unlikely to interfere with the intracellular functions because the IC_{50} for the myosin light-chain kinase was about 10^{-4} M, about 10,000 fold higher than nitrendipine concentrations which fully inhibit myometrial contractility (Fig. 4).[42]

The calcium channel-blocker nifedipine has been used as a tocolytic agent in patients with preterm labor, either alone or in combination with β-adrenergic agonists.[43] We see a major potential for calcium-channel blockers in tocolysis, although it is not clear whether they will be used in stopping active premature labor, or for prevention and maintenance in reduced doses.

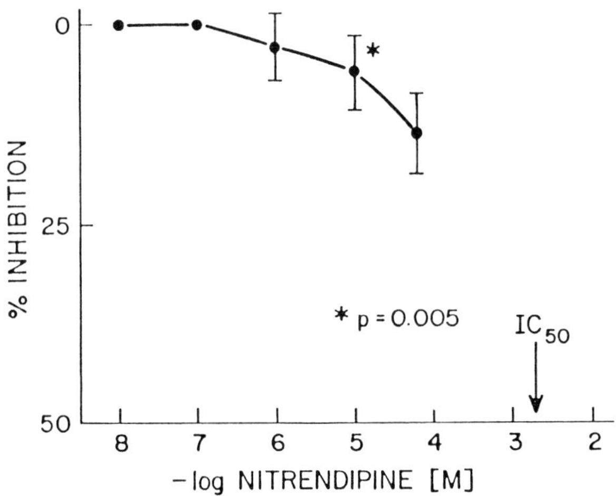

Figure 4

Prostaglandin synthesis inhibitors: Because prostanoids have a central role in the initiation of labor, drugs that inhibit prostaglandin synthesis are obvious candidates for tocolytic therapy. The synthesis of prostaglandin does not occur in one step; rather, this process is catalyzed by a series of enzymes that are inhibited by various agents (meclofenamic acid, indomethacin, naproxen, phenylbutazone, and aspirin) at different efficiencies. The most extensive clinical experience so far has been with indomethacin[45,46] which, along with aspirin, inhibits the enzyme cyclooxygenase. The effects of prolonged aspirin therapy have been demonstrated in rheumatic patients who have an increased frequency of post-mature deliveries.[47]

Acceptance of the clinical administration of prostaglandin synthesis inhibitors has been slow, because the inhibitors cross the placenta and inhibit fetal prostaglandin synthesis potentially contributing to pulmonary hypertension, premature closure of the ductus arteriosus, and hemorrhagic diathesis in some infants whose mothers had been treated with these agents.[48] However, in other studies the incidence of these fetal problems was not significantly greater than in the population which received other tocolytic agents.[49] At present, assessing the rate of complications is difficult because of the inconsistency in therapy regimens, in gestational ages of patients, and other associated factors in the various reports. It is reassuring that in four recent controlled studies, totalling 182 premature labor patients who received indomethacin, no newborn pulmonary hypertension-syndrome was seen.[46] The side effects will be further reduced when the management parameters will be clarified, i.e., at what week of gestation are prostaglandin synthesis inhibitors safe, should they be used for a short period only, how long prior to delivery should the therapy be terminated, etc.

Calmodulin-inhibiting drugs: With the understanding of myometrial contractility, investigators may develop drugs to inhibit the labor process at specific key points. A good possibility for such an approach is the phenothiazine inhibition of the interaction between calmodulin and myosin light-chain kinase. Such drugs inhibited myosin light-chain kinase phosphorylation in myometrial and tracheal smooth muscle preparations.[50,52] Contractility and myosin light chain phosphorylation in functionally skinned (sarcolemma-disrupted) smooth muscle strips of rabbit ileum or rabbit pulmonary artery were also inhibited by phenothiazines. The inhibition occured at the calmodulin-myosin light-chain interaction step.[51]

Functional peptides: Various functional peptides, or peptide hormones, have been implicated in the modulation of uterine contractility. Best known and studied is oxytocin. In women[53] and in animals,[29,54] increased oxytocin sensitivity at the time of the initiation of labor is related to an increase in the myometrial oxytocin receptors. At least three possible pathways by which oxytocin promotes myometrial contractility are demonstrated. One has been discussed with respect to the capacity of the calcium storage vesicles, which decreased in response to oxytocin.[24] The second mechanism depends on the oxytocin inhibition of the enzyme or enzymes responsible for the ATP-dependent calcium exclusion from uterine smooth muscle cells.[27,28] A third route of oxytocin action has been shown in rat and human myometria and decidua, where increased synthesis of prostaglandins E and $F_{2\alpha}$ was demonstrated in response to oxytocin.[55,56]

A peptide hormone which is known to decrease myometrial contractility is relaxin. Recent data indicate that under conditions where relaxin inhibits uterine contractility, myosin light-chain phosphorylation also declines. *In vitro* experiments suggest that there is a relaxin-mediated inhibition of myosin light-chain kinase. At the present time, it is not clear whether relaxin acts directly on myosin light-chain kinase, or perhaps other components of the contractile activation (e.g., cAMP), are affected by relaxin.[34,57] It is of interest that progesterone was synergetic with relaxin in decreasing the amplitude of _in vitro_ uterine contractions.[58] Furthermore, recent data indicate that relaxin has a central inhibitory action in the brain on the release of oxytocin.[59]

Peptide neurotransmitters, like the _vasoactive intestinal peptide_, a single chain of 28 amino acids which is present in the nerves supplying the uterus, also inhibit uterine contractility in a concentration dependent manner.[60] The inhibitory action of VIP is not affected by phenoxybenzamine or propranolol (α- and β-adrenergic blockers), by atropine, or by blockers of nerve transmission (e.g., tetrodotoxin). This suggests that VIP directly acts on the smooth muscle cells. The relaxing effect of VIP is not due to competition with oxytocin or prostaglandin $F_{2\alpha}$, because in large excess off these agents the contractions are still inhibited. Thus, it is most likely that there are specific VIP receptors in uterine smooth muscle cells.[61] There is a very real possibility that synthesis of these functional peptides (e.g., vasoactive intestinal peptide, relaxin), or competitive non-functional analogs of oxytocin, such as the newly developed DE-TVT[62], will be a useful new approach in future tocolytic therapy.

Magnesium Sulfate and Progestins: These two agents, which most likely change the properties of myometrial membrane, also have been used in tocolytic therapy. At least for magnesium sulfate, it has been shown that it reduces the rate of calcium influx in vascular smooth muscles.[63] Magnesium sulfate is a growing favorite with the obstetricians, because it is inexpensive and has less side effects than β-adrenergic agents.[64] Also, the side effects and toxicity of magnesium sulfate are well known. Magnesium sulfate also appear to increase the efficacy of Ritrodrine.[65] At present there are several randomized cross-over studies in progress designed to investigate the benefits of magnesium sulfate and β-adrenergic agents as second drugs after either of them failed.

Another approach which is advocated, but yet to be proven effective, is the administration of progestins.[66] With respect to first trimester application of progestins, based on a prospective study of 2,754 infants, the concerns about the teratogenic effect of these agents were dispelled.[67] Another recent study demonstrated that serial measurements of serum progesterone concentrations did not predict the risk for preterm delivery.[68] Thus, magnesium sulfate and progestins may have a role in future tocolytic therapy. However, the efficacy and the risk-benefit ratios of these two drugs have yet to be established.

While reviewing the different approaches potentially available for the treatment of preterm labor one should not limit the scope. In addition to a better understanding of myometrial pharmacology[44] and of the important functional relationship of the cervix and myometrium in pregnancy and labor,[69] we should also emphasize the importance of timely identification of potential preterm labor patients.[70] Thus, in the future we could prevent rather than treat this often devastating disease.

In this brief overview I have attempted to provide the essentials of myometrial contractile regulation. It appears that with an intensified interest in laboratory, clinical and pharmaceutical research, we have the potential to achieve the three major goals of uterine physiology and biochemistry: understanding the communication between the extracellular and intracellular regulatory pathways, understanding the processes underlying the initiation of labor, and development of new approaches in the prevention and treatment of preterm labor.

ACKNOWLEDGEMENTS

Figures 1, 2, and 4 were reproduced from Huszar, G (1986) Cellular regulation of myometrial contractility and essentials of tocolytic therapy. In: "The Physiology and Biochemistry of the Uterus" (Ed: Huszar G), CRC Press, Boca Raton, Florida with permission. The skillfull editorial work by Mrs. Theresa Concelmo is gratefully acknowledged.

REFERENCES

1. Huszar, G. Editor: "The Physiology and Biochemistry of the Uterus in Pregnancy and Labor". CRC Press, Inc., Boca Raton, Fla., 1986.
2. Garfield RE, Puri CP, Csapo AI (1982). Endocrine, structural, and functional changes in the uterus during premature labor. Am. J. Obstet. Gynecol., 142:21.
3. Verhoeff A and Garfield R (1986) Ultrastructure of the myometrium and the role of gap junctions in myometrial function. In: "The Physiology and Biochemistry of the Uterus" (Ed: Huszar G), p. 73, CRC Press, Boca Raton, Fla.
4. Saito Y, Sakamoto H, MacLusky NJ, Naftolin F (1983). Correlation between gap junctions and steroid hormone receptors in myometrial tissue of pregnant and postpartum rats. Am. J. Obstet. Gynecol., Submitted.
5. Verhoeff A, Garfield R, Ramondt J, Wallenburg H (1985). Electrical and mechanical uterine activity and gap junctions in peripartal sheep. Am. J. Obstet. Gynecol., 153:4.
6. Huxley, HE (1971). The structural basis of muscular contraction. Proc. Roy. Soc. London B, 178:131.
7. Bond M and Somlyo AV (1982). Dense bodies and actin polarity in vertebrate smooth muscle. J. Cell Biology, 95:403.

8. Marston SB (1982). The regulation of smooth muscle contractile proteins. Prog. Biophys. Mol. Biol., 41:1.
9. Aksoy MO, Williams D, Sharkey EM, Hartshorne DJ (1976). A relationship between calcium sensitivity and phosphorylation of gizzard actomyosin. Biochem. Biophys. Res. Comm., 69:35.
10. Small JV and Sobieszek A (1977). Calcium-regulation of mammalian smooth muscle actomyosin via a kinase-phosphatase-dependent phosphorylation and dephosphorylation of the 20,000-Mr light chain of myosin. Eur. J. Biochem.,76:521.
11. Kerrick WG, Hoar PE, Cassidy PS (1980). Calcium-activated tension: the role of myosin light-chain phosphorylation. Fedn. Proc., 39:1558.
12. Janis RA, Barany K, Barany M, Sarmiento JG (1981). Association between myosin light chain phosphorylation and contraction of rat uterine smooth muscle. Molec. Physiol., 1:3.
13. Chacko S, Conti MA, Adelstein RS (1977). Effect of phosphorylation of smooth muscle myosin on actin activation and calcium regulation. Proc. Natl. Acad. Sci. USA, 74:129.
14. Lebowitz EA, Cooke R (1979). Phosphorylation of uterine smooth muscle myosin permits actin-activation. J. Biochem. (Tokyo), 85:1489.
15. Huszar G, Bailey P (1979). Relationship between actin-myosin interaction and myosin light-chain phosphorylation in human placental smooth muscle. Am. J. Obstet. Gynecol., 135:718.
16. Adelstein RS, Conti MA, Hathaway DR, Klee CB (1978). Phosphorylation of smooth muscle myosin light-chain kinase by the catalytic subunit of adenosine 3':5'-monophosphate-dependent protein kinase. J Biol Chem., 253:8347.
17. Grover AK, Kwan CY, Daniel EE (1982). Calcium dependence of calcium uptake by rat myometrium plasma membrane-enriched fraction. Cell Physiol.11:C278.
18. Bond M, Kitazawa T, Somlyo AP, Somlyo AV (1984). J. Physiol. (London), 355:677.
19. Van Breeman C, Aaronson P, Loutzenhiser R, Meisheri K (1982). Calcium fluxes in isolated rabbit aorta and guinea pig tenia coli. Fedn. Proc., 41:2891.
20. Somlyo AV, Bond M, Somlyo AP, Scarpa A (1985). Inositol triphosphate-induced calcium release and contraction in vascular smooth muscle. Proc. Natl. Acad. Sci., 82:5231.
21. Haeberle JR, Hott JW, Hathaway DR (1985). Regulation of isometric force and isotonic shortening velocity by phosphorylation of the 20,000 dalton myosin light chain of rat uterine smooth muscle. Eur. Jour. Phys.,403:215.
22. Bengtsson B, Chow EM, Marshall JM (1984). Activity of circular muscle of rat uterus at different times in pregnancy. Am. J. Physiol., 246:C216.

23. Bengtsson B, Chow EM, Marshall JM (1984). Calcium dependency of pregnant rat myometrium: Comparison of circular and longitudinal muscle. Biol. Reprod., 30:869.

24. Carsten ME (1979). Calcium accumulation by human uterine microsomal preparations: Effects of progesterone and oxytocin. Am J Obstet Gynecol.133:598.

25. Nishikori K, Maeno H (1979). Close relationship between adenosine 3':5'-monophosphate-dependent endogenous phosphorylation of a specific protein and stimulation of calcium uptake in rat uterine microsomes. J. Biol. Chem., 254:6009.

26. Olins GM and Bremel RD (1982). Phosphorylation of myosin in mammary myoepithelial cells in response to oxytocin. Endocrinology, 110:1933.

27. Soloff MS, Sweet P (1982). Oxytocin inhibition of (Calcium-Magnesium)-ATPase activity in rat myometrial plasma membranes. J.Biol.Chem.275:10687.

28. Sakamoto H, Huszar G (1984). A mechanism for action of oxytocin in parturition. Abstract, Society for Gynecologic Investigation, p. 176.

29. Alexandrova M and Soloff MS (1980). Oxytocin receptors and parturition. I. Control of oxytocin receptor concentration in the rat myometrium at term. Endocrinology, 106:730.

30. Sakamoto H, Huszar G (1984). Nitrendipine prolongs rat parturition: No changes occur in progesterone withdrawal. Endocrinology, 115:959.

31. Scheid CR, Honeyman TW, Fay FS (1979). Mechanism of β-adrenergic relaxation of smooth muscle. Nature., 277:32.

32. Berg G, Andersson RG, Ryden G. (1983). In vitro study of phosphodiesterase-inhibiting drugs: A complement to β-sympathomimetic drug therapy in premature labor. Am. J. Obstet. Gynecol., 145:802.

33. Muller MJ, Baer HP (1983). Relaxant effects of forskolin in smooth muscle role of cyclic AMP. Arch. Pharmacol., 322:78.

34. Nishikori K, Weisbrodt NW, Sherwood OD Sanborn BM (1983). Effects of relaxin on rat uterine myosin light chain kinase activity and myosin light chain phosphorylation. J Biol Chem., 258:2468.

35. Ottesen B, Wagner G, Fahrenkrug J (1980). Vasoactive intestinal polypeptide (VIP) inhibits prostaglandin $F_{2\alpha}$-induced activity of the rabbit myometrium. Prostaglandins, 19:427.

36. Dattel BJ, Lam F, Roberts JM (1983). Failure to demonstrate decreased β-adrenergic receptor concentration or decreased agonist efficacy in term or preterm human parturition. Am. J. Obstet. Gynecol., 154:450.

37. Berg G, Andersson RG, Rydén G (1985). β-Adrenergic receptors in human myometrium during pregnancy: Changes in the number of receptors after β-mimetic treatment. Am. J. Obstet. Gynecol., 151:392.

38. Lipshitz J, Lipshitz EM (1984). Uterine and cardiovascular effects of fenoterol and hexoprenaline in prostaglandin $F_{2\alpha}$-induced labor in humans. Obstet. & Gynecol., 63:396.

39. Casper RF, Lye SJ (1986). Myometrial desensitization to continuous but not to intermittent β-adrenergic agonist infusion in the sheep. Am. J. Obstet. Gynecol., 154:301.

40. Janis R, Triggle D (1986). Effects of calcium channel antagonists on the myometrium. In: "The Physiology and Biochemistry of the Uterus" (Ed: Huszar G), p. 201, CRC Press, Inc., Boca Raton, Fla.

41. Csapo AI, Puri CP, Tarro S, et al. (1982). Deactivation of the uterus during normal and premature labor by the calcium antagonist nicardipine. Am. J. Obstet. Gynecol., 142:483.

42. Huszar G, Sakamoto H (1986). Phamacological levels of nitrendipine does not effect actin-myosin interaction in the human uterus and placenta. Am. J. Obstet. Gynecol., 152:402.

43. Ulmsten U, Anderson KE, Wingerup L (1980). Treatment of premature labor with the calcium antagonist nifedipine. Arch Gynecol., 229:1.

44. Huszar G, Roberts JM (1982). Biochemistry and pharmacology of the myometrium and labor: Regulation at the cellular and molecular levels. Am. J. Obstet. Gynecl., 142:225.

45. Niebyl JR, Blake DA, White RD, Kumor KM, Dubin NH, Robinson JC, Egner PG (1980). The inhibition of premature labor with indomethacin. Am. J. Obstet. Gynecol., 136:1014.

46. Gammisans O (1984). The effects of prostaglandin synthesis inhibitors on preterm labor. In: "Preterm Birth: Cases, Prevention, Management" (Ed. Fuchs F, Stubblefield P), Macmillan Publishing, New York.

47. Lewis RB, Schulman JD (1973). Influence of acetylsalicylic acid, an inhibitor of prostaglandin synthesis, on the duration of human gestation and labor. Lancet, 2:1159.

48. Manchester D, Margolis HS, Sheldon RE (1976). Possible association between maternal indomethacin therapy and primary pulmonary hypertension of the newborn. Am. J. Obstet. Gynecol., 126:467.

49. Wiqvist N (1979). The use of inhibitors of prostaglandin synthesis in obstetrics. In: "Human Parturition" (Ed. Keirse MJ, Anderson AB, Gravenhorst J), Leiden University Press, Leiden

50. Olins GM, Bremel RD (1984). Oxytocin-stimulated myosin phosphorylation in mammary myoepithelial cells: Roles of calcium ions and cyclic nucleotides. Endocrinology, 114:1617.

51. Cassidy P, Hoar PE, Kerrick WG (1980). Inhibition of calcium-activated tension and myosin light chain phosphorylation in skinned smooth muscle strips by the phenothiazines. Pflugers Arch., 387:115.
52. Silver PJ, Stull JT (1983). Effects of the calmodulin antagonist, fluphenazine, on phosphorylation of myosin and phosphorylase in intact smooth muscle. Mol. Pharmacol., 23:665.
53. Fuchs AR, Fuchs F, Husslein P (1982). Oxytocin receptors and human parturition: A dual role for oxytocin in the initiation of labor. Science, 215:1396.
54. Den K, Sakamoto H, Kimura S, Takaji S (1981). Study of oxytocin receptor. II. Gestational changes in oxytocin activity in the human myometrium. Endocrinology Japan, 28:375.
55. Husslein P, Fuchs AR, Fuchs F (1981). Oxytocin and the initiation of human parturition. I. Prostaglandin release during induction of labor by oxytocin. Am. J. Obstet. Gynecol., 141:688.
56. Fuchs A-R (1986). The role of oxytocin in parturition. In: "The Physiology and Biochemistry of the Uterus" (Ed. Huszar G), p.163, CRC Press, Inc., Boca Raton, Fla.
57. Sanborn B (1986). The role of relaxin in uterine function. In: "The Physiology and Biochemistry of the Uterus"" (Ed. Huszar G), p.225 CRC Press, Inc., Boca Raton, Fla.
58. Sarosi P, Schmidt CL, Essig M, Steinetz BG, Weiss G (1983). The effect of relaxin and progesterone on rat uterine contractions. Am. J. Obstet. Gynecol., 145:402.
59. Summerlee AJ, O'Byrne KT, Paisley AC, Breeze MF, Porter DG (1984). Relaxin affects the central control of oxytocin release. Nature, 309:372.
60. Ottesen B, Larsen JJ, Fahrenkrug J, Stjernquist M, Sundler F (1981). Distribution and motor effect of VIP in female genital tract. Endocrinology Metabolism, 3:E32.
61. Ottesen B (1983). Vasoactive intestinal polypetide as a neurotransmitter in the female genital tract. Am. J. Obstet. Gynecol., 147:208.
62. Han DW, Carraher RP, McGuire JL. Effect of the posterior pituitary hormone antagonist Deamino-Ethyl-TVT on uterine contractions induced by oxytocin or vasopressin Society for Gynecologic Investigation Annual Meeting, Abstract No. 245P, 1986.
63. Altura BM, Altura BT (1981). Magnesium modulates calcium entry and contractility in vascular smooth muscle. In: "The Mechanism of Gated Calcium Transport across Biological Membrane." (Ed. Ohnishi F, Endo M), Academic Press, New York.

64. Petrie RH (1981). Tocolysis using magnesium sulfate. Semin. Perin., 5:226.
65. Gatjis CG, Nelson LH, Meis PJ, Swain M (1984). Addition of magnesium sulfate improves effectiveness of ritodrine in preventing premature delivery. Am. J. Obstet. Gynecol., 150:142.
66. Breart G, Lanfranchi M, Chavigny, C et al. (1979). A comparative study of the efficiency of hydroxyprogesterone caproate and of chlormadinone acetate in the prevention of premature labor. Int. J. Gynecol. Obstet., 16:381.
67. Katz Z, Lancet M, Skornik J, Chemke J, Mogilner BM, Klinberg M (1985). Teratogenicity of progestogens given during the first trimester of pregnancy. Obstet. Gynecol., 65:775.
68. Block BS, Liggins GC, Creasy RK (1984). Preterm delivery is not predicted by serial plasma estradiol or progesterone concentration measurements. Am. J. Obstet. Gynecol., 150:716.
69. Huszar G, Naftolin F (1984). Myometrium and cervix: The physiologic basis of labor and tocolytic management. N. Engl. J. Med., 311:571.
70. Gonik B, Creasy RK (1986). Preterm labor: Its diagnosis and management. Am. J. Obstet. Gynecol., 154:3.

Résumé

Cet article résume l'organisation structurale et la régulation de la contractilité du myomètre. Dans l'utérus, l'intéraction actine-myosine est sous le contrôle de la myosin light-chain kinase. Seules les molécules de myosine phosphorylées sont reconnues par l'actine. L'activité de la myosin light-chain kinase est modulée par le calcium et l'AMP cyclique. Selon les connaissances actuelles sur la contractilité du myometre, six différentes voies peuvent être utilisées: 1) La voie β-adrénergique-AMP cyclique, qui est à l'heure actuelle la voie d'abord la plus fréquemment utilisée; 2) les anticalciques; Nitrendipine, Nifedipine, etc.; 3) les inhibiteurs de la synthèse des prostaglandines; 4) l'inhibition de l'intéraction calcium/calmodulin-myosin light-chain kinase; 5) l'utilisation de peptides qui altèrent le relaxine, certains peptides apparentés au VIP (Vasoactive Intestinal Peptide), etc.; 6) Des substances agissant au niveau membranaire comme le sulfate de magnesium ($MgSO_4$) ou les progestines.

Control and Management of Parturition. Colloque INSERM/John Libbey Eurotext Ltd. © 1986 Vol. 151, pp. 79-97.

Le déclenchement spontané du travail

Guy Germain*† et Marie-Claire Levasseur†

*INSERM *U.262, Clinique Universitaire Baudelocque, 123 Boulevard de Port-Royal, 75674 Paris Cedex 14 et †Station de Physiologie Animale, INRA, 78350 Jouy-en-Josas, France*

RESUME

Le déclenchement spontané du travail correspond à une modification de la nature et/ou de l'intensité des contractions utérines en fin de gestation. On a examiné chez les trois espèces représentatives : Rate, Brebis, Primates la nature des signaux et des facteurs qui semblent jouer un rôle déterminant dans l'initiation du processus.

La levée d'une inhibition progestéronique déclenche le travail chez la rate et la brebis. Chez les primates, il n'existe pas d'évidence directe d'une levée du blocage progestéronique en fin de gestation, toutefois la possibilité d'induire le travail par des substances à activité antiprogesterone suggère que l'hormone joue aussi un rôle prépondérant. Pour aucune des espèces considérées on ne connaît le ou les signaux princeps qui vont être à l'origine du retrait progestéronique. Cependant une fois engagé, le processus s'avère irréversible et ne peut plus être bloqué par l'action de l'hormone. Ceci s'explique par la mise en jeu pendant le travail d'un grand nombre de facteurs ocytociques (PGs, ocytocine, catécholamines) présents localement et qui vraisemblablement s'activent mutuellement selon un processus autocatalytique.

Un rôle actif du (ou des) foetus dans le déclenchement de sa propre parturition est mis en évidence pour les trois espèces. Chez la Brebis, la maturation surrénalienne foetale est bien corrélée avec l'initiation du retrait progestéronique. Chez la Rate et le Primate, les rapports directs entre maturation de la surrénale foetale et déclenchement du travail demeurent mystérieux. Dans tous les cas, on observe une augmentation de la biosynthèse des prostaglandines. L'adaptation maternelle en réponse au signal foetal peut également moduler la durée de gestation chez la rate. Son importance est difficile à préciser chez la brebis et les primates.

Chez la Rate et la Brebis, tous les moyens connus pour provoquer la parturition ont comme conséquence d'inhiber la synthèse de progestérone ou de bloquer son action physiologique (mifepristone) sur le myomètre. Chez les Primates, il existe probablement un blocage progestéronique mais qui est plus difficile à lever. On peut suggérer que l'association d'inhibiteurs de la biosynthèse des stéroïdes à des antagonistes de la progestérone pourrait constituer une voie de recherche de nouvelles techniques de déclenchement de la parturition ; il serait également intéressant de prendre en compte les variations de la sensibilité de l'utérus gravide à ces drogues en fonction du nycthémère compte tenu des fluctuations circadiennes spontanées de la stéroidogénèse maternelle et foetale bien mise en évidence chez les primates (Walsh et al, 1984, Patrick et al, 1979-1980). Enfin l'étude du rôle propre du foetus doit être poursuivie puisque c'est à ce niveau que le plus grand nombre d'inconnues subsiste pour l'explication des mécanismes du déclenchement du travail chez les mammifères.

INTRODUCTION

Le déclenchement spontané du travail correspond à l'apparition de contractions utérines qui vont permettre l'expulsion du foetus et de ses annexes. S'il est facile de dater avec précision le moment de la sortie du foetus "à l'air libre", il est plus difficile de préciser à partir de quand les contractions normalement présentes au cours de la gestation deviennent des contractions de travail proprement dit. Ainsi, chez la rate, l'enregistrement des contractions par une technique manométrique situe le "déclenchement du travail" à 8 heures avant l'expulsion du premier foetus (Fuchs, 1969). Si l'on utilise une technique électromyographique plus sensible, on peut situer le début du travail à ≃ 18-20 heures avant l'expulsion du premier foetus (Germain et al, 1984). Cette remarque n'est pas d'ordre académique. Lorsqu'on cherche à corréler le début du travail avec des événements endocriniens, c'est évidemment la technique de mesure de l'activité utérine la plus sensible qui doit être prise en compte.

Modèles animaux

On a choisi de s'en tenir à trois espèces : la rate, la brebis et les primates de laboratoire. Pour les deux premières, on sait actuellement déclencher artificiellement la parturition en agissant au niveau du premier maillon spécifique de la chaîne des événements physiologiques qui conduisent à l'entrée en travail. Malgré cela, la physiologie de la parturition reste en grande partie mystérieuse chez ces espèces. L'ambition dans l'espèce humaine est également d'obtenir la parturition en agissant sur un maillon sensible, si possible de façon simple après administration d'un composé par voie générale et à dose unique, mais de toute façon sans que cela ait de conséquences sur le développement ultérieur du nouveau-né. L'objet de cette revue est de dégager à la fois ce qu'il y a de commun et de spécifique à la parturition de différentes espèces de mammifères afin de souligner les voies de recherches possibles dans la manipulation de ce processus physiologique.

Les prostaglandines (PGs)

Pour toutes les espèces mammifères jusqu'ici étudiées, l'entrée en travail s'accompagne d'une élévation dans le plasma, le liquide amniotique et les membranes foetales d'un ou plusieurs métabolites des prostaglandines. Elles sont aussi largement utilisées comme agents pharmacologiques pour le déclenchement du travail. Toutefois leur physiologie reste très mal connue. Certains travaux portant sur PGE_2 sont à invalider du fait du manque de fiabilité du dosage de son métabolite (PGEM) pratiqué jusqu'alors (Brenneke et al, 1985). Le rôle de la prostacycline (PGI) n'a pas été étudié systématiquement. $PGF2\alpha$ reste le facteur probablement le plus physiologique mis en jeu spontanément dans la parturition (Brenneke et al, 1985, Manabe et al, 1985, Skinner et Challis, 1985). D'une façon générale, les prostaglandines apparaissent plus comme une voie finale commune dans les mécanismes de l'accouchement que comme des facteurs proprement initiateurs. A ce titre nous les exclurons de notre exposé sauf lorsqu'on possède des indications tendant à montrer une variation de leur métabolisme peut-être liée à l'initiation du travail. Il est aussi évident qu'on comprendra mieux le rôle des prostaglandines lorsqu'on saura quantifier leurs récepteurs spécifiques au niveau des tissus cibles et lorsqu'on pourra disposer d'analogues de synthèse à activité inhibitrice.

LE DECLENCHEMENT DE LA PARTURITION CHEZ LA RATE (FIG.1)

La durée de la gestation de la rate varie dans les conditions d'élevage standard (14L/10N) de 22 à 23 jours (J1 = jour de l'insémination).

Une augmentation significative de l'activité utérine est détectée 18 à 20 h avant l'expulsion du premier foetus (Germain et al, 1984 ; Legrand et Maltier, 1986). C'est donc avant cette période qu'intervient le signal du déclenchement de la parturition. Passé ce délai, les processus physiologiques qui interviennent concourent à un déroulement harmonieux du travail.

Lutéolyse et parturition

La principale source de progestérone est l'ovaire chez la rate gravide (Sanyal 1978 ; Legrand et al, 1979).

La progestéronémie commence à décroître légèrement vers G18 mais ne chute brutalement qu'au matin de G 21, 24 heures avant l'expulsion du premier foetus (Bartholomeusz et al, 1976 ; Sanyal, 1978). Les oestrogènes s'élèvent légèrement entre le 15° et le 20° jour, puis brutalement dans la période prepartum immédiate (Yoshinaga et al, 1969).

Il y a excellente concordance chronologique entre la lutéolyse et l'initiation du travail qui surviennent entre 20 et 24h avant l'expulsion du premier foetus. Il est également très vraisemblable que l'initiation de la parturition est la conséquence directe du retrait de l'influence de la progestérone. En effet, la parturition est retardée si un apport exogène de progestérone est donné avant la date de survenue de la lutéolyse spontanée. Si cet apport est plus tardif, les animaux mettent bas spontanément malgré des niveaux plasmatiques et tissulaires augmentés de la progestérone (Csapo et al, 1980). De façon tout à fait complémentaire, il est possible d'induire les parturitions à l'aide de la mifépristone qui bloque les récepteurs de la progestérone, à condition de traiter les animaux avant le moment de la lutéolyse spontanée. Si le composé est administré plus tardivement, il se révèle dépourvu d'effet (Bosc et al, à paraître).

Maturation foetale et parturition

Si l'on provoque expérimentalement l'implantation asynchrone des oeufs provenant d'une même ovulation, on obtient des embryons d'âges différents au cours d'une même gestation. Dans ces conditions c'est le groupe le plus important d'embryons de même âge qui détermine la durée de la gestation. Il est possible d'inverser cet effet en décapitant les embryons du groupe où ils sont les plus nombreux (Psychoyos et al, 1966 Yoshinaga, 1976). Il est donc clair que l'embryon intervient dans le déclenchement de la parturition et que cela met en jeu son système nerveux central.

Les embryons pourraient agir sur la durée de gestation par le biais des prostaglandines PGF2 α qui sont lutéolytiques chez la rate gravide (Basu et Chaterjee, 1978). Or à G20 les concentrations en prostaglandines E et F augmentent dans les veines utérines et les tissus utérins (Shaik et al, 1977 ; Wilson et Huang, 1985). A partir de gestations unicornes, Wilson et Huang, (1985) montrent que c'est bien la présence des conceptus qui provoque l'élevation des PGs. Dans le même temps il y a augmentation dans les veines utérines de la 20 α hydroxyprogestérone, métabolite inactif, et chute de la progestérone. Il est donc possible que la lutéolyse de fin de gestation se produise sous l'influence des PGs utérines, elles-mêmes contrôlées de façon inconnue par les foetus.

On observe une maturation surrénalienne foetale au cours des 3-5 jours qui précèdent la parturition (Martin et al, 1977) mais jusqu'à présent on ne dispose pas d'information pour rattacher cet événement à la lutéolyse.

Facteurs de l'environnement et parturition

Les facteurs de l'environnement modulent fortement la durée de gestation de la rate. Selon le rythme photopériodique (mais les rythmes de prise alimentaire ont le même effet) la gestation peut être systématiquement raccourcie à 22 jours ou au contraire allongée à 23 jours. Les rythmes externes agissent en entraînant les rythmes circadiens endogènes. Le système nerveux central maternel est en cause puisque des lésions hypothalamiques font perdre la possibilité de synchroniser les parturitions par la photopériode (Lincoln et Porter, 1979 ; Bosc et Nicolle, 1980 a et b, 1982). Il y a donc dans cette espèce une interaction évidente entre des influences foetales et une adaptation maternelle pour moduler le moment de survenue de la lutéolyse et par conséquent la durée de la gestation.

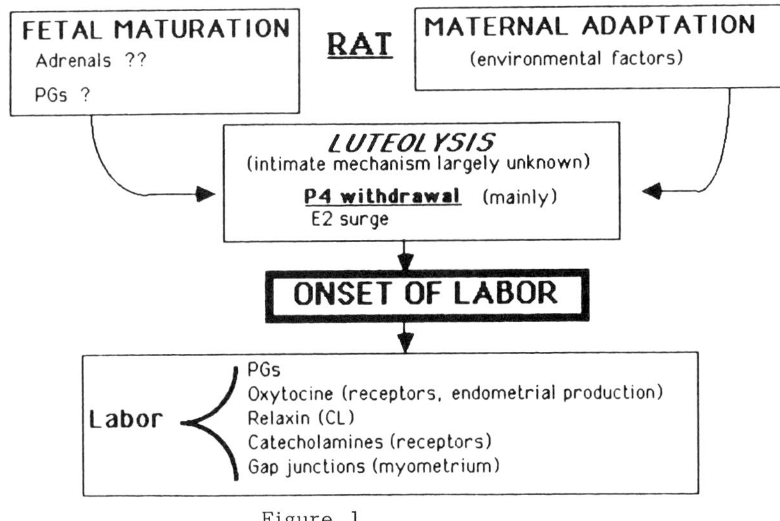

Figure 1

Facteurs impliqués dans le déroulement du travail

Quatre autres facteurs apparaissent davantage impliqués dans le déroulement du travail que dans son initiation. Il s'agit de l'ocytocine, de la relaxine, des catécholamines et de l'apparition des gap junctions dans le myomètre.

Ocytocine

Le remarquable travail du groupe de Soloff a clairement démontré que l'apparition des récepteurs de l'ocytocine dans le myomètre est consécutive à la lutéolyse. Elle est plus précisément corrélée avec l'inversion du rapport oestrogène/progestérone (Soloff et al, 1979 ; Alexandrova et Soloff, 1980 a, b, c) et correspond bien à une sensibilité accrue du myomètre pour l'ocytocine (Fuchs et al, 1983).

Le rôle de l'ocytocine dans la gestation pourrait être plus complexe qu'on ne l'a imaginé jusqu'à présent. D'une part, il a été montré récemment que l'ocytocine module l'oxydation du glucose dans le myomètre non gravide (Okabe et al, 1985). Si un tel résultat est retrouvé chez le sujet gravide il pourrait avoir une grande signification en regard des aspects énergétiques de la contraction utérine pendant la gestation et la parturition. Récemment aussi il a été isolé des glandes épithéliales d'endomètre de rate gravide, un matériel neurophysine-like qui suggère que ces tissus pourraient de novo synthétiser de l'ocytocine (Ciarochi et al, 1985).

Relaxine

Elle est sécrétée dès la mi-gestation par le corps jaune sous l'influence lutéotrope du placenta (Lao Guico et Sherwood, 1985). L'élevation prepartum de la relaxine plasmatique est consécutive à la lutéolyse fonctionnelle (Sherwood et al, 1983). Si elle semble indispensable au travail normal en permettant des rythmes contractiles alternés avec des phases de repos à faible tonus et en favorisant la distensibilité cervicale (Downing et Sherwood, 1985 a, b, c), elle ne semble pas jouer de rôle direct dans le déclenchement spontané de la parturition.

Catécholamines

Il est bien établi qu'un stress appliqué en début de travail retarde les mises bas (Bosc et Nicolle, 1979). Le myomètre de rate possède des récepteurs α et β adrénergiques, la proportion relative de ces récepteurs évolue dans le sens des α récepteurs au cours des 6 dernières heures qui précèdent l'expulsion du premier foetus (Maltier et Legrand (1984, 1985). Ces données sont en faveur d'une régulation adrénergique des contractions pendant le travail. Effectivement un traitement par la 6-hydroxydopamine à G21 et G22 altère fortement la distribution des parturitions qui sont soit retardées, soit totalement inhibées (Legrand et Maltier, 1986). Il n'existe pas à l'heure actuelle d'évidence claire d'un rôle spécifique des catécholamines dans le déclenchement de la parturition chez la rate.

Gap junctions

Des structures type "gap junctions" ont été mises en évidence dès 1978 par Dahl et Berger dans le myomètre de rat au moment de la parturition. Depuis, un travail extensif mené par le groupe de Garfield a montré que l' apparition de ces structures coincide avec la chute de la progestérone, la montée de l'oestradiol et des prostaglandines à partir de G21 (Puri et Garfield, 1982). Elles sont corrélées avec une augmentation de la conductance tissulaire ce qui accrédite l'hypothèse d'une augmentation du couplage électrique des cellules myométriales au moment du part favorisant ainsi l'apparition de contradictions amples et synchrones (Sims et al, 1982). A partir de modèles de rates castrées recevant une supplémentation progestérone et/ou oestrogènes , il semble que c'est bien le retrait progestéronique et l'élevation des oestrogènes qui provoquent l'apparition de ces structures (Mac Kenzie et Garfield, 1985).

LA PARTURITION CHEZ LA BREBIS (FIG.2)

La brebis est l'animal le plus représentatif du rôle des surrénales foetales dans le déclenchement de la parturition. Au cours des quinze dernières années, ces travaux ont fait l'objet de revues de synthèse régulières auxquelles nous nous référons en priorité pour cette section de l'exposé (cf. Nathanielsz, 1978 ; Thornburn et Challis, 1979 ; Challis et Mitchell, 1981).

Effet des glucocorticoides sur la stéroidogénèse placentaire

L'essentiel de la production stéroidienne en progestérone et oestrogènes est d'origine placentaire pendant la gestation de la brebis. Toutefois au niveau plasmatique, l'oestradiol ne présente aucune variation significative jusqu'à environ 145 jours. Il n'augmente qu'au cours des 24 heures qui précèdent l'expulsion du foetus (revue in Terqui, 1974). La progestéronémie, elle commence à décliner 7-10 jours avant la mise bas mais ne s'effondre réellement qu'au cours des 24 dernières heures (revue in Stabenfeldt, 1974).

En présence de glucocorticoides qui activent une 17 α hydroxylase, le placenta synthétise une quantité accrue de 17-20 α dihydroxyprogestérone à partir du précurseur progestérone. L'apparition de l'activité 17 α hydroxylase est corrélée avec la chute prepartum de la production de progestérone ainsi qu'avec l'élevation de la concentration d'oestradiol maternel. Le placenta possède en effet une C17-20 lyase capable de transformer la 17-20 α dihydroxyprogestérone en Δ4 androstenedione. Ce dernier composé est lui-même aromatisé en oestrogènes (fig.3). On comprend dans ces conditions que les glucocorticoides exogènes soient capables de déclencher la parturition chez la brebis.

Maturation foetale et déclenchement de la parturition

En absence d'un axe hypophyso-surrénalien foetal intact, la parturition est bloquée chez les ovins. L'hypophysectomie ou la surrénalectomie foetale prolongent la gestation tandis que l'administration d'ACTH ou de glucocorticoides avance la date de la parturition. La sécrétion de cortisol foetal augmente au cours de la dernière semaine de la gestation. Il semble bien que naturellement, c'est l'élevation des glucocorticoides foetaux qui déclenche les mécanismes de la parturition. Si la séquence des événements endocriniens précédemment décrits est bien reconnue, la raison pour laquelle la surrénale foetale augmente spontanément sa sécrétion de cortisol reste mystérieuse. Cette dernière suit la montée prepartum de l'ACTH (Norman et al, 1985). Il a été suggéré que la modulation du nombre des récepteurs ACTH serait un des facteurs impliqués dans l'augmentation de la sensibilité des surrénales foetales juste avant la parturition (Durand et al, 1980).

A partir de grossesses gémellaires avec foetus provenant de races à durée de gestation courte et longue (transfert d'embryons) Kitts et al (1985) montrent que les événements endocriniens habituels sont "pilotés" en cas de gestation mixte par le foetus de race à durée de gestation la plus courte. Le genome du foetus joue donc un rôle majeur dans la "maturation" surrénalienne finale. Il faut aussi remarquer que le déclenchement de la parturition par la dexamethasone chez la brebis est d'autant plus efficace qu'il est effectué à une date proche de la parturition spontanée (Bosc et al, 1977, Edey et al, 1985). Soit il y a addition de l'effet des glucocorticoides endogènes et exogènes, soit les systèmes enzymatiques placentaires ne deviennent activables que tardivement, les deux hypothèses n'étant pas exclusives.

Un autre aspect du contrôle foetal de la parturition est la mise en évidence dans le liquide allantoïdien d'un facteur inhibiteur de la synthèse des PGs dont l'activité tend à diminuer en période prepartum (Leach-Harper et Thorburn, 1983).

Retrait progestéronique et déclenchement du travail

L'augmentation de l'activité utérine est décelée environ 24 heures avant la mise bas proprement dite (Rousseau et Prud'homme, 1974), il n'existe pas à notre connaissance d'étude corrélant de façon précise la dynamique stéroidienne et la motricité utérine. Il est probable quoique non démontré que les modifications caractéristiques des stéroides précèdent le début du travail. L'activité utérine présente malgré une progestéronémie élevée au dire de Rawling et Ward (1978) n'est pas corroborée par leurs diagrammes qui montrent en fait une chute marquée de la progestérone avant l'entrée en travail. Mitchell et al (1983) montrent en administrant un inhibiteur de la biosynthèse de la progestérone, qu'il faut maintenir un retrait progestéronique d'au moins 6 heures pour déclencher le travail qui se déroule ensuite normalement malgré la remontée de la progestérone dans le plasma. Si la parturition est induite chez le foetus hypophysectomisé par l'injection d'ACTH, on n'observe pas l'élevation de l'oestradiol qui accompagne la chute de progestérone. Ceci privilégie le retrait progestéronique comme déterminant majeur de la parturition chez la brebis (in Challis, 1981).

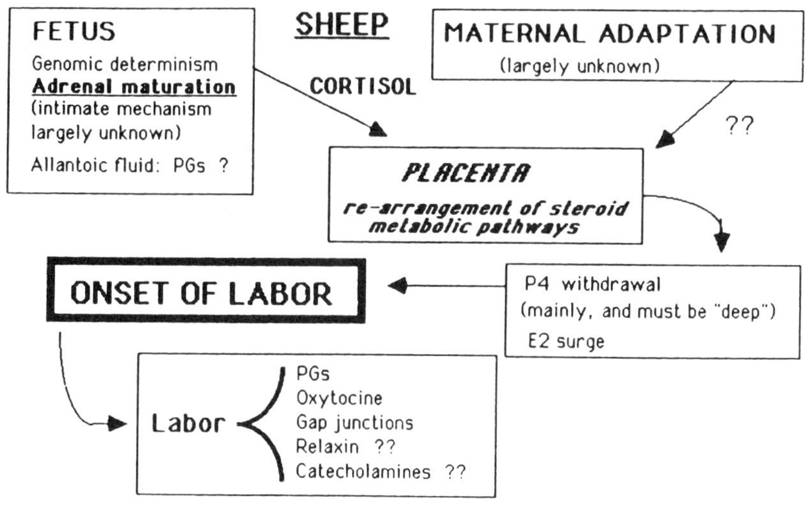

Figure 2

Autres facteurs

Les autres facteurs qui peuvent concourir au déclenchement et au déroulement de la parturition chez les ovins sont beaucoup moins bien documentés. On peut mentionner l'élevation de l'ocytocine dans le plasma maternel (Glatz et al, 1981) et l'apparition de gap-junctions dans le myomètre (Verhoeff et al, 1985). Ces événements sont postérieurs à l'entrée en travail. Curieusement, la brebis est la seule espèce chez laquelle on n'a encore jamais détecté de relaxine ni pendant la gestation ni pendant la parturition (Renegar et Larkin, 1985).

LA PARTURITION CHEZ LES PRIMATES (Fig.5)

Les primates hominiens et non hominiens n'extériorisent pas dans le compartiment plasmatique un signal stéroïdien précis annonciateur de la parturition.

Ceci concerne aussi bien les stéroïdes totaux que leur fraction libre ou encore le rapport oestrogènes/progestérone (Haukkamaa et Lahteenmaki, 1979, Kauppila et al, 1980, Mathur et al, 1980, Anderson et al, 1980, Kauppila et Jarvinen 1984, Smit et al, 1984, Wincox et al, 1985). Ils diffèrent aussi de la rate et de la brebis par les niveaux plasmatiques d'oestradiol qui s'élèvent en même temps que la progestérone au cours de la gestation. Ceci tient à l'activité des surrénales foetales différenciées des 30-50 jours chez le macaque (Hess et al, 1981), les androgènes surrénaliens sont facilement aromatisés par le placenta en oestrogènes (Challis et Manning, 1978) (Fig.3).

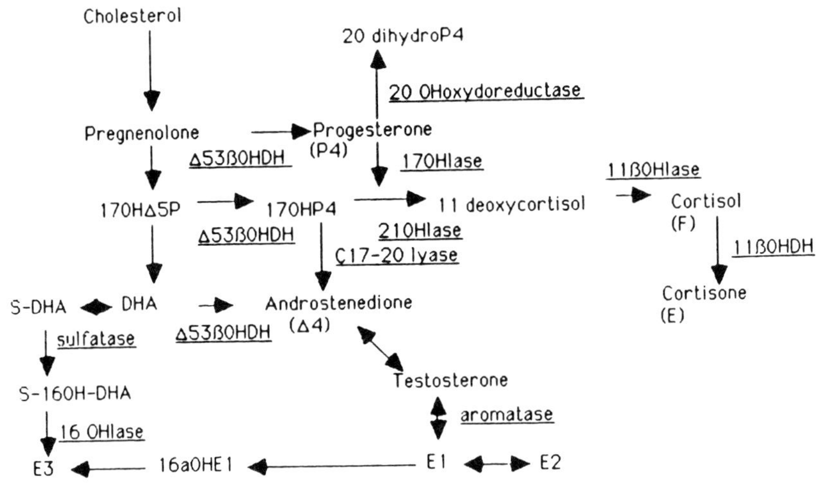

Figure 3

Schéma général de la biosynthèse des stéroides

Les foetectomies constituent une solution radicale chez le primate pour provoquer la rupture de l'unité foeto-placentaire. Effectivement, l'ablation du foetus à mi-gestation provoque la chute des oestrogènes plasmatiques tandis que la progestéronémie n'est pas modifiée tant que le placenta reste in situ (Tullner et Hodgen, 1974 ; Lanman et al, 1975 a et b ; Albrecht et al, 1980). Lanman et al (1975 b) ont montré de façon convaincante que l'ovaire est indispensable au maintien de la progestéronémie post foetectomie. L'ovariectomie est suivie de l'expulsion du placenta restant. On pourrait imaginer dans ces conditions que la foetectomie reproduit une situation en quelque sorte équivalente à celle de la rate. En fait, l'activité antiprogestérone de la mifepristone appliquée à ce modèle ne se révèle pas plus efficace que lorsqu'elle est appliquée à l'animal intact (fig.4) pour induire l'expulsion du contenu utérin. Autrement dit, la levée de l'inhibition progestéronique est beaucoup plus difficile à obtenir chez les primates que chez les rongeurs. Chez le Babouin, Albrecht et Pepé (1984) ont associé la lutéectomie et le MER 25 qui inhibe l'action lutéotrope des oestrogènes sur la production de progestérone placentaire. Malgré une réduction de 80 % de la progestéronémie, ils ne modifient pas la date de la parturition. Il n'en reste pas moins que les substances à activité antiprogestérone peuvent à des degrés divers provoquer la parturition chez l'animal intact (Germain et al, 1985), ou après mort du foetus in utero (Cabrol et al, 1985). Il s'agit toutefois là d'effets pharmacologiques qu'il est difficile de relier avec la physiologie du déclenchement normal du travail.

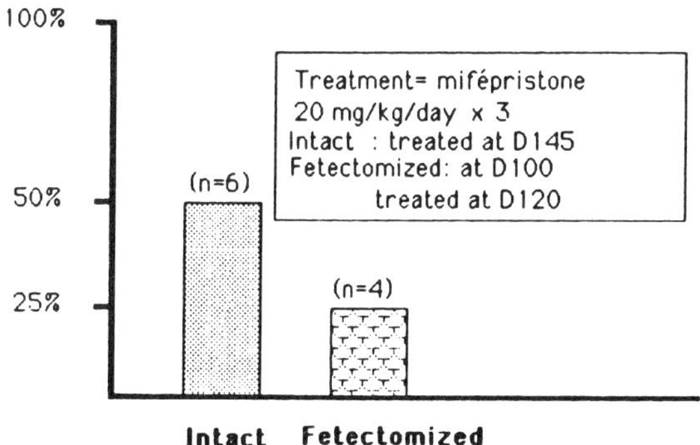

Réponse au traitement par la mifépristone[R] : déclenchement du travail ou expulsion du placenta restant.

Figure 4

La régulation de l'activité d'un certain nombre d'enzymes placentaires ou membranaires pourrait jouer un rôle important dans la stéroïdogénèse et partant, dans les concentrations tissulaires locales de stéroïdes qui sont supposées contrôler la réactivité utérine. Au premier rang, il faut mentionner la Δ 5-3 β hydroxystéroïde deshydrogenase présente dans le placenta humain (Ferré et al, 1975) et de Macaque (Sholl et al, 1983 a et b). Elle est également présente dans les membranes foetales (Gibb et al, 1980, 1985). L'intérêt porté à cette enzyme tient à la possibilité d'une rétro-inhibition de son activité par les produits finaux : oestrogènes, progestérone entre autres (Ferré et al, 1975, Das et al, 1985, Byrne et al, 1986). Certains stéroïdes de synthèse comme le danazol sont aussi capables d'inhiber l'enzyme avec un effet dose dépendant (Rabe et al, 1983). Cette dernière observation suggère des possibilités d'expérimentation sur les conséquences d'une réduction plus ou moins importante de la stéroïdogénèse placentaire. Les variations d'activité d'autres enzymes ont été proposées comme pouvant jouer un rôle dans le mécanisme de la parturition. On peut citer, en fin de gestation, une activité accrue de la 20 hydroxystéroïde oxydoreductase placentaire qui catabolise la progestérone en 20 α dihydroprogestérone (Diaz-Zagoya, 1979), de la sulfatase membranaire qui peut conduire une augmentation locale de la concentration des oestrogènes essentiellement à partir du sulfate d'oestrone (Chibbar et al, 1986). Il est toujours difficile d'apprécier la signification physiologique réelle de telles observations en l'absence de moyens spécifiques capables de stimuler ou d'inhiber les activités enzymatiques mises en cause.

Maturation du foetus et des surrénales

Il a été décrit dans l'espèce humaine l'association de dépassement de terme et d'hypoplasie surrénalienne foetale (O'Donohoe et Holland , 1968), ou encore de post-maturité et d'hyporéactivité surrénalienne à la naissance (Nwosu et al, 1975).

Un ensemble d'observations récentes témoigne bien du fait que l'activité surrénalienne du foetus des primates augmente au cours des dix jours qui précèdent la parturition. Les stéroïdes produits sont essentiellement des $\Delta 4$ stéroïdes : progestérone et surtout androstenedione (Roebuck et al, 1984, Pepe et Albrecht, 1985 a). Il ne semble pas y avoir d'augmentation de la production de cortisol (Roebuck et al, 1984) qui reste pour une large part ($\simeq 40\%$) dérivé de la circulation maternelle (Mitchell et al, 1981). Ce dernier composé est en grande partie rapidement métabolisé de façon peu réversible en cortisone (Mitchell et al, 1982, Pepe et Albrecht, 1985 b). Une élevation de corticostérone sulfoconjuguée d'origine foetale est relevée également chez la femme avant l'entrée en travail, indiquant là aussi une activité surrénalienne du foetus accrue dans la période prepartum (Fencl et al, 1978). Toutefois, l'administration de longue durée de glucocorticoïdes chez les primates en fin de gestation loin de reproduire un équivalent de maturation surrénalienne, affecte à l'opposé l'axe hypophysosurrénalien foetal en induisant une dépression des fonctions surrénaliennes. Ainsi les traitements maternels par la dexamethasone réduisent les niveaux de l'oestrone et de l'oestradiol chez le foetus et la mère. Ils ne modifient pas les niveaux de la progestérone maternelle (Ducsay et al, 1983, Novy et Walsh, 1983). Ces traitements ont plutôt pour effet de prolonger la gestation (Novy et Walsh, 1983).

L'ensemble de ces observations est clair en terme de réalité de la maturation surrénalienne foetale mais l'est beaucoup moins dans ses relations avec le déclenchement de la parturition. Il faut en rapprocher la notion de perte du "timing" précis de la date d'accouchement des grossesses avec foetus anencéphale (Schwabb et al, 1977). Une situation équivalente existe pour l'expulsion des placenta restants post fetectomie chez les primates. Il en ressort l'idée d'un double contrôle de la durée de gestation, l'un d'origine maternelle assez flou dans sa chronologie, l'autre plus précis d'origine foetale, mais l'expression de ce dernier demeure encore mal comprise.

Il est possible que des développements nouveaux apparaissent à propos du contrôle de la synthèse des PGs à la suite de la mise en évidence dans le liquide amniotique chez la femme de deux facteurs, l'un inhibiteur, l'autre stimulant du complexe prostaglandine synthetase, ces facteurs évoluant de façon inverse au cours de la gestation dans le sens d'une production accrue de prostaglandines (Cohen et al, 1985). Un autre facteur inhibiteur, plasmatique celui-là, et stimulable par les glucocorticoïdes a été mis en évidence chez le macaque (Mitchell et al, 1984).

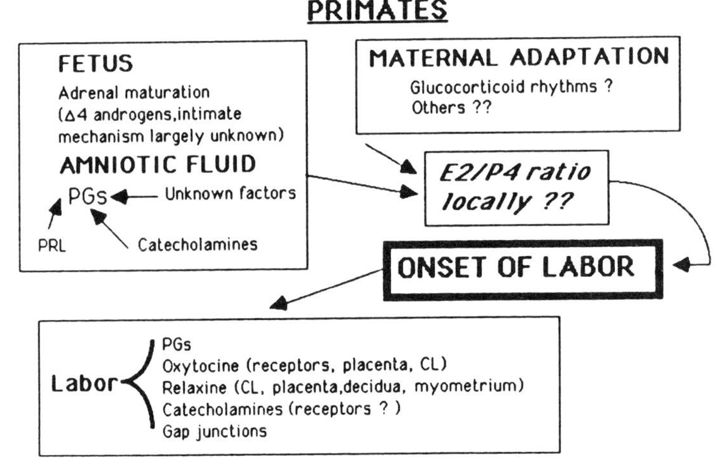

Figure 5

Facteurs non stéroïdiens et déclenchement du travail chez les primates

Pour la plupart, sinon la totalité, des facteurs qui vont être envisagés, on ignore leur fonction physiologique précise dans les mécanismes du déclenchement de la parturition. Ils sont néanmoins présents souvent en grande quantité et on peut penser que le développement des recherches futures leur assignera un rôle plus précis comme c'est le cas chez d'autres mammifères.

Relaxine

Chez la Femme et les primates, elle est secrétée par le corps jaune de gestation (Weiss et al, 1981 ; Castracano et al, 1983), et identifiée localement dans le placenta, la décidue et le myomètre (Castracane et al, 1985 ; Koay et al, 1985). Elle est capable *in vitro* coincubée avec des cellules provenant des membranes de stimuler la libération de l'activateur du plasminogène et d'une collagenase qui pourraient favoriser ou être à l'origine de la rupture des membranes à terme (Koay et al, 1986).

Prolactine

Elle est présente en grande quantité dans le liquide amniotique entre la 13è et la 35è semaine chez la femme (Kletzky et al, 1985). In vitro elle réduit la production de PGE_2 par les membranes foetales (Tyson et al, 1985). Du fait de sa production locale par la décidue, elle pourrait contribuer à la régulation du métabolisme des prostaglandines.

Ocytocine

L'ocytocine est à la fois une des substances les plus anciennement reconnues comme candidat potentiel devant jouer un rôle dans la parturition et une des plus mal connues en ce qui concerne son rôle physiologique réel. Les taux d'ocytocine dans le plasma et le liquide amniotique ne varient pas pendant la gestation sauf au moment de la parturition où ils s'élèvent brutalement (Mitchell et al, 1980 ; Morris et al, 1980). Mais elle est également detectée dans le placenta où sa concentration augmente avec le stade gestationnel (Nakazawa et al, 1984). Dans le myomètre humain le nombre des récepteurs à l'ocytocine augmente jusqu'au terme, il chute après l'entrée en travail. Dans le même temps, le nombre des récepteurs à $PGF2\alpha$ reste constant(Fukai et al, 1984). Ceci expliquerait l'augmentation de la sensibilité de l'utérus à l'ocytocine avec l'avancement de la gestation par opposition à l'aptitude à peu près constante des PGs à stimuler l'utérus à différents stades gestationnels. Le développement récent d'analogues de l'ocytocine mais antagonistes de l'hormone ouvrira peut-être à la fois des perspectives thérapeutiques de tocolyse et de meilleures connaissances des propriétés physiologiques du composé (Akerlund et al, 1985).

Catécholamines

Le foetus produit des catécholamines qui excrétées par voie urinaire sous forme d'hormone active s'accumulent dans le liquide amniotique. La dopamine est quantitativement la plus importante et sa clearance amniotique est très inférieure à celle du plasma foetal (Phillipe et al, 1985 a et b). Les catécholamines pourraient activer la phospholipase A2 qui conduit à la production d'acide arachidonique. Elles pourraient aussi activer le complexe prostaglandine synthetase (Revue in Phillipe, 1983).

REFERENCES

Äkerlund, M., Carlsson, A.M., Melin, P., Trojnar, J. (1985) : The effect on the human uterus of two newly developed competitive inhibitors of oxytocin and vasopressin. Acta. Obstet. Gynecol. Scand. 64, 499-504.

Albrecht, E.D., Haskins, A.L., Pepe, G.J. (1980) : The influence of fetectomy at midgestation upon the serum concentrations of progesterone, estrone, and estradiol in baboons. Endocrinology, 107, 766-770.

Albrecht, E.D., Pepe, G.J. (1984) : Effect of the antiestrogen ethamoxytriphetol (MER-25) and luteectomy on serum progesterone concentrations in pregnant baboons. Endocrinology, 115, 1717-1721.

Alexandrova, M., Soloff, M.S.(1980 a) : Oxytocin receptors and parturition. I. Control of oxytocin receptor concentration in the rat myometrium at term. Endocrinology, 106, 730-735.

Alexandrova, M., Soloff, M.S. (1980 b) : Oxytocin receptors and parturition. II. Concentrations of receptors for oxytocin and estrogen in the gravid and nongravid uterus at term. Endocrinology, 106, 736-738.

Alexandrova, M., Soloff, M.S. (1980 c) : Oxytocin receptors and parturition. III. Increases in estrogen receptor and oxytocin receptor concentrations in the rat myometrium during prostaglandin F2 . Induced abortion. Endocrinology, 106, 739-743.

Anderson, P.J.B., Hancock, K.W., Oakey, R.E. (1985) : Non-protein-bound oestradiol and progesterone in human peripheral plasma before labour and delivery. J. Endocr, 104, 7-15.

Bartholomeusz, R.K., Bruce, N.W., Martin, C.E., Hartmann, P.E. (1976) : Serial measurement of arterial plasma progesterone levels throughout gestation and parturition in individual rats. Acta Endocrinologica, 82, 436-443.

Basu, R., Chatterjee, A. (1978) : The possible mode of action of prostaglandins : XIV. Evidence of an involvement of progesterone in the initiation of prostaglandin F2α -induced premature labor in rats. Contraception, 18, 225-231.

Bosc, M., Delouis, C., Terqui, M. (1977) : Control of the time of parturition of sheep and goat. In Management of reproduction in sheep and goats symposium, Univ. Wisconsin Madison, pp 89-100.

Bosc, M., Nicolle, A. (1979) : Effect of stress on the course of labor and parturition time in normal or adrenalectomized rats. Ann.Biol.anim. Bioch. Biophys, 19, 31-44.

Bosc, M., Nicolle, A. (1980 a) : Influence of photoperiod on the time of parturition in the rat. I. Effect of the length of daily illumination on normal or adrenalectomized animals. Reprod. Nutr. Dévelop. 20, 735-745.

Bosc, M. Nicolle, A. (1980 b) : Influence of photoperiod on the time of parturition in the rat. II. Demonstration of a photoinducible phase and determination of some of its characteristics. Reprod. Nutr. Develop. 20, 939-948.

Bosc, M., Nicolle, A. (1982) : Influence of photoperiod on the time of parturition in the rat. III. Comparison of different daily light lengths with changes in light timing or light pulse given during darkness. Reprod. Nutr. Dévelop 22, 923-930.

Brennecke, S.P., Castle, B.M., Demers, L.M., Turnbull, A.C. (1985) : Maternal plasma prostaglandin E_2 metabolite levels during human pregnancy and parturition. Br. J. Obstet. Gynaecol. 92, 345-349.

Byrne, G.C., Perry, S., Winter, J.S.D. (1986) : Steroid inhibitory effects upon human adrenal 3β-hydroxysteroid dehydrogenase activity. J. Clin. Endocrinol. Metab. 62, 413-418.

Cabrol, D., Bouvier d'Yvoire, M., Mermet, E., Cedard, L., Sureau, C., Baulieu, E.E. (1985) : Induction of labour with mifepristone after intrauterine fetal death. Lancet,2, 1019.

Castracane, V.D., D'Eletto, R., Weiss, G. (1983) : Relaxin secretion in the baboon (Papio cynocephalus). In Factors regulating ovarian function, ed. Greenwald, G.S., Terranova, P.P, Raven Press, New-York, pp 415-419.

Castracane, V.D., Lessing, J., Brenner, S., Weiss, G. (1985) : Relaxin in the pregnant baboon : evidence for local production in reproductive tissues. J. Clin. Endocrinol. Metab, 60, 133-136.

Challis, J.R.G., Manning, F.A. (1978) : Control of parturition in subhuman primates. Seminars in Perinatology, 2, 247-260.

Challis, J.R.G., Mitchell, B.F. (1981) : Hormonal control of preterm and term parturition. Seminars in Perinatology, 5, 192-202.

Chibbar, R., Hobkirk, R., Mitchell, B.F. (1986) : Sulfohydrolase activity for estrone sulfate and dehydroepiandrosterone sulfate in human fetal membranes and decidua around the time of parturition. J. Clin. Endocrinol. Metab, 62, 90-94.

Ciarochi, F.F., Robinson, A.G., Verbalis, J.G., Seif, S.M. Zimmerman, E.A. (1985) : Isolation and localization of neurophysin-like proteins in rat uterus. Peptides, 6, 903-911.

Cohen, D.K., Craig, D.A., Strickland, D.M., Mc Cubbin, J.H., Mitchell, M.D. (1985) : Prostaglandin biosynthesis stimulatory and inhibitory substances in human amniotic fluid during pregnancy and labor. Prostaglandins, 30, 13-20.

Csapo, A.I., Eskola, J., Ruttner, Z. (1980) : The biological meaning of progesterone levels. Prostaglandins, 19, 203-211.

Dahl.G., Berger, W. (1978) : Nexus formation in the myometrium during parturition and induced by estrogen. Cell. Biol. Int. Rep. 2, 381-386.

Das, N.P., Khan-Dawood F.S., Dawood, M.Y. (1985) : The effects of steroid hormones and gonadotropins on in vitro placental conversion of pregnenolone to progesterone. J. Steroid. Biochem, 23, 517-522.

Diaz-Zagoya, J.C., Wiest, W.G., Arias, F. (1979) : 20 α -Hydroxysteroid oxidoreductase activity and 20 α -dihydroprogesterone concentration in human placenta before and after parturition. Am. J. Obstet. Gynecol. 133, 673-676.

Downing, S.J., Sherwood, O.D. (1985 a) : The physiological role of relaxin in the pregnant rat. I. The influence of relaxin on parturition. Endocrinology, 116, 1200-1205.

Downing, S.J., Sherwood, O.D. (1985 b) : The physiological role of relaxin in the pregnant rat. III. The influence of relaxin on cervical extensibility. Endocrinology, 116, 1215-1220.

Downing, S.J., Sherwood, O.D. (1985 c) : The physiological role of relaxin in the pregnant rat. II. The influence of relaxin on uterine contractile activity. Endocrinology. 116, 1206-1214.

Ducksay, Ch. A., Cook, M.J., Walsh, S.W., Novy, M.J. (1983) : Circadian patterns and dexamethasone-induced changes in uterine activity in pregnant rhesus monkeys. Am. J. Obstet. Gynecol. 145, 389-396.

Durand, Ph., Bosc, M., Locatelli, A. (1980) : Adrenal maturation of the sheep fetus during late pregnancy. Reprod. Nutr. Dévelop. 20, 339-347.

Edey, T.N., Thwattes, C.J., Baillie, N.D., Bremner, G.J. (1985) : Dose rate, time of injection and litter size effects on dexamethasone-induced parturition in Border Leicester & Merino ewes. Aust. Vet. J. 62, 104-105.

Fencl, M. de M., Stillman, R.J., Cohen, J., Tulchinsky, D. (1980) : Direct evidence of sudden rise in fetal corticoids late in human gestation. Nature, 287, 225-226.

Ferre, F., Breuiller, M., Cedard, L., Duchesne, M.J., Saintot, M., Descomps, B., Crastes de Paulet, A. (1975) : Human placental Δ 5-3 β hydroxysteroid dehydrogenase activity (Δ5-3 β HSDH) : intracellular distribution, kinetic properties, retroinhibition and influence of membrane delipidation. Steroids, 26, 551-570.

Fuchs, A.R. (1969) : Uterine activity in late pregnancy and during parturition in the rat. Biol. Reprod. 1, 344-353.

Fuchs, A.R., Periyasamy, S., Alexandrova, M., Soloff, M.S. (1983) : Correlation between oxytocin receptor concentration and responsiveness to oxytocin in pregnant rat myometrium : effects of ovarian steroids. Endocrinology, 113, 742-749.

Fukai, H., Den, K., Sakamoto, H., Kodaira, H., Uchida, F., Takagi, S. (1984) : Study of oxytocin receptor : II. Oxytocin and prostaglandin F2 α receptors in human myometria and amnion-decidua complex during pregnancy and labor. Endocrinol. Japon. 31, 565-570.

Germain, G., Legrand, C., Maltier, J.P. (1984) : Implication of adrenoreceptors in the control of electrical activity of the preparturient uterus in the rat. In "Uterine Contractility, Ed. Bottari, S., Thomas, J.P., Vokaer, A., Vokaer, R. pp. 207-217. Masson Publ. U.S.A. N.Y.

Germain, G., Philibert, D., Pottier, J., Mouren, M., Baulieu, E.E., Sureau, C. (1985) : Effects of the antiprogesterone agent RU 486 on the natural cycle and gestation in intact cynomolgus monkeys. In "The antiprogestin steroid RU 486 and human fertility control, ed. Baulieu, E.E. and Segal, S.J. pp. 155-167,. Plenum Publishing Corporation.

Gibb, W., Riopel, L., Kossmann, J.C., Lavoie, J.C., Teasdale, F., Gauthier R. (1985) : Steroid metabolism by human chorion laeve from dichorionic twin pregnancies. Am. J. Obstet. Gynecol. 151, 792-795.

Glatz, T.H., Weitzman, R.E., Jason Eliot, R., Klein, A.H., Nathanielsz, P.W. Fisher, D.A. (1981) : Ovine maternal and fetal plasma oxytocin concentrations before and during parturition. Endocrinology, 108, 1328-1332.

Haukkamaa, M., Lähteenmäki, P. (1979) : Steroids in human myometrium and maternal and umbilical cord plasma before and during labor. Obstet. Gynecol 53, 617-622.

Hess, D.L., Spies, H.G., Hendrickx, A.G. (1981) : Diurnal steroid patterns during gestation in the rhesus Macaque : onset, daily variation, and the effects of dexamethasone treatment. Biol. Reprod. 24, 609-616.

Kauppila, A., Kivelä, A., Kontula, K., Tuimala, R. (1980) : Serum progesterone, estradiol, and estriol before and during induced labor. Am. J. Obstet. Gynecol. 137, 462-466.

Kauppila, A., Järvinen, P.A. (1985) : Peripheral blood concentrations of progesterone and oestradiol during human pregnancy and delivery. Acta Physiol. Hung. 65, 473-478.

Kitts, D.D., Anderson, G.B., Bon Durant, R.H., Kindahl, H., Stabenfeldt, G.H. (1985) : Studies on the endocrinology of parturition : relative steroidogenesis in coexisting genetically dissimilar ovine fetuses, concomitant with the temporal patterns of maternal C18 and C19 steroids and prostaglandin F2 release. Biol. Reprod. 33, 67-78.

Kletzky, O.A., Rossmann, F., Bertolli, S.I., Platt, L.D., Mishell, D.R. Jr. (1985) : Dynamics of human chorionic gonadotropin, prolactin, and growth hormone in serum and amniotic fluid throughout normal human pregnancy. Am. J. Obstet. Gynecol. 151, 878-884.

Koay, E.S.C., Bagnell, C.A., Bryant-Greenwood, G.D., Lord, S.B., Cruz, A.C. Larkin, L.H. (1985) : Immunocytochemical localization of relaxin in human decidua and placenta. J. Clin. Endocrinol. Metab. 60, 859-863.

Koay, E.S.C., Bryant-Greenwood, G.D., Yamamoto, S.Y., Greenwood, F.C. (1986) : The human fetal membranes : a target tissue for relaxin. J. Clin. Endocrinol. Metab. 62, 513-521.

Lanman, J.T., Mitsudo, S.M., Brinson, A.O., Thau, R.B. (1975 a) : Fetectomy in monkeys (Macaca mulatta) : retention of the placenta past normal term. Biol. Reprod. 12, 522-525.
Lanman, J.T., Thau, R. Sundaram, K., Brinson, A., Bonk, R. (1975 b) : Ovarian and placental origins of plasma progesterone following fetectomy in monkeys (Macaca Mulatta). Endocrinology 96, 591-597.
Lao Guico, M.S., Sherwood, O.D. (1985) : Effect of oestradiol-17 β on ovarian and serum concentrations of relaxin during the second half of pregnancy in the rat. J. Reprod. Fert. 74, 65-70.
Leach Harper, C.M., Thornburn, G.D. (1984) : Inhibition of prostaglandin synthesis by ovine allantoic fluid : acute reduction in inhibitory activity during late gestation. Can. J. Physiol. Pharmacol. 62, 1152-1157.
Legrand, C., Synguelakis, M., Emmerich, A., Robel, P. (1979) : Relationships among placental, uterine, and circulating concentrations of progesterone and fetal survival in the ovariectomized pregnant rat. Endocrinology. 105, 58-63.
Legrand, C., Maltier, J.P. (1986) : Evidence for a noradrenergic transmission in the control of parturition in the rat. J. Reprod. Fert. 76, 415-424.
Lincoln, D.W., Porter, D.G. (1979) : Photoperiodic dissection of endocrine events at parturition. Anim. Reprod. Sci. 2, 97-115.
Mac Kenzie, L.W., Garfield, R.E. (1985) : Hormonal control of gap junctions in the myometrium. Am. J. Physiol. 248, 296-308.
Maltier, J.P., Legrand, C. (1984) : Characterization and quantitative analysis of adrenergic receptors subtypes in myometrium of preparturient rats. In "Uterine Contractility". Ed. Bottari, S., Thomas, J.P., Vokaer, A., Vokaer, R. Masson Publ. U.S.A. N.Y.
Maltier, J.P., Legrand, C. (1985) : Characterization of α-adrenoreceptors in myometrium of preparturient rats. Eur. J. Pharmacol. 117, 1-13.
Manabe, Y., Yoshimura, S., Mori, T., Aso, T. (1985) : Plasma levels of 13, 14-dihydro-15-keto prostaglandin F2 α, estrogens, and progesterone during stretch-induced labor at term. Prostaglandins. 30, 141-152.
Martin, C.E., Cake, M.H., Hartmann, P.E., Cook, I.F. (1977) : Relationship between foetal corticosteroids, maternal progesterone and parturition in the rat. Acta Endocr. 84, 167-176.
Mathur, R.S., Landgrebe, S., Williamson, H.O. (1980) : Progesterone, 17-hydroxyprogesterone, estradiol, and estriol in late pregnancy and labor. Am. J. Obstet. Gynecol. 136, 25-27.
Mitchell, B.F., Seron-Ferré, M., Hess, D.L., Jaffe, R.B. (1981) : Cortisol production and metabolism in the late gestation rhesus monkey fetus. Endocrinology, 108, 916-924.
Mitchell, B.F., Seron-Ferré, M. Jaffe, R.B. (1982) : Cortisol-cortisone interrelationship in the late gestation rhesus monkey fetus in utero. Endocrinology, 111, 1837-1842.
Mitchell, M.D., Brennecke, S.P., Kraemer, D.L., Webb, R. (1983) : Progesterone withdrawal without parturition. Europ. J. Obstet. Gynec. Reprod. Biol. 15, 25-30.
Mitchell, M.D., Brennecke, S.P., Novy, M.J. (1984) : Prostaglandin synthase inhibitory activity in the plasma of rhesus monkeys during late pregnancy : effect of dexamethasone. Prostaglandins Leukotrienes Med. 14, 199-204.
Mitchell, M.D., Mountford, L.A., Natale, R., Robinson, J.S. (1980) : Concentrations of oxytocin in the plasma and amniotic fluid of rhesus monkeys (Macaca Mulatta) during the latter half of pregnancy. J. Endocr. 84, 473-478.

Morris, M., Stevens, S.W., Adams, M.R. (1980) : Plasma oxytocin during pregnancy and lactation in the cynomolgus monkey. Biol. Reprod. 23, 782-787.

Nakazawa, K., Makino, T., Nagai, T., Suzuki, H., Iisuka, R. (1984) : Immunoreactive oxytocin in human placental tissue. Endocrinologia Experimentalis, 18, 35-41.

Nathanielsz, P.W. (1978) : Endocrine mechanisms of parturition. Ann. Rev. Physiol. 40, 411-445.

Norman, L.J., Lye, S.J., Wlodek, M.E., Challis, J.R.G. (1985) : Changes in pituitary responses to synthetic ovine corticotrophin releasing factor in fetal sheep. Can. J. Physiol. Pharmacol. 63, 1398-1403.

Novy, M.J., Walsh, S.W. (1983) : Dexamethasone and estradiol treatment in pregnant rhesus macaques : effects on gestational length, maternal plasma hormones, and fetal growth. Am. J. Obstet. Gynecol. 145, 920-931.

Nwosu, U., Wallach, E.E., Boggs, T.R., Nemiroff, R.L., Bongiovanni, A.M. (1975) : Possible role of the fetal adrenal glands in the etiology of postmaturity. Am. J. Obstet. Gynecol. 121, 366-370.

O'Donohoe, N.V., Holland, P.D.J. (1968) : Familial congenital adrenal hypoplasia. Arch. Dis. Childh. 43, 717-723.

Okabe, T., Goren, H.J., Lederis, K., Hollenberg, M.D. (1985) : Oxytocin and glucose oxidation in the rat uterus. Regulatory Peptides, 10, 269-279.

Patrick, J., Challis, J., Natale, R., Richardson, B. (1979) : Circadian rhythms in maternal plasma cortisol, estrone, estradiol, and estriol at 34 to 35 weeks' gestation. Am. J. Obstet. Gynecol. 135, 791-798.

Patrick, J., Challis, J., Campbell, K., Carmichael, L., Natale, R., Richardson, B. (1980) : Circadian rhythms in maternal plasma cortisol and estriol concentrations at 30 to 31, 34 to 35, and 38 to 39 weeks' gestational age. Am. J. Obstet. Gynecol. 136, 325-334.

Pepe, G.J., Albrecht, E.D. (1985a): Regulation of baboon fetal adrenal androgen production by adrenocorticotropic hormone, prolactin, and growth hormone. Biol. Reprod. 33, 545-550.

Pepe, G.J., Albrecht, E.D. (1985 b) : The effects of cortisone on the interconversion of cortisol and cortisone in the baboon. J. Steroid. Biochem. 23, 275-278.

Philippe, M. (1983) : Fetal catecholamines. Am J. Obstet. Gynecol. 146, 840-855.

Philippe, M., Haas, S., Evans, S., Sehgal, P. (1985a): Clearance of ^{3}H-dopamine from the amniotic fluid in the rhesus monkey. Am. J. Obstet. Gynecol. 152, 601-602.

Philippe, M., Ross, M., Greene, M., Heyl, P., Seghal, P. (1985 b) : ^{3}H-dopamine clearance from the intravascular compartment of the maternal and fetal rhesus monkey. Am. J. Obstet. Gynecol. 152, 599-601.

Puri, C.P., Garfield, R.E. (1982) : Changes in hormone levels and gap junctions in the rat uterus during pregnancy and parturition. Biol. Reprod. 27, 967-975.

Psychoyos, A., Alloiteau, J.J., Acker, G. (1966) : Delayed parturition in asynchronous implantation in the rat. J. Reprod. Fert. 12, 419-420.

Rabe, T., Kiesel, L., Runnebaum, B. (1983) : Inhibition of human placental progesterone synthesis by danazol in vitro. Fertil. Steril. 40, 330-333.

Rawlings, N.C., Ward, W.R. (1978) : Correlations of maternal and fetal endocrine events with uterine pressure changes around parturition in the ewe. J. Reprod. Fert. 54, 1-8.

Renegar, R.H., Larkin, L.H. (1985) : Relaxin concentrations in endometrial placental, and ovarian tissues and in sera from ewes during middle and late pregnancy. Biol. Reprod. 32, 840-847.

Roebuck, M.M., Jones, C.T., Robinson, J.S., Mitchell, M.D., Thorburn, G.D. (1984) : ACTH control of steroid secretion from adrenal cells of the developing rhesus monkey (Macaca mulatta). Acta Endocr. 105, 545-551.

Rousseau, J.P., Prud'homme, M.J. (1974) : Motricité utérine : ses facteurs de régulation, ses caractéristiques pendant la gestation et la parturition. In "Avortement et parturition provoqués". Ed. Bosc, M., Palmer, R., Sureau, C. Masson, Paris. pp. 1-58.

Sanyal, M.K. (1978) : Secretion of progesterone during gestation in the rat. J. Endocr. 79, 179-190.

Shaikh, A., Naqvi, R.H., Saksena, S.K. (1977) : Prostaglandins E and F in uterine venous plasma in relation to peripheral plasma levels of progesterone and 20 α-hydroxyprogesterone in the rat throughout pregnancy and parturition. Prostaglandins 13, 311-320.

Sherwood, O.D., Downing, S.J., Golos, T.G., Gordon, W.L., Tarbell, M.K. (1983) : Influence of light-dark cycle on antepartum serum relaxin and progesterone immunoactivity levels and on birth in the rat. Endocrinology. 113, 997-1003.

Sholl, S.A. (1983 a) : 3β-hydroxysteroid dehydrogenase/Δ^{5-4} isomerase activity in the rhesus monkey placenta and fetal adrenal, testis and ovary during late gestation. Steroids, 41, 757-768.

Sholl, S.A. (1983 b) : Patterns of 3β-hydroxysteroid dehydrogenase/Δ^{5-4} isomerase activity in the rhesus monkey placenta and fetal adrenal. Steroids. 41, 769-776.

Sims, S.M., Daniel, E.E., Garfield, R.E. (1982) : Improved electrical coupling in uterine smooth muscle is associated with increased numbers of gap junctions at parturition. J. Gen. Physiol. 80, 353-375.

Skinner, K.A., Challis, J.R.G. (1985) : Changes in the synthesis and metabolism of prostaglandins by human fetal membranes and decidua at labor. Am. J. Obstet. Gynecol. 151, 519-523.

Smit, D.A., Essed, G.G.M., de Haan, J. (1984) : Predictive value of uterine contractility and the serum levels of progesterone and oestrogens with regard to preterm labour. Gynecol. Obstet. Invest. 18, 252-263.

Soloff, M.S., Alexandrova, M., Fernstrom, M. (1979) : Oxytocin receptors: Triggers for parturition and lactation. Science. 204, 1313-1315.

Stabenfeldt, G.H. (1974) : The role of progesterone in parturition : premature, normal, prolonged gestation. In "Avortement et parturition provoqués". Ed. Bosc. M., Palmer, R., Sureau, C., Masson Paris. pp.97-122.

Thornburn, G.D., Challis, J.R.G. (1979) : Endocrine control of parturition. Physiol. Rev. 59, 863-917.

Tullner, W.W., Hodgen, G.D. (1974) : Effects of fetectomy on plasma estrogens and progesterone in monkeys (Macaca mulatta). Steroids, 24, 887-897.

Tyson, J.E., McCoshen, J.A., Dubin, N.H. (1985) : Inhibition of fetal membrane prostaglandin production by prolactin : relative importance in the initiation of labor. Am. J. Obstet. Gynecol. 151, 1032-1038.

Verhoeff, A., Garfield, R.E., Ramondt, J., Wallenburg, H.C.S. (1985) : Electrical and mechanical uterine activity and gap junctions in peripartal sheep. Am. J. Obstet. Gynecol. 153, 447.

Weiss, G. Steinetz, B.G.. Dierschke, D.J., Fritz, G. (1981) : Relaxin secretion in the rhesus monkey. Biol. Reprod. 24, 565-567.

Willcox, D.L., Yovich, J.L., McColm, S.C., Phillips, J.M. (1985) : Progesterone, cortisol and oestradiol-17 in the initiation of human parturition : partitioning between free and bound hormone in plasma. Br. J. Obstet. Gynaecol. 92, 65-71.

Wilson, L. Jr, Huang, L.S. (1985) : Contributions of the fetoplacental unit to augmented uterine prostaglandin levels periparturition in the rat. Biol. Reprod. 33, 612-617.
Yoshinaga, K., Hawkins, R.A., Stocker, J.F. (1969) : Estrogen secretion by the rat ovary in vivo during the estrous cycle and pregnancy. Endocrinology, 85, 103-112.
Yoshinaga, K. (1971) : The role of fetus in the onset of parturition in the rat. The Physiologist, 14, 257.

REMERCIEMENTS

Nous exprimons notre gratitude à D. MAUCHAND ; C. GENTY ; G. BONICEL ; et M. CARPENTIER pour leur aide au niveau de l'élevage de Macaques à Jouy en Josas et au Docteur D. CABROL pour sa participation aux interventions de fetectomies. Nous remercions également D. PHILIBERT (Roussel-Uclaf) et le Pr. E.E. BAULIEU pour les encouragements qu'ils nous ont prodigués dans le travail avec le RU 486.

Summary

The spontaneous initiation of labor correlates with a modification of the pattern and/or strength of uterine contractions in late pregnancy. In three representative species : rat, sheep and primates we reviewed the various signals and factors which may play a major role in determining this event.

Withdrawal of progesterone inhibition promotes labor both in rats and sheep. In primates there is no direct evidence that a similar progesterone withdrawal occurs. However it is possible in the latter to initiate labor by using an antiprogesterone agent acting at the receptor level, thereby suggesting that progesterone is also likely to be involved in the maintenance of pregnancy in these species. In all species, princeps mechanisms which control progesterone withdrawal are still unknown ; however once initiated, labor becomes an irreversible process that cannot be turned off by progesterone. This can be partially explained by the numerous oxytocic factors (PGs, oxytocin, catecholamines,...) which act locally to activate one another according to an autocatalytic mechanism.

The fetus participates in the initiation of its own parturition in the three species that have been documentated. Fetal sheep adrenal maturation is fairly correlated through the effect of cortisol on placental steroid metabolism, with the emergence of progesterone withdrawal. Although it is evidenced in rat and primates, the direct link between fetal adrenal maturation and the initiation of parturition remains largely unknown in regard to biochemical pathways. Fetal maturation is also correlated with an increase of PGs biosynthesis. Maternal adaptation to pregnancy is an additional component which controls the length of gestation in rats. Its role in ovine and primate pregnancy has not yet been clearly defined.

In rats and sheep all the chemical methods that induce parturition act through the inhibition of progesterone biosynthesis or by antagonizing its physiological action (mifepristone). In pregnant primates the inhibitory properties of progesterone appear more difficult to remove. One can suggest that the association of inhibitors of steroid biosynthesis and progesterone antagonists might constitute a new field of research for the artificial induction of parturition. In this regard it may also be important to take into consideration the circadian variations of pregnant uterus responsiveness since it may very well be influenced by the spontaneous circadian oscillations of maternal and fetal steroidogenesis (Challis et al, 1980 ; Walsh et al, 1984). Finally, basic studies on the role of the fetus in the initiation of parturition must be carried on since it is at the fetal level that the greatest number of questions remain unanswered.

Induction of labour

Déclenchement du travail

Control and Management of Parturition. Colloque INSERM/John Libbey Eurotext Ltd. © 1986 Vol. 151, pp. 101-107.

Methods of cervical ripening

A. A. Calder

University Department of Obstetrics and Gynaecology, Glasgow Royal Infirmary, 10 Alexandra Parade, Glasgow G31 2ER, UK

Cervical ripening is a clinical procedure with the objective of making induction of labour more successful. It is required in circumstances where the cervix is found to be unfavourable on vaginal examination. In such cases, oxytocin produces poor results. The method of choice appears to be local administration of prostaglandin E_2 which will bring about cervical ripening and also induction of labour. Local mechanical stimulation may influence the cervical state and this is probably mediated by the release of prostaglandins within the tissues which result. A more remote endocrine approach using oestrogens or relaxin may prove useful in the future. Such methods are probably mediated also by the local prostaglandin synthesis they provoke but further studies are required.

The penalty of failing to ripen the cervix before induction is a high incidence of prolonged labour, fetal hypoxia and caesarean section. Attempts to ripen the cervix before induction will pay dividends in reducing such complications. Cervical ripening is necessary as a prelude to induction of labour in circumstances in which the spontaneous process of cervical ripening has not occurred. This may be where induction of labour is required at a stage of gestation (e.g., 34 weeks) at which cervical ripening would not normally be expected to have developed, or at late gestation when the expected ripening has failed to occur. The degree of cervical ripening is estimated by conducting a vaginal examination and applying a scoring system such as that described by Bishop (1964). The system which we employ is a minor modification of this (Calder *et al.*, 1974; Table 1). With this system, a total score of 3 or less signifies an unripe cervix.

Table 1. Cervical scoring system (data from Bishop, 1964; modified by Calder *et al*., 1974)

	0	1	2	3
Dilatation (cm)	<1	1 - 2	2 - 4	>4
Length (cm)	>4	2 - 4	1 - 2	<1
Consistency	Firm	Average	Soft	
Position	Posterior	Mid-anterior		
Level	0 - 3	0 - 2	0 - 1:0	
				Total score

An unripe cervix is a poor prognostic factor if induction of labour is required. Garret (1960) showed the state of the cervix to be the most important factor in predicting the outcome of induction of labour using methods such as amniotomy and intravenous oxytocin infusion. This is particularly true among primigravidae as Calder and Embrey (1975) showed in a series of 125 primigravid labours induced by amniotomy and intravenous oxytocin infusion. As can be seen from Table 2, the failure rate and the incidence of serious fetal and maternal complications was massively greater among those women in whom the cervix was unripe.

Table 2. Outcome of induction related to cervical score (primigravidae; data from Calder and Embrey, 1975)

No. of Patients	Cervical score	Mean length of labour (hrs ± sd)	Caesarean section rate	Maternal pyrexia	Fetal asphyxia
94	>3	8.2 ± 2.9	3%	2%	4%
31	<3	14.9 ± 5.5	32%	32%	23%

Among the multigravidae this factor seems to be less important, although it may still be worthy of consideration (Gordon and Calder, 1983; Table 3). These data support the contention that an apparently unripe cervix in a mother who has had a previous vaginal delivery may represent a less serious finding.

Table 3. Outcome of induction with low cervical score related to parity

	Mean cervical score (hours ± sd)	Mean length of labour	Caesarean section rate	Fetal asphyxia
Primigravidae (no. = 25)	2.6	15.1 ± 3.0	32%	8%
Multigravidae (no. = 25)	2.7	10.2 ± 3.2	4%	4%

An assessment of the cervical condition is therefore an essential prelude to induction of labour, especially in the primigravida. Where it is found to be unripe, consideration should be taken of the strength of the indication for delivery and for the likely response to induction of labour. If it is decided that vaginal delivery should be attempted induction of labour should be preceeded by efforts to ripen the cervix beforehand.

PHYSIOLOGICAL CONTROL OF CERVICAL RIPENING

Dr. Dominique Cabrol has already reviewed the current state of knowledge of the nature of cervical ripening and the factors which control it. Suffice it to say here that a variety of different endocrine and physical stimuli may influence this process, all of which appear to be mediated at tissue level by the local synthesis and release of prostaglandins, notably PGE_2. These considerations are important in determining the techniques which might be expected to bring about cervical ripening which will now be considered individually.

Physical stimuli

In the early years of this century a variety of physical techniques such as the introduction of bougies and rubber balloons were used to induce labour without recourse to amniotomy. With the development of the self-retaining catheter, a device became available which Embrey and Mollison (1967) showed to be effective in bringing about some degree of cervical ripening. The simple introduction of a Foley catheter with a 50 ml balloon placed beyond the cervix in the extra-amniotic space was shown to produce gradual change in the shape and consistency of the cervix and ultimately to result in induction of labour. This process, however, was time consuming and did not gain wide acceptance. Intracervical laminaria have been widely used to facilitate therapeutic abortion but have been little investigated at term although Lackritz _et al_., (1979) have shown that a change in the cervical score could be achieved after 12 hours with this technique. However, the subsequent outcome of induced labour was not significantly increased by this technique. More recently synthetic preparations such as "lamicel" (Nicolaides _et al_., 1983) have been employed for cervical ripening and have been claimed to be effective for this purpose.

It seems very probable that all such techniques involving physical interference with the cervix result in some release of endogenous prostaglandins (Mitchell _et al_., 1977), a belief that is reinforced by the finding of Ellwood _et al_., (1980) that the human cervix possesses a synthetic capacity for PGE_2. Nevertheless, such mechanical methods of cervical ripening have not gained wide acceptance largely because of the slowness of their action and because they have been found inferior to pharmacological techniques.

Hormonal methods of cervical ripening

A number of endocrine substances, notably oxytocin, oestrogens and relaxin have been employed with the clinical objective of ripening the cervix. Although in the past prolonged intravenous infusion of oxytocin was administered in the hope of changing the condition of the cervix this has now been shown to have little value (Wilson, 1978). There are good theoretical grounds for administering oestrogens to bring about a change in the cervix and a number of studies have been conducted to investigate this hypothesis (Gordon and Calder, 1977; Thiery _et al_., 1978; Quinn _et al_., 1981; Tromans _et al_., 1981). In all of these studies, oestrogens (usually oestradiol) were administered locally in the genital tract, either vaginally or extra-amniotically, in a gel preparation. The overview of the results of these studies supports the contention that oestrogens may bring about a change in the cervical status but this has been shown to be less effective than that produced by local administration of prostaglandins (Gordon, 1981; Stewart et al., 1981). One obvious difference between these two techniques, however, has been the absence of uterine contractility following oestrogen therapy which is in marked contrast to that seen with prostaglandin therapy and this might be seen as an advantage of this technique. Oestrogen therapy, however, has not been widely adopted for cervical ripening.

An extension of this concept has been popular in Japan where intravenous administration of dehydroepiandrosterone sulphate has been widely employed (Sasaki et al., 1982). The protocol employed requires repeated intravenous administration of this agent from 38 weeks gestation onwards on the rationale that this will be converted to oestradiol in the placenta. These workers have shown an improved cervical score in primigravidae given this therapy and consequently a shorter labour in comparison with untreated controls. The same effect was not seen among parous women.

There are also good grounds for believing that relaxin which is produced by the corpus luteum of pregnancy and perhaps also by intrauterine tissues (Bigazzi et al., 1983) may bring about cervical ripening. A number of clinical studies have employed purified porcine relaxin, most notably those of MacLennan et al., (1980). Unfortunately, this study concerned patients of mixed parity with rather high cervical scores but among 30 patients treated with relaxin 25 responded with an improved cervical score.

While there are good theoretical and experimental grounds for supporting the concept that a number of hormones such as those mentioned above may bring about cervical ripening in the human, it seems likely that most if not all owe their success to their effects on the local synthesis of prostaglandins within cervical tissue. Consequently, the more direct approaches of prostaglandin administration seem the most appropriate techniques.

PROSTAGLANDINS FOR CERVICAL RIPENING

The main stricture governing the use of prostaglandins in the human is their wide variety of biological actions. Consequently, the same substance may bring about a variety of responses depending on which organ systems are influenced. Prostaglandin $F_{2\alpha}$ for instance may stimulate uterine contractions but also contractions of the gut and the bronchial smooth muscle. Added to this is the problem of rapid metabolic breakdown of these substances within the circulation. Consequently, systemic administration of prostaglandins with a view to induction of labour and cervical ripening while having some success is also beset with troublesome side effects. Because of this, local routes of administration have become pre-emminent for cervical ripening.

Three different routes have been explored. These routes are the extra-amniotic, vaginal and endocervical routes. Calder et al., (1977) developed the technique of a single bolus extra-amniotic administration of 400 ug PGE_2 in Tylose gel by means of a Foley catheter. This technique was shown to be effective both in ripening the cervix and in reducing the morbidity of induced labour (Table 4).

Table 4. Cervical ripening with extra-amniotic PGE_2: outcome of labour in primigravidae (data from Calder et al., 1977)

	Control (31 patients)	Pretreatment with PGE_2 (121 patients)
Mean cervical score initially	2.3	2.3
Mean cervical score at induction	2.3	6.3
Induction-delivery interval (hours ±sd)	14.9 ± 5.5	10.7 ± 4.6
Incidence of caesarean section	32%	14%
Incidence of maternal pyrexia (>38.0°C)	32%	4%
Incidence of fetal asphyxia	23%	7%

The success of this technique was subsequently confirmed by other workers, notably Thiery et al., (1977). The invasive nature of this technique led other workers to consider simpler routes, such as the vaginal. McKenzie and Embrey (1977) employed a larger dose of PGE_2 (2 mg or 5 mg) also in Tylose gel instilled into the posterior vaginal fornix. The results obtained by this technique were largely similar to those seen using the extra-amniotic technique, although the potential for side effects might be thought to be greater. More recently a Swedish group (Wingerup et al., 1979) have explored a compromise route, i.e., the endocervical route. By employing a gel which appears capable of remaining within the endocervical canal, they appear to have achieved good results using a small dose (500 - 1000 ug) of PGE_2. This seems to have the advantage of being less invasive than the extra-amniotic route while not requiring the large dose of the vaginal route.

A number of questions remain unanswered:-

Which route is the best of the three?
What is the ideal dose?
Is prostaglandin $F_{2\alpha}$ as effective and acceptable as prostaglandin E_2?

The last of these questions is the easiest to answer. Prostaglandin $F_{2\alpha}$ appears to be less specific and requires a larger dose to produce an effect (McKenzie and Embrey, 1979). The other two questions are more difficult. Comparisons between different published reports are made difficult by varying protocols in particular with regard to cervical score at inclusion and the parity of the patient. What we require are direct randomised studies of different routes and doses. Such studies as have been conducted in this way tend to favour the view that the less invasive techniques of vaginal or endocervical therapy may be well suited to most cases which require cervical ripening. The extra-amniotic route, however, would appear still the most effective and may be reserved for cases which are seen to respond poorly to the other routes (Stewart et al., 1983).

INDUCTION OF LABOUR AFTER CERVICAL RIPENING

It has generally been the practice that after the cervix has been successfully ripened, labour is induced by amniotomy and intravenous oxytocin. Nevertheless, there may be some advantages in continuing to administer prostaglandins to bring about established labour. In this way, the processes of cervical ripening and labour induction may be seen to be simply a continuum which results in vaginal delivery.

REFERENCES

Bigazzi, M., Greenwood, F.C., Gasparri, F. (1983): Biology of Relaxin and its Role in the Human, International Congress Series 610. Amsterdam: Medica.

Bishop, E.H. (1964): Pelvic scoring for elective induction. Obstet. Gynaecol. 24, 266.

Calder, A.A., Embrey, M.P., Tait, T. (1977): Ripening of the cervix with extra-amniotic prostaglandin E_2 in viscous gel. B.J. Obstet. Gynaecol. 84, 264.

Calder, A.A., Embrey, M.P. (1975): In The Management of Labour: Proceedings of Third Study Group of the RCOG. ed. R. Beard, M. Brudenell, P. Dunn, D. Fairweather, p. 66. London: RCOG.

Calder, A.A. Embrey, M.P., Hillier, K. (1974): Extra-amniotic prostaglandin E_2 for the induction of labour at term. J. Obstet. Gynaecol. Br. Commonw. 81, 39-46.

Ellwood, D.A. (1980): The in-vitro production of prostanoids by the human cervix. Obstet. Gynaecol. 87, 210.

Embrey, M.P., Mollison, B.G. (1967): The unfavourable cervix and induction of labour using a cervical balloon. J. Obstet. Gynaecol. Br. Commonw. 74, 44.

Garret, W.J. (1960): Prognostic signs in surgical induction of labour. Med. J. Australia 49, 929.

Gordon, A.J. (1981): Comparison of oestradiol and PGE_2 vaginal gel for ripening the unfavourable cervix. B.M.J. i, 1394.

Gordon, A.J., Calder, A.A. (1977): Oestradiol applied locally to ripen the unfavourable cervix. Lancet i, 1319.

Gordon, A.J., Calder, A.A. (1983): Cervical ripening. B.J. Hosp. Med. 30, 52-58.

Lackritz, N.H., Gibson, M., Frigoletto, F.D. (1979): Pre-induction use of laminaria for the unripe cervix. Am. J. Obstet. Gynecol. 136, 349-350.

MacKenzie, I.Z., Embrey, M.P. (1977): Cervical ripening with intra-vaginal prostaglandin E_2 gel. B.M.J. ii, 1381.

McKenzie, I.Z., Embrey, M.P. (1979): A comparison of PGE_2 and $PGF_{2\alpha}$ for ripening the cervix before induction of labour. B.J.Obstet. Gynaecol. 86, 167.

MacLennan, A.H. Green, R.C., Bryant-Greenwood, G.D., Greenwood, F.C., Seamark, R.F. (1980): Ripening of the cervix and induction of labour with purified porcine relaxin. Lancet i, 220.

Mitchell, M.D., et al (1977): Rapid increase in plasma prostaglandin concentrations after vaginal examination and amniotomy. B.M.J. ii, 1183.

Nicolaides, K.H., Welch, C.C., Koullapis, E.N., Filshie, G.M. (1983): Cervical dilatation by Lamicel - studies on the mechanism of action. B. J. Obstet. Gynaecol. 90, 1060-1064.

Quinn, M.A., Murphy, A.J. (1981): A double blind trial of extra-amniotic oestriol and prostaglandin $F_{2\alpha}$ gels in cervical ripening. B.J.Obstet. Gynaecol. 88, 650.

Sasaki, K., Nakano, R., Kadoya, Y., Iwao, M., Shima, K., Sowa, M. (1982): Cervical ripening with DHA sulphate. B.J. Obstet. Gynaecol.89, 195.

Stewart, P. et al (1983): The unripe cervix: management with vaginal or extra-amniotic prostaglandin E_2. J. Obstet. Gynaecol. 4, 90-93.

Stewart, P., Kennedy, J.H., Barlow, D.H., Calder, .AA. (1981): A comparison of oestradiol and prostaglandin E_2 for ripening the cervix. B.J. Obstet. Gynaecol. 88, 236.

Thiery, M. et al (1977): Effectiveness of extra-ovular injection of prostaglandin E_2 in viscous gel to ripen the cervix. Prostaglandins 14, 381.
Thiery, M. et al (1978): Extra-amniotic oestrogens for the unfavourable cervix. Lancet ii, 835.
Tromans, P.M., Beazley, J.M., Shenovda, P.I. (1981): Comparative study of oestradiol and prostaglandin E_2 vaginal gel for ripening the cervix. B.M.J. i, 679.
Wilson, P.D. (1978): A comparison of four methods of ripening the unfavourable cervix. B.J. Obstet. Gynaecol. 85, 941.
Wingerup, L., Andersson, K.E., Ulmsten, U. (1979): Ripening of the cervix and induction of labour by single intracervical application of prostaglandin E_2 in viscous gel. Acta Obstetricia et Gynecologica Scandinavica 84, Suppl. p. 11.

Résumé

La maturation artificielle du col est un procédé qui a pour but d'augmenter les chances de succès de l'induction du travail. Elle est nécessaire dans les circonstances où l'examen clinique vaginal détecte un col non favorable. Dans ce cas, l'induction par l'ocytocine conduit à de mauvais résultats. Il semble que l'administration locale de la prostaglandine E2 soit la meilleure méthode pour provoquer à la fois la maturation cervicale et l'induction du travail. La stimulation mécanique locale peut également modifier l'état du col, ceci probablement par le biais de la libération de prostaglandines dans les tissus.

Une approche endocrinienne plus futuriste, utilisant les oestrogènes ou la relaxine, pourrait s'avérer utile dans les années à venir pour faire murir le col. Ces méthodes agissent selon toute probabilité indirectement en augmentant la synthèse locale de prostaglandines mais demandent des recherches supplémentaires.

La sanction de l'absence de maturation cervicale avant l'induction du travail est l'incidence élevée de travail prolongé, d'hypoxie foetale et de césarienne. Le bénéfice de la maturation cervicale artificielle réside dans la diminution de ces complications.

Control and Management of Parturition. Colloque INSERM/John Libbey Eurotext Ltd. © 1986 Vol. 151, pp. 109-118.

Déclenchement artificiel du travail par la prostaglandine E2 après maturation du col par l'estradiol

M. Magnani et D. Cabrol

Clinique Universitaire Baudelocque, 123 Boulevard de Port-Royal, 75014 Paris, France

RESUME

L'efficacité des estrogènes par voie locale dans la maturation cervicale est controversée. Une première étude ayant montré une amélioration statistiquement significative de l'indice de distensibilité cervicale après maturation par 150 mg en gel intra-cervical, nous avons étudié l'efficacité d'une maturation par 150 mg d'estradiol intra-vaginal suivie d'un déclenchement par 0,5 mg de Prostaglandine E2 extra-amniotique 24 heures plus tard.

Après maturation, on ne retrouve aucune différence de gain du score de Bishop entre le groupe traité et le groupe témoin. Le gain en indice de distensibilité cervicale est à la limite de la signification (t,p <0,07). Les plus forts gains en distensibilité ont été retrouvés chez les multipares. Il existe une corrélation significative entre indice de distensibilité cervicale et durée de la première partie du travail (jusqu'à une dilatation de 5cm). Cette corrélation n'a pas été retrouvée avec le score de Bishop.

Sur les 26 patientes déclenchées par PGE2 extra-amniotique, 5 ont été césarisées (19,2 %) dont 3 pour échec de déclenchement (1 dans le groupe traité, 2 dans le grouple placebo) soit 11,5 %. Ces 3 patientes présentaient un indice de distensibilité cervicale inférieur à 3cm/kg.Dans le groupedes patientes présentant un indice inférieur à 3cm/kg, le taux de césarienne a été de 37,5 %
Dans cette étude aucun échec de déclenchement n'a été constaté pour un indice de distensibilité supérieur à 3cm/kg.
Au total, il existe une amélioration infra-clinique des propriétés mécaniques du col, sous effet de l' estradiol 17 Béta.
Une amélioration de la technique de maturation (augmentation de la dose d'estradiol utilisation de la voie extra-amniotique ou intra-cervicale ou de gels vecteurs plus performants (GELOVECT) devrait permettre d'améliorer de façon très sensible, les conditions du déclenchement du travail à terme sur col défavorable.

MOTS CLES : Déclenchement du travail, maturation du col, prostaglandines, Estradiol.

Une pathologie maternelle ou foetale peut faire poser l'indication d'un déclenchement artificiel du travail sur col immature. L'induction dans de telles conditions entraine un taux élevé de complications maternelles et/ou foetales (5, 6). Les techniques de maturation du col tentent de faire reculer les indications de césariennes dans ces cas en améliorant les caractéristiques cervicales. Mais la mise au point de telles méthodes se heurtent à plusieurs difficultés :
- l'existence d'effets indésirables de substances actives utilisées dans un but de maturation (action ocytocique des Prostaglandines) (9,12).
- l'absence de preuve irréfutable de l'efficacité d'autres substances dans l'espèce humaine (Relaxine (4, 7), Estrogènes (3, 6, 8, 10, 11)).
- la difficulté d'apprécier de façon objective l'action sur les caractéristiques physiques du col deces méthodes.

En effet les méthodes semi-quantitatives utilisant les scores cliniques si elles ont permis des progrès dans les études de pharmacologie clinique, souffrent de leur caractère subjectif, et de l'amalgame qu'elles réalisent entre des paramètres de nature différente.

Nous avons dans une première étude, mesuré, à l'aide d'un instrument spécialement mis au point dans ce but, l'effet sur une caractéristique mécanique du col(l'indice de distensibilité cervicale exprimé en cm.kg-1) de l'application locale d'estradiol 17 béta. Dans une seconde étude nous avons apprécié les caractéristiques du travail induit par la prostaglandine E2 après maturation par l'estradiol.

MATERIEL ET METHODES

A - Modifications des propriétés mécaniques du col utérin chez la primipare sous l'effet de l'estradiol 17 Béta

1) MATERIEL

Cette étude prospective randomisée en double aveugle versus placebo a concerné 20 primipares.
. Les critères d'inclusion étaient :
- âge entre 18 et 37 ans ; - terme supérieur ou égal à 37 semaines ;
- indication maternelle ou foetale impérative à l'interruption de la gestation par induction du travail ; - score de Bishop (1) inférieur ou égal à 5 ;
- consentement de la patiente.

. Les critères d'exclusion étaient :
- antécédents d'asthme, de glaucome ; - hémorragie vaginale d'origine indéterminée
- contre-indication au déclenchement du travail (utérus cicatriciel, présentation non céphalique, grossesse multiple ; - membranes rompues ; - patiente en travail;
- patiente ayant déjà eu une tentative de déclenchement au cours de cette grossesse ; - mort in utéro.

2) METHODES

1) Technique de maturation.
Après évaluation clinique et mesure de l'indice de distensibilité le groupe traité (n = 10) reçoit une dose unique de 150 mg de 17 Béta estradiol administrée par voie intra-cervicale dans un gel de Tylose. Le groupe témoin (n = 10) reçoit par la même voie d'administration un placebo dans une gel de Tylose.

Après 24 heures un nouveau bilan cervical est effectué :

2) Mesure des effets cervicaux de la technique de maturation.
Ils ont été appréciés par 2 méthodes :
a) une méthode clinique : évaluation du score de Bishop (1).
b) une méthode para-clinique : la mesure de l'indice de distensibilité cervicale (I.D.C.) à l'aide du cervicotonomètre (3) dont le principe est décrit dans le chapitre "Physiologie de la maturation du col" dans ce livre.

B - MATURATION DU COL PAR L'ESTRADIOL ET DECLENCHEMENT DU TRAVAIL PAR PGE2 EXTRA-AMNIOTIQUE.

1) MATERIEL
Les critères de sélection de la population sont les mêmes mais il n'existe pas de discrimination de parité. Le groupe traité par estradiol est composé de 14 patientes dont 2 multipares. Le groupe témoin comprend 15 patientes dont 4 multipares.

2) METHODES :
La phase de maturation est réalisée selon un protocole identique mais avec un gel intra-vaginal et non intra-cervical. Les techniques d'appréciation des modifications du col sont les mêmes.
Après 24 heures de maturation l'induction du travail est réalisée par pose d'un gel de Tylose contenant 0,5 mg de Prostaglandine E2 (Prostine E2 - Laboratoires UPJOHN) par voie extra-amniotique. Le gel est appliqué en salle de travail à l'aide d'une sonde urinaire semi-rigide sans ballonet et retirée aussitôt après la pose du gel.
la rupture des membranes est réalisée dès l'obtention de contractions utérines régulières même en l'absence de modifications du col. Elle est réalisée de façon quasi systématique dans les 2 heures qui suivent l'application du gel.
Le recours à la perfusion d'ocytocine se fait dès que les caractéristiques de la motricité utérine l'imposent, mais en observant un délai minimum de 2 heures après application du gel et à faible débit initial (1mU/mn) afin d'éviter un effet cumulatif des drogues.

L'anesthésie péridurale est largement pratiquée dès l'apparition de contractions mal supportées par la patiente.
Pour sa surveillance le déclenchement est chronologiquement divisé en 3 parties
- La phase de pré-travail ou phase d'induction est définie comme l'intervalle de temps entre la pose du gel et les premières modifications du col.
- La phase de travail proprement dit est elle-même divisée en 2 parties :
. Première partie du travail : des premières modifications du col à dilatation 5 cm.
. Deuxième partie : de 5 cm à dilatation complète.
. La stagnation de la dilatation fut considérée comme un échec de déclenchement si elle survenait à une dilatation inférieure ou égale à 4cm.
3 femmes furent exclues au moment de l'induction : une femme du groupe traité pour présentation transverse au moment de l'induction (version de siège juste avant la maturation) et 2 femmes du groupe témoin : une pour hémorragie vaginale, l'autre pour rupture spontanée des membranes avant induction.

RESULTATS

A) MATURATION DU COL PAR L'ESTRADIOL CHEZ LA PRIMIPARE

Les effets cervicaux de la maturation sont représentés dans le Tableau I :

	BISHOP HO	BISHOP H 24	IDC HO cm/kg	IDC H 24 cm/kg
Groupe Estradiol N = 10	2,4 ± 1,2	3,3 ± 1,2	5,4 ± 3,6	7 ± 3,7 (t, P<0,05)
Groupe Témoin N = 10	2,3 ± 1,1	3,4 ± 1,4	5 ± 1,4	5,1 ± 1,4

TABLEAU I :

- EFFET DE L'APPLICATION D'ESTRADIOL INTRA-CERVICAL SUR LES CARACTERISTIQUES DU COL
  . Bishop H 0 = score de Bishop avant traitement
  . Bishop H24 = Score de Bishop 24 heures après le traitement
  . IDC HO = Indice de distensibilité cervicale avant traitement
  . IDC H 24 = Indice de distensibilité cervicale 24 heures après traitement.

Les scores de Bishop et les indices de distensibilité cervicales avant traitement sont comparables dans les 2 groupes.

Fait remarquable, il n'y a pas de différence entre les deux groupes en ce qui concerne l'évolution du score de Bishop après traitement.

Par contre il existe une augmentation statistiquement significative ($p < 0,05$ test de STUDENT) de l'indice de distensibilité cervicale dans le groupe traité par l'estradiol par rapport au groupe témoin.

B) DECLENCHEMENT ARTIFICIEL DU TRAVAIL PAR PGE2 APRES MATURATION DU COL PAR L'ESTRADIOL

1) Maturation du col par l'estradiol intra-vaginal (Tableau II)

	BISHOP H 0	BISHOP H 24	DISTENSIBILITE HO cm/kg	DISTENSIBILITE H 24
N = 14 MATURATION 150mg ESTRADIOL	2,9 ± 1,1	3,6 ± 1,1	3,9 ± 2,2	5 ± 2,4 Limite signification (t,p < 0,07)
MATURATION PLACEBO N = 15	3 ± 0,9	3,7 ± 0,9	4,1 ± 2	3,5 ± 1,4

TABLEAU II : EFFET DE L'APPLICATION D'ESTRADIOL INTRA-VAGINAL SUR LES CARACTERISTIQUES DU COL

Les scores de Bishop et les indices de distensibilité initiaux sont comparables. On retrouve ici l'absence de différence entre les 2 groupes pour l'évolution du score de Bishop après traitement.

Par contre si on compare le gain en indice de distensibilité (I.D.C.) entre les 2 groupes, la différence est à la limite de la signification ($p < 0,07$, test t de STUDENT), 5 femmes du groupe traité ont présenté un gain de distensibilité supérieur à 2cm/kg ; aucune dans le groupe témoin contenant cependant moins de primipares. Les plus forts gains du groupe traité ont été constatés chez les multipares.

- Dans les 2 groupes, 2 femmes ont présenté des contractions après la pose du gel. Ces contractions ont disparu spontanément en peu de temps, sans déclencher le travail.

2) Induction du travail par PGE2

- L'étude de la première partie du travail a été réalisée en incluant les césariennes en cours de travail. Le temps de la première partie du travail étant dans ces cas défini comme la période entre les premières modifications du col et l'heure de la césarienne.

- Les thérapeutiques adjuvantes de la conduite du déclenchement figurent dans le Tableau III

	HEURE DE LA RUPTURE DES MEMBRANES	QUANTITE D'OCYTOCINE	HEURE DE LA PERIDURALE
GROUPE ESTRADIOL N = 13	2 H 34 ± 1 H 46	4 UI ± 1,8	6 H 15 ± 2 H 36 N = 8
GROUPE TEMOIN N = 13	2 H 05 ± 1	6,7 UI ± 5	5 H ± 1 H 56 N = 6

TABLEAU III : CONDUITE DU DECLENCHEMENT DU TRAVAIL : HEURE DE LA RUPTURE ET DE L'ANALGESIE PERIDURALE PAR RAPPORT A L'HEURE DE LA POSE DU GEL EXTRA-AMNIOTIQUE. QUANTITE D'OCYTOCINE ADMINISTREE PAR VOIE IV EN UI

La différence entre les quantités d'Ocytocine utilisée dans les 2 groupes n'est pas significative.

Les durées des différentes phases de déclenchement sont consignées dans le Tableau IV

	PHASE INDUCTION	TRAVAIL 1ERE PARTIE	TRAVAIL 2EME PARTIE
SERIE TEMOIN N = 13	2 H 41 ± 1 H 20 (1 H - 5 H)	5 H 26 ± 3 H 31 (2 H 15 - 16 H)	1 H 58 ± 1 H 31 (O H 30 -5 H)
SERIE ESTRADIOL N = 13	3 H 35 ± 1 H 22 (1 H 30 - 6 H)	4 H 19 ± 1 H 47 (1 H 15 - 7 H35)	1 H 47 ± 0 H 58 (O H 30 - 3 H)

TABLEAU IV : Durée en heures et minutes des différentes phases du travail induit par la prostaglandine E 2.

Il n'existe pas de modification significative du temps de travail entre le groupe traité et le groupe témoin.

Aucun corrélation statistique n'a été retrouvée entre la durée des différentes parties du travail et le score de Bishop.

Par contre dans les 2 groupes il existe une corrélation statistiquement significative entre l'indice de distensibilité et la première partie du travail (R = 0,539 significatif pour $P < 0,05$ dans le groupe estradiol et R = 0,678 significatif pour $P < 0,01$ dans le groupe témoin).
Cette corrélation n'est pas retrouvée dans la 2ème partie du travail.

Sur 26 femmes déclenchées 21 ont accouché par voie basse (Tableau V)

	ACCOUCHEMENT NORMAL	FORCEPS		DELIVRANCE ARTIFICIELLE	REVISION UTERINE
		MECANIQUE OBSTETRICALE	SOUFFRANCE FOETALE		
GROUPE ESTRADIOL	6	4	1	1	3
GROUPE TEMOIN	7	2	1	0	0

TABLEAU V : MODE D'ACCOUCHEMENT ET DE DELIVRANCE DES PATIENTES DECLENCHEES

5 Femmes ont été césarisées : 2 dans le groupe traité, 3 dans le groupe témoin Les indications, l'indice de distensibilité cervicale avant le déclenchement, la dilatation du col au moment de la césarienne et les caractéristiques du nouveau-né figurent dans le Tableau VI

INDICATION	IDC H 24	DILATATION CM	ENFANT		
			SEXE	POIDS	APGAR 5 MN
S.F.A.	4,6	5	M	2490	9
ECHEC INDUCTION	2,7	2	M	3530	10

CESARIENNES GROUPE ESTRADIOL

INDICATION	IDC H 24	DILATAION CM	ENFANT		
			SEXE	POIDS	APGAR 5 MN
DISPROPORTION	6	10	M	4060	10
ECHEC INDUCTION	1	4	M	4115	10
ECHEC INDUCTION	2,1	2	M	2930	9

CESARIENNES GROUPE TEMOIN

TABLEAU VI : INDICATION, INDICE DE DISTENSIBILITE CERVICALE AVANT LE DECLENCHEMENT , DILATATION DU COL AU MOMENT DE LA CESARIENNE, CARACTERISTIQUES DU NOUVEAU-NE CHEZ LES PATIENTES CESARISEES.

On constate que les 3 césariennes réalisées pour échec de déclenchement avaient toutes un indice de distensibilité bas. Dans le groupe placebo il s'agissait des deux patientes possedant les indices les plus bas de leur groupe.

3) Complications - Effets secondaires

Le cas de rupture spontanée des membranes dans le groupe témoin est survenu largement à distance de la pose du gel. Aucune complication thrombophlébitique n'a été retrouvée dans la période du post-partum. Durant la phase de déclenchement les prostaglandines n'ont été à l'origine d'aucun effet secondaire notable. Il n'y a eu aucun épisode d'hypertonie chez les 26 patientes. La tolérance digestive et cardiovasculaire a été parfaite.
Le Tableau VII précise l'état des enfants à la naissance.

	SEXE		POIDS		APGAR	
	F	M	$\leqslant$ 2500g	$>$ 2500g	$\leqslant$ 7	$>$ 7
GROUPE ESTRADIOL	4	9	2	11	0	13
GROUPE TEMOIN	6	7		1	0	13

TABLEAU VII : SEXE, POIDS, SCORE D'APGAR A 5 MINUTES DES 26 NOUVEAU-NES

- Un enfant a présenté une infection néonatale d'évolution bénigne.
Un autre a présenté des anomalies neurologiques transitoires (bilan étiologique négatif). Dans le groupe témoin 6 enfants ont présenté des ictères qualifiés de physiologiques par les pédiatres et d'évolution bénigne.

DISCUSSION

Nos deux études sur l'efficacité de 150 mg de 17 Béta Estradiol appliqué localement pour murir le col ne fournissent pas de résultats aussi spectaculaires que ceux décrits par d'autres auteurs (3, 6, 8, 10, 1). Cependant ils vont dans le même sens. Aucune modification clinique du col n'a pu être constatée après 24 heures de maturation par estradiol, les modifications de l'indice de distensibilité ont été significatives avec l'utilisation du gel intra-cervical et à la limite de la signification avec le gel intra-vaginal. Ces données confirment la réalité de l'action de l'estradiol sur les propriétés mécaniques du col. La différence observée entre nos résultats et ceux de certains auteurs tient peut être à la voie d'administration de l'estradiol (voie extra-amniotique dans la plupart des autres études).
L'étude de l'indice de distensibilité cervicale fournit des résultats intéressants. Non seulement, il existe une corrélation significative entre l'indice de distensibilité et la vitesse de dilatation dans la première partie du travail, mais cet indice parait avoir une valeur prédictive plus fine que le score de Bishop sur l'issue du déclenchement.

Sur les 26 patientes déclenchées il y eu 3 césariennes pour échec de déclenchement (11,5 %). Sur ces 26 patientes 8 présentaient un indice de distensibilité inférieur à 3 cm/kg au moment du déclenchement (4 dans le groupe estradiol, 4 dans le groupe témoin). C'est chez ces patientes que se retrouve les 3 césariennes pour échec de déclenchement du travail. Ainsi dans ce groupe de patientes à indice de distensibilité bas, le taux de césarienne atteint 37,5 %. Dans notre étude il n'y a aucun échec de déclenchement pour un indice de distensibilité supérieur à 3 cm/kg.
Aussi s'il existe bien une corrélation entre caractéristiques mécaniques du col et vitesse de dilatation au cours du travail (au moins jusqu'à 5 cm) et si l'estradiol est capable d'améliorer la distensibilité cervicale, comme le suggèrent les résultats de cette étude, une amélioration de la technique de maturation (augmentation de la dose d'estradiol, administration par voie extra-amniotique ou intra-cervicale ou surtout utilisation d'un gel vecteur ayant un meilleur pouvoir de relargage (Gelovect)) devrait permettre d'améliorer de façon très sensible les conditions du déclenchement du travail à terme sur col défavorable.

REFERENCES BIBLIOGRAPHIQUES

1 - BISHOP E.M. (1964) : Pelvic scoring for elective induction. Obstet. Gynec. 24 : 266-268.
2 - CABROL D. ; LEBRETON A. ; LEHOUEZEC R. ; DUDZIK W. ; DEMONCHY P. ; JANNET D. ; CEDARD L. ; SUREAU C. : Propriétés mécaniques du col utérin humain (1984) : Mesure de l'indice de distensibilité cervicale. Colloque National sur la Maturtion et la Dilatation du Col. LYON, 73-87.
3 - CALDER A.A. ; GORDON A.J. : (1977) : Oestradiol applied locally to ripen the unfavorable cervix. Lancet 2 : 1319-1321.
4 - EVANS M.I. ; DOUGAN M.B. ; NOAWAD A. ; EVANS W.J. ; BRYANT-GRENN WOOD G.D. ; GREENWOOD F.C. (1983) : Ripening of the human cervix with porcin ovarian relaxin. Am. J. Obstet. Gynecol. 147-410.
5 - FRIEDMAN E.A. ; NISWANDER K.R. ; BAYONET-RIVIERA N.P. ; SACHTLEBEN M.R. (1966) : Relation of prelabor evaluation to inductibility and the course of labor. Obstet. Gynecol. 28 : 495.
6 - GORDON A.J. ; CALDER A.A. (1983) : Cervical ripening. Br. J. Hos. Med. July. 30 (I) : 52/54-6 : 58.
7 - MACLENNAN A.H. ; GRENN R.C. ; BRYANT-GRENNWOOD G.D. ; GRENNWOOD F.C. ; SEAMARK R.F. (1980) : Ripening of the human cervix and induction of labour with purified porcine relaxin. The Lancet : 2, 220-223.
8 - QUINN M.A. ; MURPHY A.J. ; KHUN R.J.P. ; ROBINSON H.P.; BROWN J.B. (1981) A double blind trial of extra amniotic oestriol and prostaglandin F2 alpha gels in cervical ripening. British. J. Obstet. Gyn. 88 : 664-649.
9 - QUINN M.A., MURPHY A.J. (1981) : Foetal death following extra-amniotic prostaglandin gel. Br. J. Obstet. Gynecol. 88 : 650.
10 - STEWART P. ; KENNEDT J.H. ; BARLOW D.H. ; CALDER A.A. (1981) : A comparison of oestradiol and prostaglandin E2 for ripening the cervix. British Journal of Obstet. Gynecol. Vol 88 : 236-239.
11 - THIERY M. ; DE GEZELLE H. ; VAN KETS H. ; VOORHOOF L. ; VERHEUGEN C. SMIS B. ; GERRIS J. ; MARTENS G. (1978) : Extra-amniotic oestrogens for the unfavourable cervix. Lancet : 835-836.
12 - WILLIAMS K. et COLL. (1985) : Use of prostaglandin E2 topical cervical gel in high risk patients :a critical analysis. Obstet. Gynecol. 66 : 769- 772.

Summary

The efficiency of a local application of estrogens to ripen the uterine cervix is still uncertain. In a first study the cervical distensibility index of 10 pregnant patients had significantly increased after intracervical application of a gel containing 150 mg estradiol. In a second study, we used a vaginal application of the same gel on 15 patients. Labor was induced 24 hours later with an extra-amniotic gel containing 0.5 mg prostaglandin E2 both in that group and in a control group of 14 patients. After ripening Bishop's score was not modified, but the cervical distensibility index had increased, although not significantly. This ripening was well tolerated. Only 2 patients presented transitory contractions. There was a significant correlation between the cervical distensibility index and the duration of the first part of labor. That correlation disapeared when considering Bishop's score. Out of 29 patients, 3 were excluded from the study. Five underwant cesarean section (19.2 % of patients) : Three of which for failure to progress in labour (11.5 % of patients) (1 in the study group, 2 in the control group). All three patients had a cervical distensibility index less than 3 cm/kg. Out of 8 patients with an index less than 3 cm/kg, 37.5 % underwant cesarean section, while none was performed when the index was more than 3 cm/kg.
As a whole, 17 Beta estradiol induces infraclinical ripening of the cervix. Improved our technique (using more estrogen and/or using intra-cervical or extra-amniotic application) should provide even more satisfactory results.

Control and Management of Parturition. Colloque INSERM/John Libbey Eurotext Ltd. © 1986 Vol. 151, pp. 119-127

Induction of labour at term with prostaglandins

V. Lundström and M. Bygdeman

Department of Obstetrics and Gynecology, Karolinska Hospital, S-104 Stockholm, Sweden

Prostaglandins play an important role in the onset of human labour. The first report on the successful induction of labour with intravenous infusion of prostaglandin $F_{2\alpha}$ was reported by Karim et al. in 1968. Since then numerous studies have been performed with either intravenous administration of $PGF_{2\alpha}$ and PGE_2 or oral administration of PGE_2 for induction of labour at term. Prostaglandins have proven equally effective as intravenous oxytocin. In patients with a low Bishop score prostaglandins may be superior to oxytocin. In cases complicated by fetal death or anencephaly the advantage of prostaglandin use is more clear. The margin of effective safe dose seems to be slightly less with prostaglandins than with oxytocin. Gastrointestinal side effects are limited with the low doses of prostaglandins required for induction of labour at term. The main advantage of oral PGE_2 administration is the ease and simplicity of the treatment. The duration of labour is approximately one hour longer for oral PGE_2 in comparison with oxytocin. There has not been reported any difference in the status of the newborn after the use of prostaglandins in comparison with oxytocin.

KEY WORDS

Prostaglandin $F_{2\alpha}$ and E_2, induction of labour

INTRODUCTION

Prostaglandins are known to play an important role in the physiology of human labour. It is likely that the last step in the complicated series of events preceeding onset of labour is an increase in the endogenous release of $PGF_{2\alpha}$. Therefore it seemed logical to use these compounds for induction of labour at term. The first report on the successful induction of labour with intravenous infusion of prostaglandin $F_{2\alpha}$ was reported by Karim in 1968 (Karim et al. 1968). During the last decades numerous studies have been performed comparing different modes of administration of prostaglandin $F_{2\alpha}$ and E_2 with oxytocin. However, in order to understand the physiologic process during labour more knowledge was first obtained by in vitro studies of different responses of $PGF_{2\alpha}$ and PGE_2 on the myometrium.

In Vitro Studies

Before labour, spontaneous uterine activity in vitro appears more often in specimens obtained from the lower segment than in those from the upper segment. During labour, however, no difference in spontaneous activity between the isthmus and the corpus was noted (Wikland et al. 1982). This group obtained myometrial specimens from term pregnant women undergoing either elective or acute caesarean section. Biopsies were taken from the fundal region and from the edge of the uterine incision in the lower segment. Before labour PGE_2 at low concentrations (1-10 ng/ml) stimulated myometrial contractility of specimens taken from both the upper and the lower uterine segments. If higher concentrations of PGE_2 (10-30 ng/ml) was given the initial stimulatory response was followed by a period of inhibition. The effect of $PGF_{2\alpha}$ differed depending from where the biopsies were taken. A weak stimulatory response was observed on myometrium from the upper uterine segment while a distinct stimulatory effect was observed on myometrial strips from the lower uterine segment. The responses changed when labour had started; firstly PGE_2 stimulated the upper segment while high concentrations of PGE_2 usually inhibited the spontaneous contractility of the lower segment. During labour, $PGF_{2\alpha}$ induced a strong increase in the contractility of the strips taken from the fundal region while a weak or no stimulatory effect was seen on specimens from the lower segment. Thus, optimal activation and coordination of contractile forces in the upper segment and shortening and dilatation of the lower segment including cervix seems to partly be dependent of PGE_2 and $PGF_{2\alpha}$.

Evaluation of Induction of Labour

The success of induction of labour is dependent on uterine sensitivity to oxytocin or prostaglandins, cervical ripeness and parity. It is difficult to assess the uterine sensitivity in an objective manner, but this factor is usually correlated to the status of the cervix at the time of induction. The Bishop's pelvic score is widely used to determine the ripeness of the cervix (Bishop, 1955). The indication for elective induction may be reevaluated with an unripe cervix with Bishop's score <5. Fetal maturity is nowadays usually accurately known from an ultrasound performed in early pregnancy.

Induction Methods

In women with a ripe cervix many obstetricians choose to start the induction with amniotomy and the addition of a uterine stimulatory compound immediately or after 1 - 2 hours if no spontaneous labour is established. Other centres postpone amniotomy until regular contractions have started after administration of oxytocin or prostaglandins when the cervix is open for 4 cm. The different attitudes towards amniotomy between different centres is of major concern when comparing results and induction-delivery times in different studies.

Intravenous infusion of oxytocin is widely used for induction of labour since 1955 and the ideal dose regimen is well known. The therapeutic range of oxytocin is wide and varies from 1 to 100 mU/min and the dose is stepwise increased with short intervals. However, oxytocin can only be administered safely by the intravenous route. The use of prostaglandins for induction of labour has to be compared with the safe and long experience with oxytocin.

PROSTAGLANDINS

Since Karim et al. first reported on the success of inducing labour at term with $PGF_{2\alpha}$ (Karim et al. 1968), numerous studies have presented data on different modes of administration of $PGF_{2\alpha}$ and PGE_2. The early enthusiastic expectations of prostaglandins for common use, particularly in cases with an unripe cervix, has later on been critically reviewed and the pitfalls of its use is nowadays better defined.

Intravenous Administration of $PGF_{2\alpha}$ and PGE_2

The earliest investigations recommended a constant infusion dose of approximately 0.05 µg/kg/min of $PGF_{2\alpha}$. Later experience suggested a gradual increase in dose rate from 1.5 µg/min up to 40 µg/min. The recommended dose range for PGE_2 is 0.1 µg/min - 6 µg/min. A summary of some major randomized studies with i.v. $PGF_{2\alpha}$ and PGE_2 in comparison with oxytocin are presented in Table 1. The incidence of hypertonia is correlated to the dose of $PGF_{2\alpha}$ and PGE_2 used and varies from 0 to 21%. However, the definition of hypertonia is unfortunately not uniform. The success rate of induction is equal in the prostaglandin and oxytocin groups, varying from 73% to 98% for prostaglandin $F_{2\alpha}$ and E_2 and from 66% to 96% for oxytocin.

Side effects, mainly vomiting and diarrhoea, are more common with prostaglandins than with oxytocin; i.e. vomiting occurred in 8% in one report. Phlebitis is a specific side effect for $PGF_{2\alpha}$ infusion, reported at an incidence of 6-46%, the latter when the highest dose 40 µg/min was administered.

There seems evident that the incidence of abnormal contractile pattern is higher in patients treated with i.v. prostaglandins compared with oxytocin. The question is raised whether the contractions induced by prostaglandins are identical to those arising from spontaneous or oxytocin induced labour. A careful analysis has been performed which showed no difference with regard to the intensity or frequency of contractions during spontaneous labour or labour induced by prostaglandins and oxytocin (Anderson and Schooley, 1975). The only difference observed was that oxytocin induced contractions were of shorter duration. These findings were later confirmed (Seitchik et al. 1977) while Roux was unable to show any difference in duration of contractions in spontaneous labour or oxytocin or prostaglandin induced labour (Roux et al. 1977).

Among altogether 1616 births induced by intravenous prostaglandins reported from different studies, a total number of 140 cases of hypertonia were recorded, equal to an incidence of 8.7% (Lange, 1986). In most cases the hypertonia was of short duration and ceased after arrest of the infusion. Serious asphyxia in the fetus indicating acute caesarean section was only reported in 6 out of 115 cases in one study (Spellacy et al. 1973).

It should be kept in mind that the uterine sensitivity to prostaglandins varies from each woman in labour. The therapeutic range for $PGF_{2\alpha}$ is estimated to 1-40 µg/min and for PGE_2 0.1-6 µg/min which is more narrow than 1-100 IU/l for oxytocin. It is recommended to commence with small doses of prostaglandins, for instance 1-3 µg/min of $PGF_{2\alpha}$ or 0.2 µg/min of PGE_2 and then increase the dose by the addition of 3-5 µg/$PGF_{2\alpha}$/min or 0.2-0.5 µg/PGE_2/min with 30 minutes interval instead of doubling the dose as for oxytocin. In studies with these cautions it has been possible to restrict maximum doses not exceeding 6-7.5 µg/min of $PGF_{2\alpha}$ or 0.75 µg/min of PGE_2 and achieve satisfactory results.

In conclusion, prostaglandins intravenously are approximately equally effective to oxytocin with regard to success rate. In patients with a low Bishop's score prostaglandins may be superior to oxytocin. In cases complicated by fetal death or anencephaly the advantage of prostaglandins seems more clear. The margin of effective doses seems to be slightly less with prostaglandin than with oxytocin. Gastrointestinal side effects and venous erythema are more common with prostaglandins. On the other hand, PGE_2 and $PGF_{2\alpha}$ do not have an antidiuretic effect. Oxytocin is generally preferred in patients with asthma, sickle cell disease and glaucoma.

Table 1. Double-blind studies comparing intravenous prostaglandin $F_{2\alpha}$ and E_2 with oxytocin

References	No. of cases Pg/oxy	Dose schedule $PGF_{2\alpha}$ or PGE_2 (μg/min)	Success ratio Pg/oxy(%)	Uterine hypertonia Pg/oxy (%)	Side effects Pg/oxy (No. of cases)	
					Vomiting	Phlebitis
Beazley and Gillespie (1971)	150/150	0.21-6.70 $E_{2\alpha}$ Doubled 60/min	73/73	0/0	-	Occasionally
Anderson et al. (1972)	52/33	2.5-40 $F_{2\alpha}$ Doubled/30-240 min	71/76	10/0	-	-
Vakhariya and Sherman (1972)	50/50	2-40 $F_{2\alpha}$ Increased/30 min	94/96	16/2	1/10	1/0
Spellacy et al. (1973)	115/107	2.5-40 $F_{2\alpha}$ Doubled/60-240 min	74.5/66.4	21/8	12/6	7/0
Brown et al. (1973)	53/53	0.25-0.75 E_2 Increased/30-240 min	83/89	0/0	0	6/0
Calder and Embrey (1975)	50/50	0.1-4.0 E_2 Doubled/30 min	98/90	4/4	-	23/1

Oral Administration of Prostaglandin E_2

In the pioneer studies by Karim and Sharma, PGE_2 and $PGF_{2\alpha}$ was given orally in an aqueous solution (Karim and Sharma, 1971). It was early realized that $PGF_{2\alpha}$ was accompanied by an unacceptably high incidence of gastrointestinal side effects and then abandoned in the form of oral administration. However, the use of oral PGE_2 has been tested in many trials as it offers a simple and highly acceptable route of administration. Tablets containing 0.5 mg PGE_2 are now available in many countries. Randomized studies comparing oral PGE_2 with intravenous oxytocin are presented in Table 2. It appears from these data that the success rate of oral PGE_2 and intravenous oxytocin is similar. However, the induction - delivery time is shorter in the oxytocin group because effective plasma levels are reached quicker following intravenous infusion than following oral administration.

The dose of PGE_2 varies from 0.5 mg to 2.0 mg per hour. Bremme et al. have performed a pharmacokinetic study measuring the plasma levels of PGE_2-metabolites after different doses of PGE_2 given orally (Bremme et al. 1980). Their study indicated that the peak plasma concentration following a single oral administration was reached after 45-60 minutes. With repeated hourly administration of 1.0 mg PGE_2 a stable plasma level was obtained. There seems to be little risk of accumulation of the drug with this dose regimen.

However, one major concern using the oral route is the risk for severe hypertonia and fetal distress if the endogenous release of PGE_2 occurs concomitantly with the addition of a new dose of PGE_2 orally. Friedman and Sachtleben (1974) reviewed 2834 monitoring records during labour retrospectively of which 99 were induced by oral PGE_2 and 948 induced or stimulated by i.v. oxytocin.They reported a frequency of tetanic-like contractions of 8.3% among unstimulated births, 13.2% among oxytocin-induced births and the highest incidence 17.2% among oral PGE_2 induced births. At the same time, it was observed that there were significantly more variable and late decelerations in the fetal heart rate among the stimulated pregnancies and that these mainly occurred among those parturients treated with oxytocin. The authors concluded that there is more similarity between spontaneous and PGE_2 induced labour contractions than with those induced by oxytocin. A recent review of Lange (1986) including 4403 PGE_2 induced births from different authors indicated 34 cases of uterine hypertonia, an incidence of only 0.77%.

Bremme and Bygdeman (1980) performed a comparative study of uterine activity and fetal heart rate pattern in labour induced with oral prostaglandin E_2 or oxytocin. Labour was established slightly earlier in the oxytocin group than in the prostaglandin group of patients. When in labour, frequency and amplitude of contractions as well as uterine contractility were the same in both treatment groups. The frequency of atypical contractility pattern was higher in labour induced with PGE_2 than with oxytocin. One period of hypertonus was observed in one patient treated with PGE_2 but it was not associated with alterations in fetal heart rate and disappeared without additional therapy. Both mild and more severe variations in fetal heart rate occurred but were equally common in both treatment groups.

It is recommended that induction with oral PGE_2 should be preceeded by primary amniotomy if the cervical condition permits this procedure. If then primary amniotomy is not followed by labour contractions within one hour, it is unlikely that the uterine myometrium is hypersensitive to prostaglandins and oral PGE_2 can be started at a dose of 0.5 mg per hour. The dose should be increased slowly with careful supervision of uterine contractions, probably to a maximum dose of 1.0 mg per hour in order to minimize the risk for hyperstimulation. With this low dose regimen the incidence of gastrointestinal side effects will rarely disturb the woman to such an extent that the induction with PGE_2 has to be interrupted and replaced with oxytocin.

Table 2. Randomized studies comparing oral PGE_2 with intravenous oxytocin

References	No. of cases Pg/oxy	Dose schedule PGE_2 (mg)	Success ratio Pg/oxy (%)	Uterine hypertonia Pg/oxy (No. of cases)	Side effects Pg/oxy	
					Vomiting	Diarrhea
Kelly et al. (1973)	49/49	0.5-2.0/2 h	95.9/93.9	0/0	15/6	3/0
Read and Martin (1974)	99/88	0.5-2.0/2 h	100/100	-	2/0	-
Ratnam et al. (1974)	107/100	0.5-2.0/h	92/95	0/0	2/0	8/0
Bremme and Bygdeman (1980)	104/96	0.5-1.0/h	100/100	1/0	11/7	2/0
Lange et al. (1981)	99/102	0.5-1.5/h Increased every 2 h	96/100	0/0	8/1	3/0
Secher et al. (1981)	182/165	0.5-1.5/h Increased every 2 h	72/71.5	0/0	13/3	1/0

In conclusion, oral PGE_2 appears as safe as intravenous oxytocin under qualified surveillance. The success rate is equally effective and early amniotomy increases the efficacy of both treatments to the same extent. The duration of labour is approximately one hour longer for oral PGE_2. There is no difference in the status of the newborn. The incidence of hypertonus is very low during both treatments. Gastrointestinal side effects are equally common if the PGE_2 dose is maintained low, 1.0 mg. The main advantage of oral PGE_2 administration is the ease and simplicity of the treatment. Therefore, the method may be preferable in multiparous patients with good prospects of inducibility. In pregnancies complicated with toxemia, placentar insufficiency and intrauterine growth retardation the hazards for the fetus following hypertonia speak in favour of the continuing use of intravenous oxytocin instead of oral PGE_2.

Local Administration of Prostaglandins

It is a challenge to improve the chances for successful inductions of labour in parturients with an unripe cervix. Primary amniotomy can rarely be performed in these cases and it became evident that local application of prostaglandin in the vagina could enhance a ripening of the cervix prior to the induction attempt. It was later reported that the intravaginal administration of 3.0 mg PGE_2 also could induce labour (Shepherd et al. 1981). At the Queen Charlotte's Hospital in London, where as many as approximately 20% of all births are induced, 60% of patients with an unripe cervix and 78% of patients with a ripe cervix went into labour after a single dose of PGE_2 without supplementary stimulation with intravenous oxytocin.

Ulmsten and co-workers have introduced a new technique of inserting 0.5 mg PGE_2 in a gel form into the cervix (Ulmsten et al. 1982). The local application will induce a ripening of the cervix facilitating labour induction. In some patients, however, the therapy alone resulted in start of uterine contraction and delivery. The advantage is the lower dose used which reduces the side effects. They showed that in cases with a Bishop score 1-5, labour could be induced in significantly more patients with intracervical PGE_2 in comparison with oxytocin. However, amniotomy was not performed until the cervix was open for 4 cm.

Local application of PGE_2 has proven advantageous as the first choice of treatment in cases with an unripe cervix not permitting primary amniotomy. The incidence of hypertonia was only 1/1000 at Queen Charlotte's Hospital but is approximated as 16/500 from other studies. In 9 of the latter it was necessary to carry out emergency caesarean section. In recent years, 5 cases of intrapartum fetal death have been reported following labour induction by local application of prostaglandins; although higher repeated doses were used in these studies. Therefore it is not recommended to use repeat vaginal application for induction of labour, while single doses in cases with an unripe cervix may be used and then further stimulation either with oxytocin or low oral doses of PGE_2, preceeded preferably with amniotomy. The intracervical mode of administration is attractive as the low dose 0.5 mg PGE_2 does not cause any systemic effects and only slight stimulation of the myometrium.

REFERENCES

Anderson, G.G., Hobbins, J.C. and Speroff, L. (1972): Intravenous prostaglandin E_2 and $F_{2\alpha}$ for the induction of term labor. Am. J. Obstet. Gynecol. 112, 382-6.
Anderson, G. G. and Schooley, G.L. (1975): Comparison of uterine contractions in spontaneous and oxytocin or $PGF_{2\alpha}$-induced labors. Obstet. Gynecol. 45, 284-6.
Beazley, J.M. and Gillespie, A. (1971): Double-blind trial of prostaglandin E_2

and oxytocin in induction of labour. Lancet i, 152-5.
Bishop, E.H. (1955): Elective induction of labor. Obstet. Gynecol. 5, 519-27.
Bremme, K. and Bygdeman, M. (1980): Induction of labour by oxytocin or prostaglandin E_2. Acta Obstet. Gynecol. Scand. Suppl. 92, 11-21.
Bremme, K., Kindahl, H. and Svanborg, K. (1980): Induction of labor by oral PGE_2 administration - evaluation of different dose schedules. Acta Obstet. Gynecol. Scand. Suppl. 92, 5-10.
Brown, A.A., Hamlett, J.D., Hibbard, B.M. and Home, P.D. (1973): Induction of labour by amniotomy and intravenous infusions of oxytocin drugs - A comparison between prostaglandins and oxytocin. J. Obstet. Gynaecol. Br. Cwlth. 80, 111-5.
Calder, A.A. and Embrey, M.P. (1975): Comparison of intravenous oxytocin and prostaglandin E_2 for induction of labour using automatic and non-automatic infusion techniques. Br. J. Obstet. Gynaecol. 82, 728-33.
Friedman, E.A. and Sachtleben, M.R. (1974): Effect of oxytocin and oral prostaglandin E_2 on uterine contractility and fetal heart rate patterns. Am. J. Obstet. Gynecol. 139, 403-7.
Karim, S.M.M., Trussell, R.R., Patel, R.C. and Hillier, K. (1968): Response of pregnant human uterus to prostaglandin-$F_{2\alpha}$-induction of labour. Br. Med. J. 4, 621-3.
Karim, S.M.M. and Sharma, S.D. (1971): Oral administration of prostaglandins for the induction of labour. Br. Med. J. 1, 260-2.
Kelly, J., Flynn, A.M. and Bertrand, P.V. (1973): A comparison of oral prostaglandin E_2 and intravenous syntocinon in the induction of labour. J. Obstet. Gynaecol. Br. Cwlth. 80, 923-6.
Lange, A.P., Secher, N.J., Hassing Nielsen, F. and Thomsen Pedersen, G. (1981): Stimulation of labour in cases of premature rupture of the membranes at or near term. Acta Obstet. Gynecol. Scand. 60, 207-10.
Lange, A. (1986): Induction of Labor. In Prostaglandins and their Inhibitors in Clinical Obstetrics and Gynecology, eds M. Bygdeman, G.S. Berger, L.G. Keith. Lancaster: MTP Press (In press).
Ratnam, S.S., Khew, K.S., Chou, C. and Lim, T.C. (1974): Oral prostaglandin E_2 in induction of labour. Aust. N.Z.J. Obstet. Gynaecol. 14, 26-30.
Read, M.D. and Martin, R.H. (1974): A comparison between intravenous oxytocin and oral prostaglandin E_2 for induction of labour in parous patients. Curr. Med. Res. Opin. 2, 236-9.
Roux, J.F., Mofid, M., Moss, P.L. and Dmytrus, K.C. (1977): Effect of elective induction of labor with prostaglandin $F_{2\alpha}$ and E_2 and oxytocin on uterine contraction and relaxation. Am. J. Obstet. Gynecol. 127, 718-22.
Shepherd, J.H., Bennett, M.J., Laurence, D., Moore, F. and Sims, C.D. (1981): Prostaglandin vaginal suppositories: A simple and safe approach to the induction of labor. Obstet. Gynecol. 58, 596-600.
Secher, N.J., Lange, A.P., Hassing Nielsen, F., Thomsen Pedersen, G. and Westergaard, J.G. (1981): Induction of labour with and without primary amniotomy. A randomized study of prostaglandin E_2 tablets and intravenous oxytocin. Acta Obstet. Gynecol. Scand. 60, 237-41.
Seitchik, J., Chatkoff, M.L. and Hayashi, R.H. (1977): Intrauterine pressure wave-form characteristics of spontaneous and oxytocin- or prostaglandin $F_{2\alpha}$-induced active labor. Am. J. Obstet. Gynecol. 127, 223-7.
Spellacy, W.W., Gall, S.A., Shevach, A.B. and Holsinger, K.K. (1973): The induction of labor at term. Comparisons between prostaglandin $F_{2\alpha}$ and oxytocin infusions. Obstet. Gynecol. 41, 14-21.
Ulmsten, U., Wingerup, L., Belfrage, P., Ekman, G. and Wiqvist, N. (1982): Intracervical application of prostaglandin gel for induction of term labor. Obstet. Gynecol. 59, 336-9.
Vakhariya, V.R. and Sherman, A.J. (1972): Prostaglandin $F_{2\alpha}$ for induction of labor. Am. J. Obstet. Gynecol. 113, 212-20.
Wikland, M., Lindblom, B., Wilhelmsson, L. and Wiqvist, N. (1982): Oxytocin,

prostaglandins and contractility of the human uterus at term pregnancy. Acta Obstet. Gynecol. Scand. 61, 467-472.

Résumé

Les prostaglandines jouent un rôle important dans le debut du travail. Le premier rapport sur le déclenchement du travail à terme reussi par les prostaglandines par voie intraveineuse a été publié par Karim en 1968. Après cette date plusieurs études ont été méné par voie intraveineuse de $PGF_{2\alpha}$ et PGE_2 ou par administration oral de PGE_2 pour le déclenchement du travail à terme.

Les prostaglandines ont montré un efficacité similaire à l'oxytocine par voie intraveineuse. Chez les femmes avec un Bishop score insuffisant les prostaglandines pourraient être superieur à l'oxytocine. En cas de fetus mort ou anencephalique l'avantage de l'usage de prostaglandines est plus evident. La difference entre la dose efficace et sûre et la dose toxique est probablement moins grande avec les prostaglandines que avec l'oxytocine pour le déclenchement du travail à terme. La frequence des complications gastro-intestinale est limité avec les doses reduite de prostaglandines utilisé pour le déclenchement du travail à terme.

Le plus grand avantage de PGE_2 par voie oral est le facilité du traitement. La duration du travail est approximativement une heure plus longue avec PGE_2 par voie oral comparé avec l'oxytocine. Aucune difference dans le status de nouveau-né a été rapporté après l'usage des prostaglandines comparé à l'oxytocine.

Round Table I: Induction of labour

Table ronde I : Induction du travail à terme

Control and Management of Parturition. Colloque INSERM/John Libbey Eurotext Ltd. © 1986 Vol. 151, pp. 131-135.

Induction du travail à terme

Table ronde dirigée par C. Sureau avec la participation de D. Cabrol (Paris), A. A. Calder (Glasgow), A. Chouraqui (Paris), J. P. Dubecq (Bordeaux), V. Lundström (Stockholm), J. M. Thoulon (Lyon) et A. Treisser (Strasbourg)

Synthèse par C. Sureau

Est-il possible, est-il légitime de déclencher le travail à terme ?

La question se trouve posée en termes de technique et de risques, en termes de philosophie, en termes éventuels de responsabilité.

Bien entendu la discussion tourne essentiellement autour du déclenchement à terme pour raisons dites de convenance en dehors de toute considération médicale, telle qu'une indication d'extraction pour pathologie maternelle ou foetale, ou pour dépassement de terme.

Il faut toutefois souligner que ces deux types de situation ne sont pas aussi distincts que l'on pourrait le penser à première vue : il est en effet clair tout d'abord que l'expérience acquise dans l'une des situations est utilisée dans l'autre; la maitrise progressivement obtenue du déclenchement en situation de grossesse normale est utilisable en cas de grossesse pathologique. Réciproquement si une technique est mise en oeuvre alors que le foetus est exposé à un risque particulier on peut considérer qu'elle est également susceptible de rendre service alors que le foetus est en bon état.

La seule réserve est qu'en présence d'une grossesse pathologique et d'une indication impérative à l'extraction on admet sans hésitation l'éventualité de la césarienne en cas d'échec du déclenchement ce qui n'est pas le cas si la grossesse est normale.

D'autre part on peut considérer, ainsi que G. BREART l'a souligné, que l'un des avantages médicaux au déclenchement de principe est d'éviter le dépassement de terme. La prise en considération de l'état du col dans les jours précédant le terme, de manière à obtenir, éventuellement par des moyens mécaniques ou pharmacologiques, sa maturation en vue d'un déclenchement à terme semble bien permettre d'éviter de se trouver après le terme en présence d'un col indéclenchable et confronté à l'apparition de signes de mauvaise tolérance foetale obligeant alors à un déclenchement dans de mauvaises conditions, conduisant fréquemment à la césarienne.

C'est là un des éléments qui ressortaient de l'enquête randomisée (cf.infra) réalisée à Baudelocque où étaient comparées, plus que des techniques (déclenchement effectivement réalisé versus accouchement spontané), des politiques (décision de déclenchement versus décision d'attentisme) : les plus mauvais résultats ont été obtenus lorsqu'après une décision de politique attentiste, le déclenchement devenait médicalement nécessaire.

Il n'en reste pas moins que la question essentiellement débattue est celle du déclenchement en dehors de toute raison médicale. Et tout d'abord le problème de son innocuité.

L'enquête randomisée réalisée il y a quelques années à Baudelocque, en collaboration avec l'U. INSERM 149, l'une des très rares enquêtes randomisées sur ce sujet, apporte des informations précises : une politique de déclenchement à terme, sur des grossesses normales, ne fait courir aucun risque particulier à l'enfant, à en juger d'après le rythme cardiaque et l'état néonatal, ni à la mère, en particulier en ce qui concerne le pourcentage de césariennes.

Mais il existe des contraintes : liée à l'expérience du personnel responsable, aux conditions matérielles de déroulement et de surveillance, et surtout de sélection des cas sur un critère essentiel (mis à part bien entendu la certitude du terme et la normalité de la présentation) : la maturité du col.

C'est le respect de ce critère qui restreint de manière considérable la portée pratique de l'application d'une politique de déclenchement à environ 15% des cas, en fonction de l'expérience de Baudelocque. D'une part parce qu'il faut être exigeant sur les qualités du col, et d'autre part parce que si on l'est, un nombre important de patientes entrent spontanément en travail avant la date prévue pour le déclenchement.

Des réserves sont parfois exprimées et l'ont été au cours de cette table ronde sur la légitimité "morale", en fait plutôt philosophique d'une telle attitude. Ne traduit-elle pas une désinvolture vis-à-vis des lois de la nature, n'aboutit-elle pas à une perturbation d'un mécanisme physiologique, ne correspond-elle pas à une recherche excessive de la convenance du corps médical et d'une facilitation excessive de son travail, voire à un désir de satisfaire des impératifs de nature médico-économique, tels que ceux liés à l'occupation des lits.

Des réponses ont été apportées au cours du débat : la charge technique pour le personnel médical et infirmier est plutôt plus forte en cas de déclenchement qu'en cas d'accouchement spontané (nécessité d'un plus grand nombre d'examens préalables et d'une surveillance commencée plut tôt au cours du travail), le bénéfice pour la gestion des lits n'est pas évident lorsqu'il y a 15% de déclenchements, peut-être le serait-il si le pourcentage s'élevait, mais est-ce criticable ? Est-il a priori nécessaire que les accouchements soient effectués dans une atmosphère de tension, parfois de précipitation ou de drame, par un personnel médical fatigué ou surchargé, ou ne peut-on préférer l'environnement plus décontracté d'un évènement prévu et maitrisé, tant en ce qui concerne la patiente elle-même, son entourage, et le corps médical, dont l'emploi du temps s'accomode parfois mal du caractère imprévisible de l'accouchement. Le recours à la péridurale, en raison de la disponibilité plus grande des anesthésistes n'est-il pas facilité par le déclenchement et cet argument "organisationnel" est-il sans valeur ?

Ne peut-on invoquer (bien que la démonstration statistique ne puisse en être apportée pour des raisons de fréquence) des avantages médicaux : outre la diminution des dépassements de terme, déjà citée, la certitude de la vacuité gastrique et la possibilité de surveillance du travail dès les premières contractions, évitant ainsi les rares mais réelles et parfois dramatiques souffrances foetales précoces.

Il est clair qu'il est plus difficile de répondre à l'argument philosophique du viol de la nature, de la rupture plus précoce des relations foeto-maternelles, des risques à long terme, mais curieusement on s'en soucie moins lorsqu'on bloque l'ovulation, lorsqu'on autorise une femme enceinte à voyager à haute altitude ou lorsqu'on réalise une césarienne systématique avant tout début de travail, et il ne semble pas que les enfants qui sont issus de telles césariennes soient d'une particulière fragilité.

Reste l'élément essentiel : il est évident qu'il ne faut prendre aucun risque, ni maternel, ni foetal, que cela suppose une sélection très stricte des patientes, une bonne organisation, une expérience importante, et qu'en cas de non respect de ces contraintes, on s'expose à des reproches justifiés, que ceux-ci s'expriment par des poursuites judiciaires, ou par une désaffection globale de l'opinion publique ainsi que ce fut le cas dans certains pays étrangers.

A ce sujet l'expérience du Royaume Uni et de la Suède est intéressante.

En Grande Bretagne, le balancier est allé très loin dans le sens du déclenchement, trop loin probablement. Sur le plan technique, la différence essentielle réside dans le principe de la rupture préalable des membranes (alors qu'en France, on rompt plus ou moins tôt, mais toujours après l'apparition d'une activité utérine régulière sous l'influence des ocytociques) et en ce qui concerne la sélection des cas il est évident qu'elle fut beaucoup moins stricte que dans les études telles que celle rapportée plus haut.

Le résultat en est actuellement un recul très net en raison de l'évolution de l'opinion publique.

En Suède, le déclenchement de principe n'est pas populaire en raison de la répartition des taches qui éloigne les obstétriciens médecins de la responsabilité des grossesses et accouchements normaux.

Alors est-il ou non légitime de chercher à maitriser le déclenchement du travail à terme ? L'opinion qui prévaut est manifestement positive mais avec réserves : le seul accouchement déclenché qui soit légitime en dehors de toute indication médicale est celui que réclame ou accepte la patiente, que peut réaliser dans de bonnes conditions d'expérience et de surveillance l'équipe obstétricale, et qui a été l'objet d'une sélection rigoureuse en fonction du terme, de la présentation, de l'ensemble de la situation obstétricale et surtout de l'état du col.

L'équipe obstétricale doit savoir que sa décision engage lourdement sa responsabilité, juridique et ce qui est plus grave encore : morale.

Elle doit se souvenir que même dans le respect strict de ces conditions, l'accouchement déclenché ne correspond pas pour autant à un travail réellement physiologique, ainsi qu'en témoigne, quelles que soient les drogues utilisées, la nécessité habituelle d'une rupture artificielle précoce des membranes.

ELle doit bien comprendre que le risque majeur qui menace son comportement est celui du "dérapage", c'est-à-dire de l'extension des indications de déclenchement à des situations moins idéales, en particulier en ce qui concerne l'état du col. La tentation est grande à cet égard de sous évaluer la résistance cervicale, et cela d'autant plus que l'expérience des grossesses pathologiques et celle des prostaglandines conduit à des tentatives de déclenchement parfois audacieuses, et couronnées de succès, mais alors que la prise du risque de césarienne était légitime en raison de la pathologie obstétricale.

L'expérience de l'analgésie péridurale risque d'aller dans le même sens puisqu'elle conduit parfois à des résultats spectaculaires en matière de dilatation du col. Mais ce serait une lourde faute de compter sur l'efficacité de l'analgésie pour corriger l'erreur d'indication obstétricale.

Toutes ces considérations conduisent à espérer qu' une meilleure connaissance du processus de maturation cervicale et des progrès dans nos procédés d'évaluation aboutissent à une réelle maitrise de la parturition et de son déclenchement.

Réf. *L'Accouchement programmé. C. SUREAU et coll. J. Gyn. Obst. Biol. Repr. 1982,* ***11****, 103-133*

Summary

The induction of labor, at term, for personal purpose independently from any medical indication, is a highly controversial matter.

The opponents to this practice invoke several medical arguments : risks for the baby, increased percentage of cesarean section, as well as rather philosophical considerations, such as the premature break of foetal-maternal relationships.

It may be difficult to refute the latter although no adverse effects on the infant behavior have ever been demonstrated following extraction by programmed cesarean section. As far as the medical aspects of induced labor are concerned however some carefully designed randomized studies, as for example the study conducted at the University Clinic Baudelocque in collaboration with INSERM, U.149, have clearly shown that this induction does not bear any particular risk for neither the mother nor the child.

But very strict guide-lines have to be respected particularly as regard to the experience of the obstetrical team, the monitoring of labor and above all the selection of cases mainly with respect to cervical ripening.

Besides the psychological advantages for the patient and her family, the better organization in work for the obstetrical team, medical arguments in favor of induction may be brought for : early detection of fetal distress which may occur at the time of the first uterine contractions, certainty of empty stomach, and disparition of indications of induction due to passed term, which bear an increased risk of adverse fetal consequences, as demonstrated by the Baudelocque study.

Due to these restrictions of selection the number of patients who may benefit of such inductions is relatively low. Furthermore it should be remembered that the labor artificially induced does not really mimik a spontaneous labor, as shown by the need of early rupture of membranes.

Some progress is expected in this regard from a better knowledge of the cervical ripening process.

Control and Management of Parturition. Colloque INSERM/John Libbey Eurotext Ltd. © 1986 Vol. 151, pp. 137-138

Maturation du col par ballon

J. P. Dubecq

Maternité B, Hôpital Pellegrin, 33 076, Bordeaux Cédex, France

L'induction du travail est d'autant plus difficile que le col est moins raccourci et moins ouvert, en un mot moins mûr.
Le Ballon a été utilisé pour obtenir la maturation du col.
Le ballon est une sonde trachéale à ballonnet de latex acceptant un remplissage de 50 ml. Le diamètre du ballonnet est alors de 50 mm et il sera expulsé quand l'ouverture du col sera de 40 mm environ.
La pose se fait sous le contrôle de la vue ; elle est possible quand le col accepte au moins une bougie de 10 mm (99 % des cas).

Après la pose du ballon, les contractions utérines surviennent dans un délai d'1 à 2 heures, le ballon est expulsé dans le vagin au bout de 5 heures en moyenne - à ce moment là, soit les contractions persistent et on accepte l'accouchement, soit elles cessent et on pose aussitôt ou le lendemain une perfusion de syntocinon (R) dont l'action sur ce col mûr est aussi rapide qu'après maturation spontanée.

Le dépassement du terme constitue dans notre série la plus fréquente indication du ballon (55 % des cas).
Les complications suivantes ont été notées :

- mutations de présentations rares (1 %)
- échec de la maturation rare (1 %)
- dystocies dynamiques et souffrances foetales de l'accouchement consécutif à la maturation par ballon : elles représentent les principales indications des césariennes (10 % des cas).

Ce taux de césariennes, plus élevé que dans l'accouchement programmé, dont la première condition est la maturité du col, se compare favorablement avec celui des statistiques de déclenchement pour raisons médicales.

Summary

Induction of labor is not easy when the cervix is unfavorable.
We use a small balloon to ripen a cervix with a low Bishop score (≤ 4).
The balloon is a cuffed endotracheal tube which is inserted in the cervix and filled in with 50 ml of saline water.

After the placing of the tube, uterine contractions come within one or two hours and the "balloon" is ejected in 5 hours on an average.
At this time two possibilities : either uterine contractions are going on and we accept delivery, or they stop and we use an infusion of oxytocin on this ripen cervix.

Our principal indication of induction of labor is term and posterm pregnancy.

Control and Management of Parturition. Colloque INSERM/John Libbey Eurotext Ltd. © 1986 Vol. 151, pp. 139-142.

Induction du travail par une pompe automatique autoprogrammée : Autosoma

J. M. Thoulon, G. Duvic et Y. Domenichini

Département de Gynécologie-Obstétrique, Hôtel-Dieu, 69288 Lyon Cedex 02, France

Du 15-12-1982 au 30-04-84 nous avons réalisé dans le département de Gynécologie-Obstétrique de l'Hotel-dieu de Lyon(Pr F.CHARVET,Pr JM THOULON) 277 tentatives d'induction du travail dont 251 ont abouti à l'accouchement(90,61 % des cas);les 26 autres tentatives n'ayant pas abouti dans les 24h suivant l'induction (les membranes n'ayant pas été rompues d'emblée selon notre protocole habituel).155 inductions ont été réalisées sur indication médicale (HTA, diabète, RCIU, RPM, terme dépassé). 96 cas correspondaient à des accouchements programmés (indication d'opportunité).Nous avons comparé 2 methodes:la perfusion d'ocytocine par pompe manuelle(158 cas) et la perfusion d'ocytocine réglée par une pompe asservie et autoprogrammée AUTOSOMA.

Mode de Fonctionnement d'AUTOSOMA: Après rupture artificielle des membranes et mise en place d'un catheter intra-utérin à embout ouvert pour réalier une tocographie interne (TI),on relie le cardiotocographe à AUTOSOMA. Le calculateur intégré d'AUTOSOMA mesure l'activité utérine qui correspond à la surface de la contraction utérine (CU) au dessus du tonus de base , selon un procédé déja décrit(1).L'AU calculée pendant une période de 15 mn est mise en mémoire,affichée sur AUTOSOMA et marquée sur le cardiotocogramme, ce qui permet d'effectuer un contrôle à posteriori.L'AU est exprimée en kPa.s 15mn .endant une période de 15 minutes..Nous avons montré que chez la primipare l'AU habituelle dans la travail spontané se situe entre 800 et 1300 kPa.s.15mn.AUTOSOMA delivre alors une quantité d'oytocine proportionnelleà l'AU calculée, pendant une durée de 15 mn. Le débit d'ocytocine est ajusté par AUTOSOMA en fonction de l'AU calculée après chaque CU.Si l'AU est trop faible selon les consignes données à AUTOSOMA (minimum 800 kPa.s.15 mn),le débit est augmenté proportionnellement. .Tant que la valeur optimum de l'AU n'est pas obtenue AUTOSOMA augmente le débit d'ocytocine d'autant plus vite que l'AU est plus faible .Quand la valeur optimum de l'AU est atteinte AUTOSOMA stabilise le débit d'ocytocine au même niveau.Si malgré l'augmentation du débit l'AU reste stable pendant plus de 45 mn AUTOSOMA diminue le débit d'ocytocine dans le but de délivrer la dose la plus faible possible.Si des alarmes (intensité de la CU supérieure à 11 kPa , hypertonie supérieure à2.9 kPa ,ralentissement du RCF supérieur à 80bpm)sont détectées AUTOSOMA stoppe la perfusion et l'accoucheur doit intervenir pour la remettre en route.Le nouveau débit d'ocytocine est alors réduit de 30 %.Si l'AU dépasse 1500 kPa.s.15 mn , le débit est automatiquement réduit de 30 %.Ainsi AUTOSOMA ajuste constamment le débit en fonction de la réponse utérine soit en le diminuant soit en l'augmentant, les alarmes contribuant aussi à la fiabilité de l'ensemble.

Induction du travail par AUTOSOMA : Résultats

93 inductions du travail ont été réalisées par AUTOSOMA ,51 pour raison médicale et 42 pour opportunité.Nous avons comparé les résultats obtenus par AUTOSOMA (Série A) à ceux obtenus par perfusion simple (série P).Dans les indications médicales,la durée de la perfusion fut de 7 h 30 (série A:9 cas) et de 4 h 30 (série P:11 cas).Le temps pour passer de 5 cm à dilatation complète (DC) fut de2 h 30 pour AUTOSOMA et de 1 h 15 pour la perfusion. Les différences ne sont pas significatives car les séries sont trop peu importantes.Le taux de césariennesfut de 10 % (série A.) contre 26,6 % (série P).Dans les indications de convenance (5 cas série A et 9 cas série P toutes réalisées sous analgésie péridurale) ,la durée du travail fut de 6h30 (série A) et de 6h30 (série P),la durée de perfusion de 7h45 (série A) et de 8h50 (série P),le temps pour passer de 5 cm à DC de 2h (série A) et de 3 h (série P): il n'y a pas de différence entre ces 2 séries.Il n'y a pas de différence statistiquement significative entre les deux séries pour les résultats néonatals:dans les indications médicales le nombre d'enfants ayant un coefficient d'Apgar inférieur à 7 est de 4 (7,84 %) pour la série A contre 11 (10,2 %) pour la série P; la mortalité périnatale est de 3,92 % (2 cas) dans la série A contre 2,87 % (3 cas) dans la série P;on note un taux d'ictère néonatal plus élévé (24,7 % :26 cas/105)dans la série P que dans la série A (10,2 % :5 cas/49).Dans les indications de convenance il n'y pas de mortalité périnatale dans les deux séries, ni de morbidité ,mais on retrouve un taux d'ictère néonatal plus élevé dans la serie P (3/42) que dans la série A (8/107).

Discussion et Conclusion

L'utilisation d'AUTOSOMA est efficace; l'allongement apparent de la durée du travail dans la série A (indications médicales) est lié à un biais introduit par l'absence de randomisation , les cas les plus difficiles ayant été confiés à AUTOSOMA , comme l'indique un score de Friedman moyen plus bas (17,2 pour la série A contre 19,3 dans la série P). A score de Friedman équivalent la durée du travail est identique. La mortalité périnatale est équivalente dans les deux séries mais le taux d'ictère neonatal est plus faible dans la série A, ce qui atteste d'une dose d'ocytocine plus faible.

Nous pensons qu'AUTOSOMA par sa facilité d'emploi, sa sécurité liée aux alarmes, sa souplesse d'utilisation (chaque équipe peut moduler les consignes en fonction de ses habitudes thérapeutiques) est un apoint intéressant dans la technique de l'induction du travail par perfusion d'ocytocine dont elle accroit la fiabilité et la sécurité.

1. DOMENICHINI Y Conception d'une pompe automatique à ocytocine autorégulée et autoprogrammée par l'activité utérine. Thèse med. LYON
1982,n°341.

Summary

277 trials of induction of labour have been carried out in the HOTEL-DIEU's department of Obstetrics and Gynecology from 12-15-1982 to 04-30-84. 251 were successfull (155 medical indications and 96 programmed deliveries).

The purpose of the trial presented here is to compare induction with oxytocin classic peristaltic pump (OPP) with an automatic feed-back controlled oxytocin infusion system named AUTOSOMA (AU).

AUTOSOMA PROTOCOL.

After artificial rupture of membranes , an open-tip catheter is introduced into the amniotic cavity , in order to get intrauterine pressure.Autosoma is connected to the cardiotocograph.From the intrauterine pressure signal, the active contraction area is measured over successive 15mn periods and stored in a sequential memory (1). Uterine Activity (UA) is measured in kPa.s.15 mn;its value is displayed on the AUTOSOMA and a marker printed on the CTG recording.Oxytocin infusion is started : the initial rate is proportional to UA and increases after every 15mn's period according to the new measured UA until the optimum level is reached (between 800 and 1300 kPa.s.15 mn).At this time , infusion oxytocine rate is stabilized : if the UA is stable during more than 45 mn Autosoma decreases by thirty percent the oxytocin infusion rate in order to reduce the quantity of oxytocin delivered.If the UA is to high according to the optimum level, oxytocin infusion rate is decreased proportionally to the UA level.Many safety features are included especially hypertonus alarms and FHR deceleration alarms,which stop Autosoma :intervention of obstetrician is necessary to start again the infusion.

RESULTS

93 inductions of labour have been carried out, 51 medical indications and 42 programmed deliveries. The results of both series have been compared:inductions with AUTOSOMA (AU) and with oxytocin peristaltic pump (OPP). 1.<u>Medical Indications</u>: duration of infusion was 7 h30 in AU serie and 4 h 30 in series OPP;time from 5 cm dilatation to full dilatation was 2 h 30 in AU series and 1 h 15 in OPP series.The difference between both seriess is not significant. The Cesarean Section rate was 10 % in AU series (1/10)and 26.6 % in OPP series (4/15).The Apgar score below 7 rate was 7.84 % in AU series (4 cases) and 10.2 % in OPP series (11 cases).Perinatal mortality was 3.92 % (2/52) in AU series and 2.87 % (3/107) in OPP series: the difference is not significant.The neonatal jaundice rate was 10.2 % (5/49) in AU series and 24.7 % (26/105) in OPP series : the difference is significant . 2 <u>Programmed deliveries</u>:all deliveries were performed with peridural analgesia (5 cases in AU series and 9 cases in OPP series). Duration of oxytocin infusion was 7 h 45 in AU series and 6 h 30 in OPP series,time from 5 cm to full dilatation was 2 h in AU series and 3 h in OPP series ; no perinatal mortality have been noted ;the neonatal jaundice rate was 7.14 % (3/42) in Au series and 7.54 % (8/106) in OPP series :the difference is not significant.

Continued on p. 142

DISCUSSION

Routine utilisation of AUTOSOMA is very easy, and its efficacy is good . Apparent prolongation of the duration of the infusion in AU series compared to OPP series is due to a bias: the mean Friedman score is lower (17.2) in AU series than in OPP series (19.3).If the Friedman score is equal (programmed deliveries) the duration of infusion is the same.The neonatal jaundice rate is lower in AU series, because of a lower quantity of oxytocin infusion.The induction of labour by oxytocin infusion is improved by the use of AUTOSOMA,wich adapts itself individual uterine activity response.

1 .DOMENICHINI Y. Conception d'une pompe automatique à ocytocine autorégulée et autoprogrammée par l'activité utérin.Thèse Méd. LYON 1982.n°341

Control and Management of Parturition. Colloque INSERM/John Libbey Eurotext Ltd. © 1986 Vol. 151, pp. 143-148.

Dystocie de démarrage du travail

A. Treisser

Clinique Gynécologique et Obstétricale, Centre Hospitalier Regional, 67091 Strasbourg Cedex, France

RESUME :

La dystocie de démarrage ou prolongation de la phase de latence, est une anomalie dynamique de la première partie du travail. Jusqu'à présent aucune théorie explicative de cette anomalie de dilatation n'a été pleinement satisfaisante. C'est pourquoi l'attitude thérapeutique a toujours été controversée. Une étude randomisée a permis de montrer le bien fondé de l'attitude "active" lorsqu'elle est associée à un bon moyen d'analgésie (péridurale). Une comparaison avec le déclenchement artificiel du travail sur col peu mature est intéressante, dans la mesure où les thérapeutiques employées sont identiques.

Il peut paraître paradoxal de parler de dystocie de démarrage dans une Table Ronde consacrée à l'induction du travail à terme. On sait en effet qu'il s'agit d'un travail qui s'est induit spontanément mais qui par la suite est devenu pathologique. Toutefois certaines thérapeutiques employées pour la corriger sont analogues à celles utilisées dans le déclenchement, c'est la raison pour laquelle il est apparu opportun d'essayer de rapprocher ces deux entités.

Le terme de dystocie de démarrage n'existe qu'en français. Il correspond à ce que les auteurs anglo-saxons appellent la prolongation de la phase de latence, c'est-à-dire de la première partie de la courbe cervicométrique de FRIEDMANN. Cette phase correspond cliniquement à l'effacement et au début de la dilatation du col. La durée normale de celle-ci a été appréciée de façon diverse et à beaucoup évoluée depuis 1955. Si initialement FRIEDMANN parlait de 20heures, très rapidement d'autres auteurs ont à juste titre fixé une durée nettement inférieure : 12 heures, puis 10 heures, puis 6 heures. En fait cela correspondait à une attitude de plus en plus directive en salle d'accouchement ces dernières années, et en particulier dans la dernière décennie.

Quoiqu'il en soit, l'activité inefficace en début de travail nécessite une intervention thérapeutique, ce fait est reconnu par tous et ceci pour deux raisons essentielles :

- retentissement physique et psychologique de ce travail par la femme qui s'agite et qui s'inquiète du fait de la fréquence des contractions utérines qu'elle ressent douloureusement et pour "rien",

- retentissement foetal par l'augmentation considérable du nombre de contractions utérines même si celles-ci sont inefficaces sur le plan dynamique.

Jusqu'à présent aucune théorie explicative de l'anomalie de dilatation que constitue la dystocie de démarrage n'est pleinement satisfaisante, qu'il s'agisse de la théorie corporéale, ou de la théorie cervico-segmentaire.

C'est pourquoi la thérapeutique de la dystocie de démarrage n'a jamais été univoque, certains étant partisans d'activer le travail, d'autres de le bloquer momentanément. En France depuis la thèse de J. BARRIER il était habituel d'utiliser des thérapeutiques bloquantes, soit perfusion de PETHIDINE ou de CHLORPROMAZINE, ou l'association des deux. Ensuite à l'instigation de certains auteurs, comme RUDICH et CHEYNIER, d'utiliser des bêta-mimétiques comme thérapeutique bloquante.

Ayant été frappé par l'effet très désagréable pour les patientes de certaines thérapeutiques bloquantes, (LARGACTIL) et de l'effet partiellement positif des bêta-mimétiques, nous avions essayé d'évaluer objectivement les thérapeutiques employées le plus couramment, qu'elles soient bloquantes ou au contraire stimulantes dans une étude randomisée sur une série continue de deux ans dans le service du Professeur BARRAT à St Antoine.

- Dans un premier temps : les patientes admises dans l'essai avec un diagnostic de dystocie de démarrage, recevaient un des quatre produits suivants après tirage au sort, SYNTOCINON, PETHIDINE (DOLOSAL*), CHLORPROMAZINE (LARGACTIL*) ou RITODRINE (PRE PAR*).

Le critère essentiel et le but recherché du traitement est la modification du col. En cas d'utilisation de thérapeutiques bloquantes, le résultat définitif ne peut être apprécié que secondairement après reprise du travail.

Au terme de cette première étude, aucun traitement envisagé ne s'était montré supérieur, "l'attitude activiste" par perfusion de SYNTOCINON était efficace une fois sur deux, mais au détriment du confort maternel, l'agitation étant aggravée. Si à première vue la solution de blocage (essentiellement par RITODRINE et CHLORPROMAZINE) peut paraître la meilleure, car dans la plupart des cas elle soulage la femme, en fait cette solution est imparfaite car la reprise spontanée du travail se fait souvent sur un mode dystocique et en définitif, on se retrouve souvent plusieurs heures plus tard dans la même situation qui devait être traitée secondairement par la direction active du travail.

- C'est pourquoi dans une deuxième étude randomisée nous avons alors comparé deux méthodes de direction active du travail : association perfusion de SYNTOCINON, analgésie péridurale et perfusion de SYNTOCINON utilisée seule. En jugeant sur l'opinion globale, l'association péridurale - SYNTOCINON donnait de meilleurs résultats que le SYNTOCINON seul. Cette opinion, contrairement à ce que l'on pourrait croire, se fondait non pas tant sur la modification du col qui était identique dans les deux groupes, ni sur la durée moyenne du travail après mise en oeuvre du traitement (3 heures 50mn pour le SYNTOCINON, contre 4 heures 20mn pour l'association), mais surtout sur le confort maternel, puisque l'agitation pratiquement constante dans la dystocie de démarrage, était calmée presque constamment avec la péridurale et pratiquement jamais avec le SYNTOCINON seul. Il faut noter que les scores de BISHOP étaient toujours inférieurs à 5 dans les deux groupes. Ces résultats allant un peu à l'encontre des habitudes nous ont montré que le meilleur traitement pour corriger l'activité utérine inefficace en début de travail est l'association analgésie péridurale et perfusion de SYNTOCINON, qui réalise la meilleure façon d'allier une thérapeutique "stimulante" tout en préservant le confort maternel.

COMPARAISON AVEC LE DECLENCHEMENT DU TRAVAIL.

Cette expérience clinique et thérapeutique, permet de dresser un parallèle avec le déclenchement artificiel du travail, en particulier sur col peu favorable (BISHOP inférieur à 5).

Les constatations : en cas de dystocie de démarrage, (avec par définition col peu favorable), les techniques employées qui sont à peu près identiques à celles du déclenchement du travail donnent de bons résultats avec un taux de césariennes non différent de celui de la population générale. En revanche, un déclenchement artificiel sur un col identique peu mature, conduirait dans un grand nombre de cas à une anomalie dynamique.

Le fait d'avoir observé un travail rapide après traitement par SYNTOCINON, prouve que cette thérapeutique est efficace non seulement sur la dystocie de démarrage, mais aussi dans la prévention des dystocies secondaires dont la fréquence élevée a été montrée par FRIEDMANN.

Le nombre de moins en moins grand de dystocies de démarrage observées, vient du fait que nombre d'accouchements sont déclenchés ou dirigés précocément et que ces interventions réalisent en quelque sorte un traitement préventif de la dystocie de démarrage. Autrement dit, l'accroissement du déclenchement et de la direction précoce du travail fait diminuer le nombre de dystocies de démarrage.

Les explications : pourquoi en cas de dystocie de démarrage cette thérapeutique est plus efficace que pour un déclenchement sur col identique ? Les premières contractions utérines, même dystociques, induisent sans doute des modifications du col qui passent inaperçues à l'examen clinique, et qui sont vraisemblablement sous la dépendance de sécrétions locales de prostaglandines.

Les cols des patientes présentant une dystocie de démarrage sont-ils anormaux ? Ces cols possèdent peut-être une texture musculaire plus abondante que normalement dans leur partie supérieure et dans la région isthmique transitoire. Cette hypothèse permettrait alors à l'analgésie péridurale d'exercer au maximum son action locale par son effet antalgique, et de favoriser l'action optimale du SYNTOCINON sur la coordination des fibres myométriales. Ceci permettrait d'envisager une action sur les deux théories explicatives. Toutefois seule une étude histologique ou biochimique de ces cols pourrait apporter une preuve à cette explication.

Tocolysis

Tocolyse

Control and Management of Parturition. Colloque INSERM/John Libbey Eurotext Ltd. © 1986 Vol. 151, pp. 151-162.

Betamimetics for the management of preterm labour

M. Thiery

Department of Obstetrics, University Hospital, B-9000 Gent, Belgium

SUMMARY

Uteroselective betamimetic drugs are widely used for arrest of preterm labor. On the basis of scientific evidence, the effectiveness of chronic betamimetic tocolysis appears to be mainly restricted to the extension of pregnancy. However, the observation "..that labour-delaying agents have only limited potential in reducing mortality, is no justification for therapeutic nihilism" (King et al. 1985) holds, and research must be directed to the detection of more effective preterm labor predictors and pharmacokinetically sound modes of drug administration. Betamimetics are potent drugs with a wide range of systemic effects. Effective use of these compounds which implies I.V. administration, is not free from side-effects, some of which are potentially dangerous. To use I.V. betamimetics safely, the obstetrician must have adequate knowledge of the pharmacology and mode of action of these substances.

KEY WORDS

Preterm labor, tocolysis, betamimetic agents

INTRODUCTION

Betamimetics are the most popular of the drugs used for the arrest of preterm labor (Lewis et al. 1980, Keirse 1984). Chronic betamimetic tocolysis was first proposed by Bishop and Wouterz in 1961. Since the early Seventies the original compound (isoxsuprine) has been superseded by an array of more uteroselective substances, of which ritodrine hydrochloride remains the model (Wesselius-de Casparis et al. 1971). However, none of the currently used preparations is entirely free from $beta_1$-receptor activity, which explains why they produce unwanted maternal effects, mainly cardiovascular.

After two decades of extensive clinical use of selective betamimetics for preterm labor there is still no consensus about the usefulness of this type of pharmacologic intervention. There are two main reasons for this uncertainty: (1) although no one doubts the uterorelaxant effects of $beta_2$-mimetic drugs, proof is still lacking that their administration benefits the perinate, which is of course the goal of tocolysis; (2) in recent years it has become abundantly clear that I.V. betamimetic therapy is not free of mainly maternal hazards. Furthermore, hard data concerning the socio-economic implications of chronic tocolysis are not available.

To contribute to the discusion as to the place that must be reserved for betamimetics in preterm labor, we shall briefly discuss the efficacy and potential risks of chronic tocolysis.

EFFICACY OF CHRONIC BETAMIMETIC TOCOLYSIS

Assessment of the relative efficacy of betamimetic therapy in preterm labor is based on results of epidemiologic and clinical studies and, to quote Calder and Patel (1985), both of these sources are "veritable mine fields".

At the population level, proof is still lacking that the clinical introduction of uteroselective betamimetic compounds has influenced the downward course of perinatal mortality rates in Western countries (Rüttgers et al. 1981).

Numerous clinical trials have attempted to evaluate the efficacy of betamimetic tocolysis. However, most of the available data are useless for this purpose because of weaknesses in protocol design and small sample size. Parameters of different value have been applied to estimate the success of treatment but as long as no allowance is made for the differences in pelvic situation and gestational age at the time of initiation of therapy, comparison of protocols will continue to be impossible. Attempts have been made to control these variables by the introduction of the Baumgarten and Gruber's (1974) tocolysis index and Richter's (1977) prolongation index, but satisfactory statistical correlation between these indices has been questioned on the basis of a double-blind controlled randomized trial with I.V. terbutaline (Penney & Daniell 1980).

Thus, only a handful of studies satisfy the basic requirements for clinical testing of betamimetics (Eskes and Essed 1979) and therefore stand the test of methodological adequacy (Hemminki and Starfield 1978, Anderson 1981, King et al. 1985). Besides being few in number, these placebo-controlled trials cover too few cases to render valid the assessment of treatment success in terms of perinatal lethality. To circumvent this problem, King et al. (1985) studied the pooled material of seven placebo-controlled trials, five of them done with I.V. ritodrine and two with I.V. terbutaline. Calculated differences between treatment and placebo groups were expressed as odds ratio and the finding of a ratio < 1 suggests that betamimetic tocolysis is effective in altering the parameter under study. If the confidential limits at the 95% level are also smaller than 1, the effect suggested by the odds ratio is unlikely to be due to chance. Fig. 1 gives an overview of the over-all odds ratios indicating (1) that chronic betamimetic tocolysis effectively delays delivery for at least

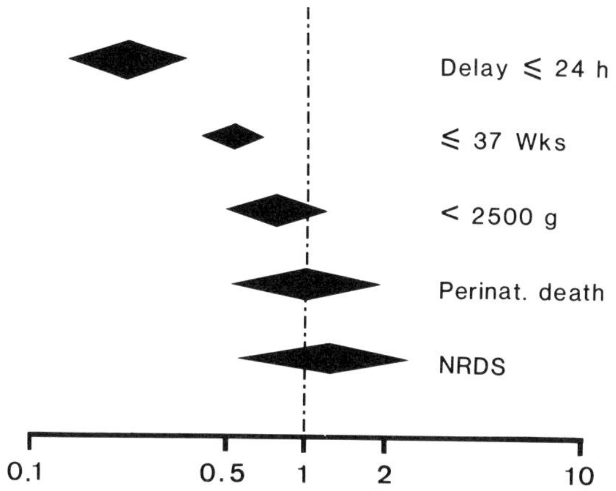

Figure 1 : Over-all odds ratios for the parameters assessed (modified after King et al. 1985)

24 h and reduces the proportion of babies born before 37 weeks of gestation; (2) that this prolongation of pregnancy has no statistically significant effect on the incidence of low birthweight infants; and (3) that there was no apparent beneficial effect of betamimetic administration on perinatal mortality or the incidence of neonatal respiratory distress syndrome. Thus, according to this analysis the sole benefit to be gained by tocolysis seems to be delay of delivery. However, if obstetricians were to systemically utilize the precious gain of time to transfer the patient with the fetus in utero to a well-equipped perinatal center and/or to assess/promote pulmonary maturation, a positive effect on perinatal morbidity/mortality might become apparent.

Scientific analysis of the available "hard" data shows that obstetricians have overestimated the advantages of chronic betamimetic tocolysis, probably because they have based their "clinical" opinion on anecdotal evidence or simply as a result of wishful thinking. As a matter of fact, the rationale underlying this procedure seems logical enough: because betamimetics inhibit uterine activity, administration of these drugs will prolong the pregnancy and therefore improve neonatal mortality and morbidity. However, there is a discrepancy between theory and practice and we can only speculate as to why such a simple model is not corroborated by clinical experience.

One of the possible reasons is that preterm labor is not a normal labor: initiation of effective uterine activity may be the signal that the passenger is in poor condition or is being carried in hostile surroundings. An important fraction of the perinatal mortality associated with preterm birth cannot be simply prevented by prolonging the pregnancy, because the fetus has already succumbed or is suffering from a lethal deformity (King et al.

1985). In patients with intact membranes, subclinical intra-uterine infection may be associated with and can probably provoke the preterm contractions. In these cases tocolysis, besides being ineffective, will have an adverse effect on the perinate. One rather exotic example of this situation is listeriosis, but even common genital infections, e.g. bacterial vaginosis, are currently suspected of being associated with preterm birth (Gravett et al. 1986). Many recent reports point to infection as an unappreciated cause of idiopathic preterm labor, and such infections may prove amenable to specific therapy. In a randomized, double-blind trial performed in women receiving I.V. tocolytics (terbutaline or $MgSO_4$), McGregor et al. (1986a) obtained significant prolongation of gestation by adjunctive erythromycin treatment. Some cervico-vaginal micro-organisms produce proteinases, enzymes which by altering the collagen frame of the cervix and/or the membranes may induce untimely cervical softening and/or premature membrane rupture (McGregor et al. 1986b).

Another reason why the results of chronic tocolysis could be improved is that successful prevention of preterm labor probably depends more on foresight than on treatment and there are indeed indications that the introduction of programs based on risk screening and a policy of prevention can be associated with progressive decline of the rates of preterm birth (Papiernik 1982, Papiernik et al. 1985). Prediction and early diagnosis of preterm labor have remained singularly inaccurate. Early signs of cervical ripening may be observed several weeks before preterm birth, and Papiernik et al. (1986) have demonstrated the usefulness of repeat pelvic scoring for the prediction of preterm labor. According to Katz et al. (1986), in patients at high risk of preterm labor, ambulatory electronic recording may assist the clinician in the detection of deviant patterns of uterine motility that may indeed prove to have predictive value (Katz et al. 1986). The Heidelberg group (Arabin et al. 1985) is confident that rheobase measurement throughout the second half of gestation serves as an independent indicator of impending premature labor, which explains why they included this procedure in their preterm screening program. The ideal predictor of preterm labor would of course be a biochemical marker, but for the time being no such indicators are available and Block has clearly shown that preterm delivery is not predicted by serial plasma estradiol and progesterone concentration measurements (Block et al. 1984).

The inaccuracy of our diagnostic methods explains why cases are frequently overlooked but also why so many patients are wrongly diagnosed as being in preterm labor. Overzealous treatment can have devastating socio-economic implications, and the inconveniences and hazards must be carefully weighed against the benefits of I.V. administration of betamimetics. Therefore, before instituting tocolytic treatment it is wise to observe the candidate for some time and to rely principally on the evidence provided by the cervicogram. Recently, Castle and Turnbull (1983) argued that early diagnosis of labor can be refined by the use of real-time ultrasonography, because according to these authors it is unlikely that in the presence of fetal breathing labor will progress in gravidas who have initially presented with contractions.

The success of preventive programs is not easy to explain. Psychosocial stress levels during pregnancy were found to be particularly high in women whose babies were born preterm, and according to Newton et al. (1979) stressful events may precipiate preterm labor in some women. Therefore, antenatal caring (in contradistinction to caretaking), by teaching the patient how to avoid stress factors, may have a beneficial effect in women at risk for preterm labor. Dr. Michel Irrmann of Strasbourg (pers. comm. 1985) considers destabilization of the uterine equilibrium to be the main cause of preterm uterine contractility. Women (and staff) can be taught to recognise the early signs and symptoms of what Irrmann calls "uterine destabilization", and such patients seem to be able to learn how to correct this condition by themselves by avoiding psychological stress, getting more rest, and having frequent contact with their physician. Apparently, this approach has given gratifying results, i.e., it reduced the preterm delivery rate (to less than 2%) as well as the need for hospitalization and betamimetic therapy (to 1.8%).

That preterm labor may be related to the woman's life style has also been suggested by Beischer and Liang (1984), who consider the low prematurity rate in Chinese women (4.7% neonates < 2500 g) to be related to variables such as mandatory early prenatal care, total absence of smoking and sexual promiscuity, and the use of simple but good nutrition, rather than to the reduced rates of multiple pregnancy and major malformations characterizing this population.

Finally, another explanation of the poor clinical results of betamimetic tocolysis may be sought in the procedure itself. The uterine inhibitory effect of these drugs is dependent on at least three variables: the compound, the route of administration, and the dose administered. Differences in the uterine effect of the currently used betamimetics are inconspicuous: I.V. ritodrine and fenoterol show a similar inhibitory effect, but the duration of tocolysis is longer after ritodrine (Gerris et al. 1980).

Because the parent drug is extensively metabolized in the intestinal tract and the liver, oral administration of ritodrine is probably not effective for preterm labor (Van Lierde and Thomas 1982, Van Lierde et al. 1982). The I.V. route is therefore to be preferred for chronic tocolysis, but all currently applied dose regimens are empirical. With the escalating dose schemes (which have now largely replaced the originally applied fixed-dose regimens), steady-state concentrations of ritodrine have not been reached when the infusion rate is further increased. On these grounds we believe that the use of a loading dose is pharmacologically sounder. With the dose regimen shown in Fig. 2, i.e., I.V. infusion of 150 μg ritodrine during 30 min followed by 50 μg/min, steady-state concentrations can be obtained 30 min after the start of the infusion. This approach permits early assessment of the efficacy of the steady-state concentration obtained, and provides a sound basis for a decision to increase the infusion rate (Ingels et al. 1985).

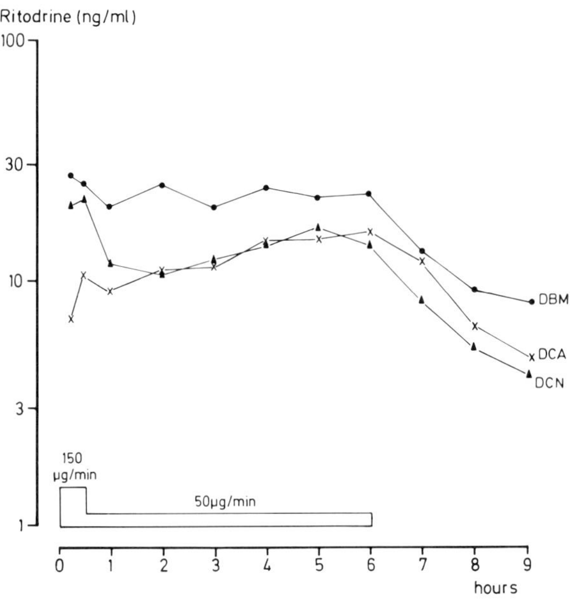

Figure 2 : Plasma concentrations of ritodrine in three women during and after I.V. infusion of the drug at 150 µg/min for 30 min, followed by 50 µg/min during 6h.

Since long-term administration of I.V. betamimetics may be associated with down-regulation, short treatment courses resumed in case of relapse deserve preference. If relapse occurs, the combination of a betamimetic with another type of uterolytic drug may be effective. The use of uterolytic cocktails has also been proposed as a way to diminish drug dose and decrease the specific side-effects of beta-agonist therapy. However, some combinations potentiate untoward effects and therefore may enhance maternal hazards. An example of this is the antidiuretic effect shared by betamimetics and $MgSO_4$.

SAFETY OF CHRONIC BETAMIMETIC TOCOLYSIS

Patient acceptance of chronic betamimetic tocolysis is fairly good. As a rule, I.V. administration produces side-effects, mainly palpitations and tremor, which subside and are better accepted as time goes on. However, severe tachycardia and especially chest pain, arrythmia, and dyspnea, must be taken seriously.

MATERNAL HAZARDS

Maternal deaths: At least six cases of maternal lethality associated with I.V. betamimetic tocolysis are on record

(Ingemarsson et al. 1985), four of them of cardiac origin. However, analysis of the circumstances of these deaths did not answer the question as to whether tocolytic therapy had played any part in at least four of these six cases.

Metabolic complications: Although the metabolic alterations associated with I.V. betamimetic tocolysis are generally mild, it is a wise precaution to check periodically all patients undergoing treatment for hypokalemia (ECG and ionogram), whereas diabetics require careful monitoring of plasma glucose and usually the dose of insulin must be increased.

Cardiac complications have been reported in gravidas undergoing prolonged betamimetic tocolysis. However, because some of these patients were suffering from pre-existent heart disease and the majority had received compounds known or suspected to enhance the cardiotoxicity of beta-agonists (mainly corticoids), it is impossible to estimate the cardiogenic risk accompanying betamimetic therapy (Eskes et al. 1980).

Recently, investigation has been focused on the identifiation of morphologic alterations of the myocard. Diffuse micronecrosis has been known since 1959, when it was induced in the rat by the administration of isoproterenol (Rona et al. 1959). Diffuse micronecrosis is identical to the lesions identified in maternal (and perinatal) betamimetic-related deaths, and is comparable to the "adrenergic myocarditis" described in pheochromocytoma (Dhainaut et al. 1978). Unlike genuine infarction, micronecrosis is not the direct result of hypoxia but is produced by the increased oxygen and substrate requirements characterizing the beta-stimulated myocard cell: if demand exceeds supply, myocardial ischemia develops. This condition is initially functional and reversible, but with time it leads to diffuse degenerative lesions (Dhainaut et al. 1978). Indirect evidence of myocardial necrosis has been sought by quantitation of myocard compounds in serum, e.g. creatine kinase (CK) and its iso-enzymes (MB and B), and more recently by assessment of serum myoglobin. The results of the majority of these clinical studies were negative (Gerris et al. 1980), but CK-MB (Wellstein et al. 1977) and myoglobin concentrations (Lechner et al. 1981) have been found to be increased in gravidas given fenoterol not combined with verapamil.

Whatever the clinical implications of these findings, precautionary measures are recommended when candidates are being selected as well as during tocolysis; furthermore, periodic determination of the blood levels of myocard-specific agents and potassium may be indicated. The clinician should also be aware that the group of patients at higher risk of cardiovascular complications probably includes women carrying more than one fetus (Katz et al. 1981). Finally, combination of cardioprotective agents with betamimetic therapy, e.g. calcium antagonists, $beta_1$-selective blockers, potassium, and magnesium, has been advocated.

Pulmonary complications: Cases of pulmonary edema during inhibition of premature labor have been reported (Ingemarsson et al. 1985). At present, the opinion is gaining ground that this complication has a non-cardiogenic basis and that fundamentally it is the result of fluid overload and therefore iatrogenic in origin. This complication is easily reversed, at least in its initial stages, which means that the pillars of success are formed by prevention and early diagnosis and treatment. The incidence of pulmonary edema in patients undergoing chronic uterolysis is unknown, but the literature suggests that the problem is not a common one. The tremendous regional differences reported for identical compounds are surprising. For example, pulmonary edema was reported in 5% of the patients treated with terbutaline in San Francisco (Katz et al. 1981) as against "very few cases" in Sweden, a country where this compound has been used routinely since 1971 (Ingemarsson et al. 1985).

Two clinical associations, i.e., with corticosteroid treatment and multiple pregnancy, are so striking that we wish to consider them as factors predisposing to pulmonary edema (Nagey and Crenshaw 1982, Katz et al. 1981). Nonetheless, the etiopathology of betamimetic-induced pulmonary edema remains elusive. Benedetti et al. (1982) put forward four possible mechanisms. The classical explanation is left ventricular failure precipitated by volume overload as a result of hydration and betamimetic infusion coupled to the physiologic hypervolemia of pregnancy. It is interesting to recall that pulmonary edema has never been reported in patients taking betamimetics orally. The second mechanism suggested was transient post-capillary vasoconstriction leading to transient hydrostatic pulmonary edema. This mechanism, which occurs in neurogenic pulmonary edema after injury of the brain, is associated with a sharp rise of the arterial pressure. However, a hypertensive crisis associated with betamimetic infusion must be an extremely rare event. Thirdly, long-term betamimetic therapy reduces osmotic pressure, but this change is not sufficiently strong to induce a predisposition to pulmonary edema. Finally, altered pulmonary capillary permeability: although the mechanism by which betamimetics could produce a transient increase of capillary permeability is not known, experimental data support a primary lung alteration. Grospietsch et al. (1981) showed that in pulmonary edema experimentally induced in rabbits by I.V. infusion of fenoterol the deterioration of respiratory function preceded the decompensation of the heart. Moreover, reduction of the respiratory parameters was found to parallel the morphologic changes in the lung, and specific myocardial lesions were not detected. These findings suggest that the betamimetic-induced myocardial and pulmonary complications are separate entities.

As already mentioned, prophylactic measures are of major importance; these include: (1) identification of patients at risk for pulmonary complications, such as those with a multiple pregnancy, gravidas receiving corticosteroids, and possibly patients with pre-existent pulmonary or cardiac pathology; (2) use of the lowest effective dose of betamimetic; (3) restriction of the infusion volume and monitoring of the fluid balance; and (4) strict clinical observation of the patient to detect early warning signs.

Betamimetic-induced pulmonary edema is an acute and reversible condition which has a favorable prognosis provided treatment is instituted early and adequately (Benedetti et al. 1982, Katz et al. 1981). The two main features of the treatment are termination of the infusion and administration of oxygen. The addition of an I.V. diuretic is current practice, but diuretic therapy should be used only when hypoxemia persists despite the afore-mentioned measures, because of the known propensity of diuretics to enhance hypokalemia.

PERINATAL HAZARDS

Perinatal hazards of betamimetic treatment were assumed to be extremely low, but recently the fetal cardiovascular innocuity of these drugs has been questioned.

Cardiac toxicity: Congestive heart failure has been diagnosed in several neonates whose mothers had received fenoterol almost up to the time of delivery (Vogt et al. 1979), and in the three that died myocardial micronecrosis was detected. In contrast, Oddoy et al. (1981), who studied 30 neonatal deaths associated with fenoterol tocolysis, found no major pathologic alterations. Under experimental conditions, however, high maternal doses of fenoterol produced this lesion in 30% of the exposed rabbit fetuses (Mund-Hoym and Goecke 1981). The induction of cardiotoxic lesions was dose dependent, and no lesions were found after dosages comparable to those used in clinical tocolysis. Because the appearance of the lesions was inversely related to the weight of the fetal heart, it was suggested that in the human, both growth-retarded and multiple fetuses exposed to high doses of betamimetic might be at greater risk.

Depression of the fetal CNS has been associated with the use of alcohol and $MgSO_4$ but not with betamimetic drugs, and Apgar scores did not differ between neonates born of mothers who had undergone chronic betamimetic tocolysis and those whose mothers had not received these drugs (Ingemarsson et al. 1985).

Metabolic disturbances (e.g. hypoglycemia, hypocalcemia) have been observed in infants delivered soon after cessation of isoxsuprin tocolysis, and these dose-related effects must be anticipated by the neonatologist (Brazy et al. 1981).

Long-term effects: None of the authors who studied possible effects of chronic betamimetic tocolysis on the child has found any statistically significant differences between ritodrine- (Polowczyk et al. 1984, Hadders-Aldra et al. 1986) or hexoprenaline-exposed (Wilk 1985) children and controls with respect to neurologic and psychomotor performance.

REFERENCES

Anderson, A.B.M. (1981): Second thoughts on stopping labour. In Progress in Obstetrics and Gynaecoloby, ed J. Studd, pp 125-138, vol. I. Edinburgh: Churchill Livingstone.
Arabin, B., Naschold, M., Rüttgers, H., Kubli, F. (1985): Die Bedeutung der Rheobasebestimmung bei der Erkennung der drohenden Frühgeburt. Z. Geburtsh. Perinat. 189, 210-216.
Baumgarten, K., Gruber, W. (1974): Tokolyse-index. In Perinatale Medizin, Band V, eds J. Dudenhausen, E. Saling, pp. 58-59. Stuttgart: Thieme Verlag.

Beischer, N.A.,Liang, S.T. (1984): A Glimpseof Chinese Obstetrics 1984. Why do the Chinese have a low incidence of prematurity ? Aust. N.Z.J. Obstet. Gynaecol. 24, 233-236.
Benedetti, T., Hardgrove, J., Rosene, K. (1982): Maternal pulmonary edema during premature labor inhibition. Obstet. Gynec.59, 33S-37S.
Bishop, E.H., Wouterz, T.B. (1961): Isoxsuprine, a myometrial relaxant - a preliminary report. Obstet. Gynecol. 17, 442-446.
Block, B.S.B., Liggins, G.C., Creasy, R.K. (1984): Preterm delivery is not predicted by serial plasma estradiol or progesterone concentration measurements. Am. J. Obstet. Gynecol. 150, 716-722.
Brazy, J.E., Little, V., Gruinn, J. (1981): Isoxsuprine in the perinatal period. J. Pediatr. 98, 146-151.
Calder, A.A., Patel, N.B. (1985): Are betamimetics worthwhile in preterm labour ? In Preterm Labour and its Consequences, eds R.W. Beard, F. Sharp, pp 209-218. London: Roy. Coll. Obstet. Gynaecol.
Castle, B.M., Turnbull, A.C. (1983): The presence or absence of fetal breathing movements predicts the outcome of preterm labour. Lancet 2, 471-472.
Dhainaut, J., Boutonnet, G., Weber, S., Degeorges, M. (1978): Responsabilité des bêta-2-mimétiques dans la genèse d'une cardiomyopathie du postpartum. Nouv. Presse Méd.7, 4058(1p).
Eskes, T., Essed, G. (1979): Inhibition of uterine contractility with betamimetic drugs. In Human Parturition, eds M. Keirse, A. Anderson, J. Bennebroek-Gravenhorst, pp 165-187. Leiden: University Press.
Eskes, T., Kornman, J., Bots, R., Hein, P.R., Gimbière, J.S.F., Vonk, J.T.C. (1980): Maternal morbidity due to beta-adrenergic therapy. Preexisting cardiomyopathy aggravated by fenoterol. Europ. J. Obstet. Gynaec. Reprod. Biol. 10, 41-46.
Gerris, J., Bracke, M., Thiery, M., Van Maele, G. (1980): Cardiotoxicity of ritodrine. Z. Geburtsh. Perinat. 184, 25-30.
Gerris, J., Thiery, M., Bogaert, M. (1980): Randomized trial of two betamimetic drugs (ritodrine and fenoterol) in acute intrapartum tocolysis. Europ J. Clin. Pharmacol. 18, 443-448.
Gravett, M.G., Hummel, D., Eschenbach, D.A., Holmes, K.K. (1986): Preterm labor associated with subclinical amniotic fluid infection with bacterial vaginosis. Obstet. Gynecol. 67, 229-237.
Grospietsch, G., Fenske, M., Kuhn, W. (1981): Pathophysiologie der Lungödementstehung bei der tokolytischen Therapie mit Fenoterol. Arch. Gynäk. 232, 504 (1p).
Hadders-Algra, H., Touwen, B.C.L., Huisjes, H.J. (1986): Long-term follow-up of children prenatally exposed to ritodrine. Brit. J. Obstet. Gynaec. 93, 156-161.
Hemminki, E., Starfield, B. (1978): Prevention and treatment of premature labour by drugs. Review of controlled clinical trials. Brit. J. Obstet. Gynaec. 85, 411-417.
Ingels, F., Thiery, M., Belpaire, F., Bogaert, M. (1985): Search for rational ritodrine regimen in preterm labour. IRCS Med. Sci. 13, 205-206.
Ingemarsson, I., Azulkumaran, S., Kottegoda, S.R. (1985): Complications of beta-mimetic therapy in preterm labour. Aust. N.Z. J. Obstet. Gynaec. 25, 182-189.
Katz, M., Newman, R.B., Gill, P.J. (1986) : Assessment of uterine activity in ambulatory patients at high risk of preterm labor and delivery. Am. J. Obstet. Gynec. 154, 44-47.

Katz, M., Robertson, P., Creasy, R. (1981): Cardiovascular complications associated with terbutalin treatment for preterm labor. Am. J. Obstet. Gynec. 139, 605-608.
Keirse, M.J.N.C. (1984): A survey of tocolytic drug treatment in preterm labour. Brit.J. Obstet. Gynaec. 91, 424-430.
King, J.F., Keirse, M.J.N.C., Grant, A., Chalmers, I. (1985) : Tocolysis - the case for and against. In Preterm Labour and its Consequences, eds R.W. Beard and F. Sharp, pp 199-208. London: Roy. Coll. Obstetricians and Gynaecologists.
Lechner, W., Dienstl, F., Daxenbichler, G. (1981): Myoglobinverhalten unter Tokolyse. Z. Geburtsh. Perinat. 185, 321-322.
Lewis, P.J., de Swiet, M., Boylan, P., Bulpitt, C.J. (1980): How obstetricians in the UK manage preterm labour. Brit. J. Obstet. Gynaec. 87, 574-577.
McGregor, J.A., French, J.I., Reller, L.B., Todd, J.K., Makowski, E.L. (1986a): Adjunctive erythromycin treatment for idiopathic preterm labor: results of a randomized, double-blind placebo-controlled trial. Am. J. Obstet. Gynec. 154, 98-103.
McGregor, J.A., Lawellin, D., Franco-Buff, A., Todd, J.K., Makowski, E.L. (1986b): Proteinase production by microorganisms associated with reproductive tract infection. Am. J. Obstet. Gynec. 154, 109-114.
Mund-Hoym, S., Goecke, H. (1981): Tierexperimentelle Untersuchung zur Frage lichtmikroskopisch nachweisbarer Veränderüngen am fetalen Myokard nach Gabe von Fenoterol. Arch. Gynäk. 232, 505-506.
Nagey, D., Crenshaw, C. (1982): Pulmonary complications of isoxsuprine therapy in the gravida. Obstet. Gynec. 59, 38S-42S.
Newton, R.W., Webster, P.A.C., Binu, P.S., Maskrey, N., Phillips, A.B. (1979): Psychological stress in pregnancy and its relation to the onset of premature labour. Brit. Med. J. 2, 411-413.
Oddoy, A., Joschko, K., Frenzke, G., Goldmann, M. (1981): Fetale Myokardschädigung durch Beta-Mimetika ? Zbl. Gynäk. 103, 1429-1434.
Papiernik, E. (1982): Can preterm births be prevented ? Lancet I, 1412 (1p.).
Papiernik, E., Bouyer, J., Dreyfus, J., Collin, D., Winisdorffer, G., Gueger, S., Lecomte, M., Lazar, P. (1985): Prevention of preterm births: a perinatal study in Hagenau, France. Pediatrics 76, 154-158.
Penney, L., Daniell, W. (1980): Estimation of success in treatment of premature labor. Applicability of prolongation index in a double-blind, controlled, randomized trial. Am. J. Obstet. Gynec. 138, 345-346.
Polowczyk, D., Tejani, N., Lauersen, N., Siddiq, F. (1984): Evaluation of seven-to-nine-year-old children exposed to ritodrine in utero. Obstet. Gynecol. 64, 485-488.
Richter, R. (1977): Evaluation of success in treatment of threatening premature labor by betamimetic drugs. Am. J. Obstet. Gynec. 127, 482-486
Rona, G., Chappel, C.I., Balazs, T., Ghaudry R.(1959): An infarct-like myocardial lesion and other toxic manifestations produced by isoproterenol in the rat. Arch. Pathol. 67, 443-455.
Rüttgers, H., Zalumis, M., Lorenz, U., Kubli, F. (1981) : Tokolyse und Frühgeburt. Arch. Gynäk. 232, 496-497.

Van Lierde, M., Jacquetin, B., Boog, G., Thomas, K. (1982): Aspects obstétricaux de la Prématurité. In Périnatalogie,vol. 2, pp 289-307. Amsterdam: Excerpta Medica.
Van Lierde, M., Thomas, K., (1982) : Ritodrine concentrations in maternal and fetal serum and amniotic fluid. J. Perinat. Med. 10, 119-124.
Vogt, J., Schmidt-Redemann, B., Urbanck, R. (1979): Neugeborenen Kardiotoxizität nach Tokolyse mit Fenoterol hydrobromide ? Pädiat. Pädol. 14, 355-358.
Wellstein, A., Breinl, H., Meinen, K., Schmidt, E.W. (1977): Zur Frage der Myokardbeschädigung durch Fenoterol. Z. Geburtsh. Perinat. 181, 402-406.
Wesselius-de Casparis, A., Thiery, M., Yo Le Sian, A., Baumgarten, K., Brosens, I., Gamisans, O., Stolk, J.G., Vivier, W. (1971): Results of double-blind, multicentre study with ritodrine in premature labour. Brit. Med. J. 3, 144-147.
Wilk, F. (1985): Hexoprenalintokolyse. Nebenwirkungen beim Kind ? Z. Geburtsh. Perinat. 189, 232-234.

Résumé

Après presque 2 décades d'utilisation clinique extensive, la place à accorder à la tocolyse par bètamimétiques est toujours débattue. L'analyse scientifique d'études controlées par placebo suggère que ces composés, qui sont potentiellement dangereux, n'ont qu'une puissance limitée dans la réduction de la mortalité périnatale. Dès lors, l'administration systématique de bètamimétiques ne semble se justifier que difficilement. Cependant, dans la menace d'accouchement très avant terme, leur usage peut avoir de la valeur s'il entraîne un bref délai de la naissance qui peut sauver la vie de l'enfant. Il est impératif d'entreprendre de nouvelles recherches qui seraient dirigées vers la détection de prédicteurs effectifs du travail avant terme, la valeur du diagnostic et du traitement de l'infection intra-utérine, et la mise au point de bons protocoles d'administration de médicaments par voie intraveineuse.

Control and Management of Parturition. Colloque INSERM/John Libbey Eurotext Ltd. © 1986 Vol. 151, pp. 163-171.

La tocolyse par les anti-inflammatoires non stéroïdiens

Bernard Maria

Service de Gynécologie-Obstétrique, Centre Hospitalier, 94190, Villeneuve-Saint-Georges, France

RESUME

Les Prostaglandines sont un médiateur de la contraction utérine. Les anti-inflammatoires non stéroïdiens inhibent la synthèse des prostaglandines.
L'effet tocolytique de l'indométacine a été étudié expérimentalement, puis plusieurs auteurs ont montré son efficacité dans le traitement de la menace d'accouchement prématuré, seul ou associé aux sympathomimétiques.
Des effets foetaux parfois graves ont été décrits : hypertension artérielle pulmonaire sévère, oligurie et oligoamnios. La physiopathologie de ces syndrômes est étudiée et le rôle des anti-inflammatoires précisé.
En suivant des recommandations précises, le traitement tocolytique par anti-inflammatoire est possible et efficace.

MOTS CLES

Accouchement Prématuré. Inhibiteur des prostaglandines. Tocolyse. Indométacine.

INTRODUCTION

Les Prostaglandines (PG) ont un rôle important dans la physiologie de la contraction utérine, tant lors du travail normal que lors du travail prématuré. Les substances qui agissent en inhibant la synthèse des prostaglandines, comme les anti-inflammatoires non stéroïdiens (AINS) pourraient être utiles lors des menaces d'accouchement prématuré (MAP) à condition que des effets secondaires n'en limitent pas l'usage.

PHYSIOLOGIE ET PHARMACOLOGIE

1 - Il est actuellement admis que les Prostaglandines sont un médiateur de la contraction utérine. Chez la femme enceinte, les concentrations sériques, amniotiques et myométriales des PG sont faibles ou nulles pendant la grossesse normale. Elles s'élèvent lors du travail, élévation qui est corrélée avec l'intensité des contractions

utérines. Ces faits s'observent lors de tous les types de contractions au cours de la grossesse : avortement, accouchement prématuré comme travail normal.
L'utilisation thérapeutique des PG lors des avortements médicaux ou du déclenchement du travail souligne encore leur pouvoir ocytocique.

2 - L'aspirine et les anti-inflammatoires agissent en fait en inhibant la synthèse des prostanoîdes. Cette découverte de leur action pharmacologique a logiquement aboutit à leur utilisation dans des situations où apparaît un excès de production de PG.
Les prostanoîdes sont issus d'un précurseur principal : l'acide arachidonique. Grâce à un enzyme la cyclo-oxygénase, il est transformé en endopéroxydes eux mêmes transformés en prostaglandines actives. Les AINS sont des antagonistes de cette cyclo-oxygénase (18). Il est démontré que l'aspirine entraîne une inactivation irréversible de cet enzyme. Les AINS provoquent un blocage réversible de la cyclo-oxygénase (15). En outre certains AINS pourraient aussi se fixer sur les récepteurs tissulaires spécifiques des PG (18). Tous les AINS possèdent donc un pouvoir inhibiteur de la synthèse des prostanoîdes.

3 - L'action tocolytique des AINS a été démontrée dans quelques études expérimentales : suppression de l'activité contractile de fragments de myomètre par l'indométacine, prolongation de la gestation de certaines espèces animales (rate, lapine, guenon), les AINS abolissant le travail spontané naturel (16 - 18).
En clinique humaine, LEWIS et SCHULMAN (11) ont montré que les parturientes absorbant régulièrement de l'aspirine dépassaient plus souvent leur terme et présentaient des durées de travail supérieures aux témoins. COLLINS et TURNER (4) ont confirmé ces données.

4 - Sur le plan pharmacocinétique (15), l'indométacine qui est l'AINS le plus employé en obstétrique, est rapidement absorbé par voie orale. Le pic plasmatique s'observe en 1 à 2 heures.
L'indométacine traverse aisément le placenta. Il est détectable dans le sang foetal 15 minutes après absorbtion maternelle et la concentration foetale est identique à la concentration plasmatique maternelle en 2 à 5 heures. La demi-vie plasmatique de l'indométacine chez la femme non gravide est 2,2 h. Elle est en moyenne de 15 h chez le nouveau-né, plus longue chez les prématurés de moins de 32 semaines (19 h).

UTILISATION CLINIQUE DES AINS DANS LES MAP

Depuis la première publication de ZUCKERMAN (23), en 1974, mettant en évidence l'intérêt de l'indométacine comme traitement de la MAP, d'autres travaux sont venus confirmer cette hypothèse.

1 - Un premier groupe d'études confirme l'efficacité tocolytique des AINS. WIQVIST (21) en 1975 traite 9 patientes conjointement avec de l'isoxsuprine et de l'indométacine (100 mg/j X 5 j) : la tocolyse obtenue est nette et le taux plasmatique de PG s'effondre sous indométacine. En 1976, REISS (17) donne 100 mg d'indométacine à 16 patientes en travail spontané à terme. Chez 7 d'entre elles le travail est arrêté et pour 7 autres il est ralenti et prolongé.

WIQVIST (22) en 1978 traite 8 patientes présentant une MAP par indométacine (100 mg/j) et 6 autres par NAPROXENE (1,1 à 1,6 g/j). Une tocolyse est observée dans 12 cas.
En 1980, NIEBYL présente une étude randomisée (14). 15 MAP sont traitées par Indométacine (200 mg maximum pendant 24 h) et comparées à 15 témoins recevant un placebo. L'indométacine montre une efficacité tocolytique significative avec chute de la concentration plasmatique des PG.

2 - Un second groupe d'étude montre l'efficacité d'un traitement prolongé pendant la grossesse pour éviter les accouchements prématurés.
En 1974, ZUCKERMAN (23) traite 50 MAP avec de l'indométacine (100 mg/j jusqu'à disparition des contractions utérines). La tocolyse est obtenue en moins de 5 heures dans 70 % des cas, 75 % des patientes accouchent au-delà de 37 semaines.
CABALLERO (2) en 1978, publie une série de 50 MAP traitées de la même façon. Il obtient une tocolyse complète dans 90 % des cas et une prolongation de la grossesse supérieure à une semaine dans 68 %.
ATAD (1) en 1980, avec la même posologie obtient 60 % d'accouchements après 37 semaines dans un groupe de 68 patientes. Nous même avons aussi traité 84 patientes (13) et avons observé une tocolyse dans 82 % des cas et un accouchement après 37 semaines dans 65 %.

3 - Enfin certains auteurs ont étudié l'association thérapeutique β sympathomimétique et AINS avec des résultats intéressants : RITODRINE et Indométacine (CABALLERO (2), GRELLA (7), DUBECQ (5)) ou Ritrodine et Kétoprofene (DUBECQ (6)). Ils obtiennent ainsi des naissances après 37 semaines dans plus de 80 % des cas avec une dose moyenne de β mimétiques et une posologie plus faible d'AINS permettant probablement d'éviter les effets secondaires.

RETENTISSEMENT FOETAL

La tolérance maternelle des AINS pendant la grossesse est bonne. Les AINS traversent le placenta et vont donc inhiber les PG foetales.

1 - Canal artériel et circulation pulmonaire.

Des études expérimentales chez la rate ont montré que l'indométacine entraînait une fermeture in-utéro du canal artériel et à la naissance les foetus présentaient une hypoxie (8).
En 1976, MANCHESTER (12) rapporte un cas de détresse respiratoire sévère avec cyanose et hypoxie majeure après emploi des AINS. Il existe une hypertension artérielle pulmonaire entraînant un shunt droit gauche. Depuis, plusieurs accidents néo-nataux mortels de ce type ont été rapportés (13). Il s'agit toujours d'accouchements prématurés en cours de traitement par les AINS avec souvent d'autres facteurs de risque néo-natal.

La perméabilité in-utéro du canal artériel est dépendante des PG et la PO2 modérée du sang foetal. Avec l'avancement de la grossesse, la sensibilité à l'oxygène du canal artériel augmente. A la naissance on considère que l'augmentation importante de la PO2 due à la respiration pulmonaire est le facteur principal de la fermeture néo-natale normale

du canal (15). Chez le nouveau né, les PG permettent de maintenir la perméabilité du canal artériel et l'indométacine est employée pour fermer les canaux persistants (18).
Si la fermeture in-utéro du canal artériel est possible, par inhibition des PG, elle a peu d'incidence sur la circulation foetale et l'oxygénation cérébrale, car il y a persistance d'un foramen ovale fonctionnel (15). Enfin l'effet des AINS est rapidement réversible à l'arrêt du traitement.

Les accidents rapportés n'ont pas souvent pu être associés de façon formelle à une fermeture in-utéro du canal artériel. Par contre, l'hypertension artérielle pulmonaire est constante (10 - 15). Celle-ci est due à l'absence de vaso-dilatation néo-natale de la circulation pulmonaire en raison d'une hypertrophie de la musculature lisse des artérioles pulmonaires (9 - 10). Ces lésions peuvent être la conséquence d'une hypoxie chronique, d'une HTA foetale ou d'une fermeture in-utéro du canal artériel.
Il est difficile d'établir un lien de causalité entre le traitement par AINS, une possible fermeture in-utéro du canal artériel et cette hypertension pulmonaire néo-natale. Les cas décrits concernent des prématurés nés dans des circonstances pathologiques, alors que les séries publiées traitant les MAP par les AINS présentent très peu de ces complications.

2 - Fonction Rénale Foetale et Liquide Amniotique.

Les PG ont un rôle important en physiologie rénale. Chez l'adulte les AINS diminuent la filtration glomérulaire et l'activité rénine plasmatique. Chez le nouveau-né l'indométacine entraîne des modifications transitoires de la fonction rénale que traduit une oligurie. On observe une diminution de la filtration glomérulaire, une réduction de l'excrétion du sodium et du potassium. Ces effets sont liés à la dose d'indométacine et sont réversibles à l'arrêt du traitement (15 - 19).
Expérimentalement NOVY (16) avait déjà montré la survenue d'un oligo amnios et d'une diminution du poids des reins foetaux avec l'indométacine chez le singe.
Quelques cas d'oligoamnios avec anurie ont été rapportés (8 - 20).
En fait, ces effets peuvent être facilement surveillés en cours de traitement par échographie. La vessie foetale n'est plus visible dès le 2è jour du traitement. Après une semaine, il existe une diminution importante du liquide amniotique. Dès l'arrêt du traitement, le liquide amniotique et la diurèse foetale se normalisent en moins de 5 jours (19).
Ces effets sur le liquide amniotique et la diurèse foetale sont totalement réversibles. De ce fait, l'indométacine a été proposé comme traitement des hydramnios inexpliqués (3).

3 - AGGREGATION PLAQUETTAIRE.

Les parturientes prenant de l'aspirine pendant la grossesse de façon régulière présentent plus d'hémorragies que les témoins (4). A faible dose, l'aspirine est un anti-aggrgant plaquettaire et il est utilisé comme tel dans certaines pathologies de la grossesse. Dans ces cas le nouveau-né présente des troubles de l'hémostase car l'aspirine inhibe la cyclo-oxygénase de façon irréversible. Cet effet néo-natal ne s'observe pas avec les autres AINS car l'inhibition de la cyclo-oxygénase est réversible (15).

CONCLUSION.

Les AINS et surtout l'indométacine ont prouvé la réalité de leur effet tocolytique. Néanmoins des effets déléteres foetaux possibles doivent en limiter l'emploi. La fermeture in-utéro du canal artériel n'est pas constante mais cet effet serait plus fréquent en se rapprochant du terme. L'hypertension pulmonaire se voit en cas d'association à d'autres circonstances pathologiques (souffrance foetale, infection). Enfin, la plupart des effets secondaires sont liés à la dose employée et réversibles à l'arrêt du traitement.
Ainsi des règles d'utilisation peuvent être dégagées :

- Nous contre-indiquons les AINS en cas de MAP sévère avec risque imminent d'accouchement, en cas de MAP avec rupture prématurée des membranes et en cas de pathologie maternelle interdisant ces produits (ulcère gastro-duodénal, troubles de l'hémostase).
- Il faut réserver les AINS aux MAP avant 34 semaines d'aménorrhée, en cas de contre indication, intolérance ou échec des β mimétiques.
- La posologie recommandée pour l'indométacine ne doit pas dépasser 200 mg/jour et doit être diminuée par la suite. L'association aux β mimétiques, lorsqu'elle est possible, permet une dose moindre d'AINS.
- Il est indispensable de surveiller ces grossesses par échographie afin d'apprécier la diminution du liquide amniotique, la diurèse foetale, si possible la fonction cardiaque foetale.

Le traitement sera interrompu dès l'obtention stable de la tocolyse, s'il doit être poursuivi, ce sera à la dose efficace la plus faible. En tout état de cause il ne faudrait pas le poursuivre au-delà de 34 semaines.

Dans ces conditions, il est possible d'éviter sans doute quelques accouchements prématurés dont les risques ne sont pas négligeables, grâce à un traitement efficace et bien toléré.

REFERENCES BIBLIOGRAPHIQUES.

1 - ATAD J., DAVID A., MOISE J. et al
Classification of threatened premature labor related to treatment with a a prostaglandin inhibitor : Indomethacin.
Biol. Neonate 1980, 37, 291.

2 - CABALLERO A., TEJERINA A., DOMINGUEZ A.
L'indométacine dans la prévention de l'accouchement prématuré.
Rev. Franc. Gyn. 1978, 73, 45.

3 - CABROL D., UZAN M., SUREAU C.
Traitement de l'hydramnios par l'indométacine.
Rev. Fr. Gyn. Obst. 1983, 78, 10.

4 - COLLINS E., TURNER G.
Maternal effects of regular salicytate ingestion in pregnancy.
Lancet, 1975, 2, 335.

5 - DUBECQ JP., GONNET JM., CLAPIES J.
Traitement des MAP. Utilisation des anti-inflammatoires.
in C.R. 9è Journée Médecine Périnatale, Arnette, Paris, 1979 p 348.

6 - DUBECQ JP., GONNET JM., HOROVITZ J. et al
Prévention de l'accouchement prématuré par l'association Ritodrine-Kétoprofène.
in C.R. 10è Journée Médecine Périnatale, Arnette, Paris, 1980, p 383.

7 - GRELLA P., ZAMOR P.
Premature labor and indomethacin.
Prostaglandins, 1978, 16, 1007.

8 - ITSKOVITZ J., ABRAMOVICI H., BRANDES JM.
L'indométacine dans la prévention de l'accouchement prématuré.
Rev. Fr. Gyn. Obst. 1978, 73, 767.

9 - LEVIN D.G., HYMAN A.I., HEYMAN M.A., RUDOLPH A.M.
Fetal hypertension and development of increased pulmonary vascular smooth muscle : a possible mechanisme for persistant pulmonary hypertension of the newborn infant.
J. Pediatrics 1978, 92, 265.

10 - LEVIN D.L., FIXLER D.E., MORRIS F.C., TYSON J.
Morphologic analysis of pulmonary vascular bed in infants exposed in utero to prostaglandins synthetase inhibitors.
J. Pediatrics 1978, 92, 478.

11 - LEWIS R.B., SCHULMAN J.D.
Influence of acetylsalicylic acid, an inhibitor of PG synthesis, on the duration of human gestation and labour.
Lancet 1973, 2, 1159.

12 - MANCHESTER D., MARGOLIS H., SHELDON R.
Possible association between maternal indomethacin therapy and primary pulmonary hypertension of newborn.
Am. J. Obst. Gyn. 1976, 126, 467.

13 - MARIA B., BREARD G., ZORN J.R., SUREAU C.
Inhibiteur des prostaglandines et menace d'accouchement prématuré.
II - Utilisation clinique de l'indométacine.
J. Gyn. Obst. Biol. Rep. 1980, 9, 815.

14 - NIEBYL J.R., BLAKE D.A., WHITE R.D. et al
The inhibition of premature labour with indomethacin.
Am. J. Obst. Gyn. 1980, 136, 1014.

15 - NIEBYL J.R.
Prostaglandin synthetase inhibitors.
Sem. Perinatology 1981, 5, 274.

16 - NOVY J.M., COOK M.J., MANAUGH L.
Indomethacin block of normal onset of parturition in primates.
Am J. Obst. Gyn. 1974, 48, 412.

17 - REISS U., ATAD J., RUBINSTEIN I., ZUCKERMAN H.
The effect of indomethacin in labour at term.
Int. J. Gyn. Obst. 1976, 14, 369.

18 - RODESCH F., AMY J.J.
Antagonistes et inhibiteurs de la synthèse des prostaglandines.
In "Les prostaglandines", J.J. AMY Ed, Flammarion,
Paris, 1979, p 191.

19 - SAFAR E., MARIA B., BARRAT J.
Indométacine et fonction rénale foetale.
Presse Med, 1983, 12, 1670.

20 - VEERSEMA D., DE JONG P.A., VAN WIJCK J.A.M.
Indomethacin and the fetal renal non function syndrome.
Eur. J. Obst. Gyn. Rep. Biol., 1983, 16, 113.

21 - WIQVIST N., LUNDSTROM V., GREEN K.
Premature labour and indomethacin.
Prostaglandines 1975, 10, 375.

22 - WIQVIST N., KJELLMER J., THIRINGER K. et al
Treatment of premature labour by prostaglandins synthetase
inhibitors.
Acta. Biol. Med. Germ. 1978, 37, 923.

23 - ZUCKERMAN H., REISS U., RUBINSTEIN I.
Inhibition of premature labour by indomethacin.
Obst. Gyn. 1974, 44, 787.

Summary

Prostaglandins have an important role in the uterine contraction. Prostaglandins synthetase inhibitors (PSI) may be clinically useful in inhibition of preterm labor.

Physiology and Pharmacology.

- Prostaglandins are in low concentration in blood or amniotic fluid during normal pregnancy. They are present in high concentration in case of uterine contractions.
- Aspirin and non steroïdal anti inflammatory drugs affects one step in prostaglandins biosynthesis : the cyclo oxygenase step. Aspirin irreversibly inactivates that enzyme, but indomethacin acts reversibly.
- Inhibition of myometrial contractions have been proved in many experiments. Chronic use of aspirin during pregnancy is found to increase duration of pregnancy.
- Indomethacin is rapidly absorbed after oral intake and appeared in fetal blood within 15 minutes.

Clinical Use in Preterm Labor.

The first study was published in 1974 by ZUCKERMAN.

- A first group of studies point out uterine relaxation by short term use of PSI.
WIQVIST (21) obtain tocolysis with a marked fall of PG after indomethacin.
REISS (17) is able to stop spontaneous labor with indomethacin.
WIQVIST (22) observe uterine relaxation with oral indomethacin or naproxen.
NIEBYL (14), in randomised double blind study, use indomethacin. It is effective on uterine contractions with a marked decrease in PG plasma concentration.
- A second group of studies concern long term use of PSI during pregnancy (100 to 200 mg per day).
In ZUCKERMAN's first paper (23), indomethacin can stop contractions in 70 % of the patients, and 75 % of them had delivery near term. CABALLERO (2) use the same treatment with effective tocolysis in 90 % and postponed delivery in 68 % of patients. ATAD (1) presents identical results. In our study of 84 preterm labour (13), we point out effective tocolysis in 82 %, and delivery after 37 weeks in 65 %.
- In a third group, authors published the use of sympathomimetics and PSI : Ritodrine and Indomethacin (2, 7, 5) or Ritodrine and Ketoprofene (6). Good results are reported.

Fetal Adverse Effects.

PSI cross the placenta and can inhibite fetal PG.

1. Closure of Ductus Arteriosus and Pulmonary Hypertension.
Administration of PSI to pregnant animals in late gestation is followed by in utero contraction of Ductus Arteriosus. MANCHESTER (12) reported a case of severe respiratory distress syndrom with hypoxia and primary pulmonary hypertension. Other cases with neo-natal loss had been published since the previous. In all cases, PSI had been used during pregnancy.
In utero the Ductus Arteriosus dilatation is PG dependant. The Ductus develops increasing sensitivity to oxygen as gestation proceeds. The response to oxygen is not well developped in immature fetus. But oxygen is considered to be the main agent in post natal ductal closure.
PG are used after birth to dilate the Ductus Artériosus in cyanotic congenital

heart disease and indomethacin is used to close persistant Ductus Arteriosus. If closure of the Ductus Arteriosus occured in utero this would probably have little effect on fetal oxygenation.
Neo natal Primary Pulmonary Hypertension results of an increased smooth muscle development in pulmonary arterial vessels (9, 10). Either fetal hypoxia, systemic hypertension or constriction of the Ductus Arteriosus causes fetal pulmonary hypertension. It is difficult to point out the responsability of PSI. All the published cases are premature infants and pathological delivery during PSI treatment.

2. Fetal Renal Function and Amniotic Fluid.
PG have an effective role in renal physiology. PSI decrease glomerular filtration and plasmatic renin activity.
In neonates, transient oliguria is observed after indomethacin use with a decrease in glomerular filtration rate, urinary excretion of sodium and potassium. These effects are dose related and reversible (15, 19).
In pregnant animals, NOVY (16) studied long term administration of indomethacin. He founds smaller kidneys and severe oligo hydramnios. A few casesof fetal death with oligo hydramnios and PSI use have been reported (8, 20).
Echography is able to show PSI effects : within two days, fetal bladder is no more evident and within a week there is a marked decrease of amniotic fluid. Five days after the end of the treatment, amniotic fluid return in normal amount. To this point of view, indomethacin had been proposed as treatment of inexplained polyhydramnios (3).

3. Platelets aggregation.
Aspirin users had significantly more bleeding associated with delivery than non users. Low dose aspirin is used as platelet anti aggregative agent. Aspirin has a clearcut effect on newborn hemostasis. This long acting effect is explained by the irreversible inactivation of cyclo-oxygenase. Other anti-inflammation agents, as indomethacin, acts reversibily and their effects on neonatal hemostasis is gone when the drug is excreted.

CONCLUSION.

PSI as indomethacin has proved to be effective in inhibition of uterine contractions, but fetal adverse effects should limit their use.
In utero, Ductus Arteriosus closure could be more frequent near term. Pulmonary hypertension happened in pathological circumstances as fetal distress, amniotic infection... Most of these adverse effects are dose related and reversible.
So, we point out rules for PSI use during pregnancy :

- PSI must not been used in preterm imminent delivery, or in cases of premature rupture of membranes. No more in maternal pathology avoiding these drugs (peptic ulcer, hemostase disease).
- PSI should be used before the 34th week of gestation, in case of sympathomimetics contra indication or ineffectiveness.
- Indomethacin posology should be less than 200 mg per day, and then decrease. If sympathomimetic use is possible, their association allow minimal dosage of PSI.
- Echographic survey of amniotic fluid, fetal renal function and fetal heart is usefull.
- Treatment must be stopped after tocolysis or at least at 34th week of gestation.

In these conditions, PSI may find a usefull place in preterm delivery treatment.

Control and Management of Parturition. Colloque INSERM/John Libbey Eurotext Ltd. © 1986 Vol. 151, pp. 173-177.

Place des anticalciques dans la tocolyse

J. P. Dubecq, J. M. Gonnet et J. Horovitz

Maternité B, Hôpital Pellegrin, 33 076 Bordeaux Cédex, France

RESUME

Les auteurs présentent leurs résultats cliniques de l'utilisation de la Nifédipine (et accessoirement de la Nicardipine) associée à la Ritodrine dans le traitement des menaces d'accouchement prématuré.
L'adjonction de l'anticalcique leur paraît améliorer les résultats (prolongation de la grossesse et pronostic foetal) sans accident maternel ni périnatal.

MOTS CLEFS

Nifédipine - Nicardipine - Menace d'accouchement prématuré

I) ROLE DU CALCIUM DANS LA CONTRACTION UTERINE

a - On sait que le calcium ionisé intra cellulaire joue un rôle clé dans la contraction du muscle lisse, par une série de réactions chimiques maintenant bien connues. Rappelons que Calcium + Calmoduline activent la Kinase des chaines légères de myosine, qui à leur tour induisent la liaison actine-myosine, donc la contraction.

La contraction est ainsi proportionnelle au taux de calcium cytoplasmique d'une façon réversible, avec relaxation pour des taux inférieurs à 10^{-7}M, et contraction entre 10^{-6} et 10^{-5}M.

b - L'origine de ce calcium est multiple.
D'une part, il est libéré à partir de stocks intra cellulaires situés dans le chondriome, le réticulum sarcoplasmique, la face interne de la membrane cellulaire.
D'autre part, il provient du milieu extra cellulaire par voie transmembranaire, par diverses sortes de canaux :

- canal lié aux courants d'action (couplage électro mécanique)
- canal commandé par récepteurs spécifiques (couplage pharmaco mécanique)

Ces deux canaux, le premier surtout, semblent représenter le point d'action essentiel des inhibiteurs calciques.

Il paraît exister une liaison entre ces deux origines, un petit passage transmembranaire pouvant jouer le rôle de déclencheur (trigger) pour libérer les stocks intra cellulaires.

c - Le mouvement calcique inverse (efflux) est lui aussi double :
- vers l'espace extra cellulaire d'une part,
- vers les stocks intra cellulaires d'autre part,

ce qui permet de rétablir la cellule dans un état métabolique propice à une nouvelle contraction.

II) LES ANTICALCIQUES

Nous parlerons exclusivement, sous cette dénomination, des inhibiteurs des canaux calciques, et plus particulièrement de deux d'entre eux :
- La Nifédipine (Adalate R)
- La Nicardipine (Loxen R)

Les anticalciques en général forment sur le plan chimique un ensemble relativement hétérogène, mais les deux susnommés, appartenant au même groupe des dihydropyridines, ont une formule assez voisine.
Sur le plan pharmacologique, ils ont la caractéristique commune d'avoir un effet tocolytique déjà important avant qu'apparaissent les effets secondaires, cardiaques en particulier, qui d'ailleurs seraient moins marqués que pour d'autres anticalciques qui peuvent entraîner une inhibition de la conduction auriculo-ventriculaire.

La Nifédipine est suspectée de tératogénicité, en raison de ses effets sur certaines espèces animales, mais son utilisation au 3ième trimestre de la grossesse devrait mettre à l'abri de ce risque, d'ailleurs non documenté chez l'homme.

La Nicardipine favorise en plus le recaptage du calcium ionisé dans la cellule, probablement grâce à une élévation de l'AMP cyclique par inhibition de la phosphodiestérase.

III) REVUE DES EFFETS DES ANTICALCIQUES SUR L'UTERUS HUMAIN GRAVIDE

Ces travaux proviennent des mêmes équipes scandinaves (K.E. Andersson, A. Forman, S. Maigaard et U. Ulmsten)

a - In vitro, les effets de Nifédipine et Nicardipine ont été comparés.
Des fragments d'utérus ont été prélevés en cours de césarienne.
La Nifédipine (2,9 10^{-7} M) abolit les contractions spontanées, alors qu'un taux de 1,9 10^{-7}M de Nicardipine est suffisant, mais l'effet est bien plus long à obtenir.
Les contractions induites par l'ocytocine et la Prostaglandine PGF 2α sont inhibées pour des Taux d'anticalciques respectivement 10 fois plus élevés.
De plus, la Nifédipine déprime les contractions des artères ombilicales et choriales sous l'effet du Calcium, de la Sérotomine et de la Prostaglandine F2α.
Ceci permet d'espérer que son usage thérapeutique peut aussi améliorer les échanges foeto-placentaires.

b - In vivo, les effets de la Nifédipine ont été testés sur :

- l'utérus puerpuéral dont les contractions spontanées ou induites par divers ocytociques (méthylergométrine, ocytocine, prostaglandine F 2 α) sont bloquées ou au moins déprimées.
- la menace d'accouchement prématuré qui est bloquée pendant au moins 3 Jours dans 16 cas sur 20, ce qui permet au besoin de pratiquer une corticothérapie selon Liggins.

Le même auteur a utilisé la Nifédipine dans le traitement de la menace d'accouchement prématuré chez l'hypertendu ; il a pu obtenir, en plus du même effet tocolytique, un abaissement net des chiffres tensionnels à 2 heures (14/8 contre 16/10,5).
Aucun effet secondaire, de 2 semaines à 6 Mois après l'accouchement, n'a été relevé chez la mère ni chez l'enfant.
Nous n'avons pas trouvé de publication relative à la Nicardipine.
On peut penser que son effet devrait être au moins aussi favorable, bien que plus lent à établir.

IV) EXPERIENCE PERSONNELLE

a - Monothérapie

Nous avons testé la Nifédipine suivant un protocole voisin de celui d'Ulmsten, mais sans faire mâcher les capsules par les malades pour accélérer l'absorption du médicament comme le fait cet auteur.
Nos premiers cas ont été décevants et nous avons abandonné.
Nous avons testé la Nicardipine suivant le même protocole et avons obtenu un résultat identique, avec un pourcentage de succès inférieur à 40 %, donc identique à un placébo.

b - Traitement associé

Nous avions associé depuis de nombreuses années un anti-inflammatoire à faible dose à un traitement tocolytique fort (RITODRINE) ou doux (Progestatif, Naftidrofuryl, Ifenprodil) pour limiter les effets secondaires de chaque médicament.
Nous avons ajouté la Nifédipine depuis 1982 dans les (rares) cas où ce traitement associé se révélait insuffisant, et la Nicardipine depuis ces derniers mois.

42 observations de traitement associé avec Nifédipine ont été relevées.
Il s'agissait en général de cas sévères associant souvent une grande prématurité, un col très modifié, un facteur "aggravant" (Rupture des membranes, gemellité, hydramnios) et une réponse insuffisante au traitement d'attaque.

La Nifédipine a été ajoutée, le plus souvent à la posologie de 2 comprimés par jour, soit d'emblée, soit secondairement (Jour 6 à 12) quand le traitement initial ne pouvait être progressivement allégé.
Le traitement initial était Ritodrine perfusion dans tous les cas, sauf 2, associée à Kétoprofène 2 suppos/Jour dans tous les cas sauf 2 (un ulcère, 1 pyrosis).
Une seule fois, la prolongation de grossesse n'a duré que 6 jours.
9 fois, la limite des 37 SA n'a pas été atteinte bien que la prolongation ait été importante (Début 29,8 SA (28 à 31)
Durée 5,5 semaines (3 à 7) - Accouchement à 35,3 SA (34 à 36)

Dans les 2 observations où la Ritodrine n'a pas été utilisée, nous avons eu recours à l'Ifenprodil en perfusion puis comprimés, dont la Nifédipine nous a paru nettement augmenter l'effet.

L'accouchement a été réalisé par voie basse dans 33 observations, par césarienne 9 fois (4 bassins rétrécis, 2 itératives, 2 gemellaires, 1 épaule).
Tous les enfants étaient vivants et bien portants à la sortie du service.

Notre expérience de la Nicardipine est beaucoup plus brève mais nous paraît de prime abord donner des résultats similaires.

V) CONCLUSION

La Nifédipine en monothérapie ne nous a pas donné des résultats aussi favorables que ceux d'Ulmsten, probablement parce que les capsules avalées entières ne sont pas résorbées aussi vite, mais le laboratoire déconseille de les croquer.
En association avec d'autres tocolytiques, elle nous a permis à la fois d'améliorer les résultats et de diminuer les posologies de médicaments.

REFERENCES BIBLIOGRAPHIQUES

Bolton T.B : Mechanisms of action of transmitters and other substances on smooth muscle - Physiol Rev 1979 - 59, 606-718

Csapo Al, Puri C.P, Turo S., Hentzel M.R. : Deactivation of the utérus during normal and premature labor by the calcium antagonist Nicardipine - Am J. Obstet Gynecol. 1982 - 142, 483-91

Forman A., Gandrup P., Andersson K.E., Ulmsten U. : Effects of nifedipine on spontaneous and methylergometrine induced activity post partum - Am J. Obstet Gyncecol. 1982 - 144, 442-8

Forman A., Gandrup P., Andersson K.E. et Ulmsten U. : Effects of nifedipine on oxytocin and prostaglandin F 2 γ induced activity in the post partum uterus- Am. J. Obstet Gynecol. 1982 - 144, 665-70

Forman A. : Calcium entry blockade as a therapeutic principle in the female urogenital tract - Acta obstet Gyncecol Scand Suppl 121

Huszar G. Biologiy and biochemistry of myometrial contractility and cervical maturation - Semin in perinatol 1985 - 5, 216-35

Maigaard S., Forman A., Andersson K.E. et Ulmsten U. : Comparison of the effects of nicardipine and nifedipine on isolated human myometrium - Gynecol Obstet Invest 1983 - 16, 354-66

Maigaard S., Forman A., Andersson K.E. : Effects of nifedipine on human placental arteries - Gynecol Obstet Invest 1984 - 18, 217-24

Ulmsten U., Andersson K.E., Wingerup L. : Treatment of premature labor with the calcium antagonist nifedipine - Arch. Gynecol 1980 - 229, 1-5

Ulmsten U. : Treatment of normotensive and hypertensive patients with preterm labor using oral nifedipine, a calcium antagonist - Arch. Gynecol 1984 - 236, 69-72

Summary

Cytoplasmic ionised calcium take a prominent part in the muscular contraction.
One part of the ionised calcium comes from intracellular stock (sarcoplasmic reticulum and chondrioma), the other part crosses the cellular membrane.
It is at the cellular membrane level that act the calcium entry blockers.
The results of the works of Andersson, Forman, Maigaard and Ulmsten are recalled.
Nifedipine and nicardipine have been compared in vitro.
In vivo, spontaneous or induced by oxytocin uterine activity can be reduced by nifedipine which also inhibits uterus during premature labor.
The autors have used mainly nifedipine associated with betamimetic drugs.
The results of the association on tocolysis were better than the treatment by monotherapy.
No serious side effect on mother or foetus were observed.

Control and Management of Parturition. Colloque INSERM/John Libbey Eurotext Ltd. © 1986 Vol. 151, pp. 179-190.

Evolution des traitements contre la prématurité

J. Melchior et N. Bernard

Service de Gynécologie - Obstétrique, Centre Médico-Chirurgical Foch, 40, rue Worth, 92151 Suresnes Cedex, France

RESUME

L'historique des traitements est retracé depuis les découvertes initiales montrant l'influence du système nerveux sympathique sur l'uterus. L'utilisation des bêtamimétiques a connu une inflation considérable depuis 1970 et a abouti, conjointement avec d'autres mesures à une réduction de la prématurité. Les contre-indications, les précautions d'emploi, la meilleure voie d'utilisation et la posologie se sont affinées mais des incertitudes demeurent sur la durée de leur d'administration. Des thérapeutiques adjuvantes pour diminuer leur répercussion cardiaque, pour renforcer leur pouvoir tocolytique ou évenvuellement les remplacer n'ont pas fait leur preuve. L'évolution de ces thérapeutiques et de leurs résultats est analysée dans un service sur une période de 17 ans.

MOTS CLEFS

Prématurité - Tocolyse - Bêtamimétiques.

Après les présentations précédentes sur des applications ponctuelles des thérapeutiques, cet exposé sera un survol de la lutte contre la prématurité. A partir de notre expérience, nous montrerons quels ont été les espoirs mais aussi les limites des traitements. Bien que les produits utilisés aujourd'hui soient les mêmes depuis près de quinze ans, des incertitudes demeurent quant à leur posologie, à leur durée d'administration et pour certains d'entre eux à leur simple indication.

Tout a commencé à la fin des années soixante, lorsqu'obstétriciens et pédiatres se sont associés dans le but de faire reculer la mortalité néonatale et que les pouvoirs publics, entraînés par le Secrétaire d'état à l'Action sociale de l'époque Melle DIENESCH, ont pris conscience de l'importance de cette action et en on fait un objectif primordial de santé. C'est un ensemble d'efforts sur le plan médical, social, administratif, largement diffusés au public qui a été mené, mais il est difficile d'apprécier la part qui

revient à chacun d'entre eux.
L'importance de la prématurité dans la mortalité périnatale n'avait pas échappé à nos devanciers et Monsieur LACOMME qui devait être le Président d'honneur de ces journées, insistait déjà en 1960 sur ce point. Il constatait, dans son service, que les deux tiers de la mortalité périnatale étaient associés à la prématurité, à elle seule responsable pour une grande part d'entre elle. Mais ceci n'avait qu'une faible incidence thérapeutique puisque les traitements de l'époque se limitaient à des lavements laudanisés, à l'injection d'opiacés ou d'antispasmodiques. Le repos lui-même ne paraissait nécessaire que lorsque l'interruption de la grossesse semblait inévitable, avec ouverture du col et contractions utérines fréquentes et douloureuses.

Cette prise de conscience a eu un impact d'autant plus grand qu'au même moment des substances bêta-adrénergiques étaient mises à la disposition des obstétriciens, leur donnant enfin une possibilité d'agir directement sur la contractilité utérine pour la réduire, voire l'inhiber.

Depuis longtemps on connaissait l'influence du système nerveux sympathique sur le muscle utérin. Déjà en 1906, DALE puis CUSHNY montraient, sur le chat, les effets comparables de l'Adrénaline et de l'excitation électrique des filets du nerf hypogastrique. En 1937 HOLTZ et WOLLPERT, sur le cobaye, observent la suppression de la motilité utérine en cours de gestation, par l'Adrénaline. Toutes ces constatations n'apportent cependant aucune déduction thérapeutique.

AHLQUIST, en 1948, se basant sur le fait que les réponses à une excitation du sympathique ne sont ni uniques ni uniformes, émet l'hypothèse de l'existence dans les muscles lisses, de deux types de récepteurs : alpha, activateurs, et bêta, inhibiteurs. Certaines substances comme la Noradrénaline, stimulent seulement les récepteurs alpha, tandis que l'Adrénaline stimule en même temps les deux. Ce concept est confirmé par la découverte de bloquants spécifiques des récepteurs adrénergiques. Déjà dans sa publication princeps, AHLQUIST reconnaissait la sédation de l'utérus par la stimulation des bêta-récepteurs. Mais ce n'est qu'en 1967 que LANDS différencie les récepteurs bêta 1 et bêta 2 : bêta 1 spécifiques de la stimulation cardiaque, bêta 2 de la relaxation utérine et de la dilatation bronchique et vasculaire.

L'évolution des "Tocolytiques", terme proposé par MOSLER (Wurzburg) en 1969, connaît plusieurs périodes. Au cours des années 60, sont disponibles des bêtamimétiques à action globale : la première substance bêta-adrénergique, synthétisée en 1956, et qui sera utilisée en clinique est l'Isoxsuprine (Duvadilan[R]). Elle active les 2 types de récepteurs utérins bêta. De plus elle possède aussi un effet antispasmodique, comme la Papavérine et peut-être un certain effet alpha-bloquant. Il en résulte une importante vaso-dilatation périphérique.

C'est à BISHOP et WOUTERSZ, en 1960, que nous devons son application en Obstétrique, ouvrant ainsi l'ère des inhibiteurs utérins. Peu de temps après, HENDRICKS utilise l'Isoxsuprine pour réduire l'activité utérine lorsque les membranes sont intactes. Elle a été utilisée en

France par plusieurs équipes. Sont également employées : l'Orciprénaline (Alupent[R]) en Amérique Latine, la Buphénine (Dilatol[R]) dans les pays germaniques. Mais les effets cardio-vasculaires de tous ces produits rendent difficile leur emploi en pratique courante.

Une deuxième période s'ouvre alors avec l'apparition en 1970 de bêtamimétiques à action sélective bêta 2 : le Fénotérol (Bérotec[R], Patusisten[R]), la Ritodrine (Prepar[R]), le Salbutamol, la Terbutaline (Bricanyl[R]). Ils ont moins d'effets secondaires que les précédents et sont largement diffusés. Les résultats sont meilleurs, cependant toutes les menaces ne sont pas encore maîtrisées et les recherches se tournent vers d'autres substances à effet tocolytique, employées isolément ou associées aux bêtamimétiques pour en améliorer les résultats. Par ailleurs les doses élevées et l'administration prolongée des bêtamimétiques font apparaître petit à petit dans le monde des accidents myocardiques. On propose alors des médications protectrices de la fibre cardiaque, on recommande des précautions d'emploi, on diminue les doses et la durée des traitements.

Dans le but de renforcer l'effet inhibiteur, on a d'abord songé à utiliser des progestatifs. Tout le monde sait que la Progesterone diminue la contractilité du myomètre. Aussi était-il logique de l'utiliser dans les menaces d'accouchement prématuré. Malheureusement son efficacité dans les situations aigües n'est pas prouvée en clinique humaine, probablement par insuffisance des doses. Les travaux de BREART et SUREAU n'ont pas montré de différence d'efficacité entre caproate d'hydroxyprogesterone et acétate de chlormadinone. Il en est de même des études de HAUTH et HARTIKAINEN, entre un placebo et ce même caproate de progesterone. Elle ne peut donc être proposée en monothérapie d'une menace d'accouchement prématuré. Peut-être trouve-t-elle sa place en prophylaxie si on accepte l'idée que les progestatifs diminuent les récepteurs à l'ocytocine et augmentent ceux des bêtamimétiques. Elle peut probablement diminuer l'excitabilité utérine à condition que la thérapeutique soit entreprise très précocément, bien avant la période de menace d'interruption.

Les anti-inflammatoires non stéroidiens tels que l'Indométacine et l'Aspirine inhibent la synthèse des prostaglandines. Il était donc logique de les utiliser comme tocolytiques. Dès 1973, MOSLER suggérait l'Aspirine comme adjuvant des bêtamimétiques dans les menaces sévères, et de fait nous l'avons employée à la dose de 3 g par jour avec un certain succès. D'autres auteurs à la suite de ZUCKERMAN ont même proposé l'Indométacine en monothérapie. Malheureusement une meilleure connaissance des effets des prostaglandines sur le foetus, en particulier dans l'adaptation néonatale, limite leurs indications. Il faut les réserver aux menaces précoces, graves ou rebelles et interrompre le traitement au plus tard à 35 semaines, ou si l'accouchement prématuré paraît inévitable.

Les alpha-bloquants, exerçant une action inhibitrice sur les fibres musculaires lisses ont été essayés dans le traitement des menaces d'acccouchement prématuré, en particulier lorsque les bêtamimétiques sont contre-indiqués ou mal tolérés, et ce d'autant plus que leurs effets secondaires sont réduits. Plusieurs études françaises avec l'Ifenprodil (Vadilex[R]) leur attribuent une certaine efficacité. Cependant, d'après les travaux de la Clinique Baudelocque son action est moindre que celle des bêtamimétiques. Ils ne peuvent être qu'une thérapeutique de remplacement.

Les inhibiteurs calciques semblaient être une méthode complémentaire idéale puisque, d'après FLECKENSTEIN qui les propose en 1971, ils freinent la stimulation des bêtamimétiques au niveau du coeur et que de plus ils renforcent l'action tocolytique. De ce fait sous l'implusion de WEIDINGER, ils sont largement employés dans les pays germaniques. Des études plus récentes ont montré qu'aux doses utilisées, le pouvoir tocolytique n'apparaît pas et que les effets secondaires ne peuvent être évités. Bien plus des accidents d'oedème pulmonaire ont été rapportés lorsque des corticoïdes ont été prescrits en même temps qu'eux. Pour ces raisons, le Vérapamyl n'est plus recommandé aujourd'hui en Allemagne. Il a été très peu utilisé en France.

Les bêtamimétiques n'ayant pu être introduits aux Etats-Unis jusqu'en 1980, deux médications ont eu leur place avant eux. L'Ethanol, proposé par FUCHS en 1966, a une efficacité certaine bien que modérée. Mais tel qu'il était administré, en perfusion veineuse, son inocuité pour le foetus n'est pas certaine. Son emploi n'est plus de mise aujourd'hui.

Le sulfate de magnésium ,largement utilisé dans ce pays dans les cas d'éclampsie, a également un pouvoir utero-relaxant. Bien que son efficacité approche celle des bêtamimétiques (ELLIOT), il n'a pas cours en Europe. Il nécessite la surveillance du taux sanguin maternel de magnésium pour éviter les risques d'hypocalcémie foetale.

Certains produits sont devenus inutiles voire dangereux et sont à exclure de la panoplie médicamenteuse contre la prématurité. Parmi eux, les Benzodiazépines ne doivent pas être prescrites comme tocolytiques. Le Valium est inefficace aux doses habituelles. De plus, il passe facilement la barrière placentaire, s'accumule dans les tissus foetaux où sa durée de vie est longue et entraîne une dépression marquée du système nerveux central. Celle-ci peut se prolonger jusqu'à 2 semaines après la naissance. Il est donc dangereux de l'employer lorsqu'existe un risque sérieux d'accouchement prématuré.

L'évolution des thérapeutiques contre la prématurité est illustrée à partir de notre expérience depuis 1970, date à laquelle nous avons commencé à utiliser les bêtamimétiques en pratique courante. Elle montrera que les médications ne sont qu'un élément de cette lutte et que les résultats dépendent de nombreux autres facteurs qu'on ne peut passer sous silence.

Le taux d'accouchements prématurés, qui entre 1960 et 1969, avait varié de 11 à 8 %, s'abaisse jusqu'en 1974, puis reste stable autour de 4 %. La courbe des enfants de poids inférieur à 2 500 g a une tendance identique. Le pourcentage d'hypotrophiques parmi les prématurés a peu varié depuis 1979 ; il se situe autour de 18 %.

La stabilité du taux de prématurité contraste avec la courbe des traitements par bêtamimétiques (fig.1). Les premières années où cette médication était réservée aux menaces les plus graves, 9 % des femmes étaient traitées. Le niveau le plus bas de 3,9 % de prématurés est alors atteint. Dans l'espoir de l'abaisser encore un plus grand nombre de femmes ont reçu des bêtamimétiques. Il n'en fut rien : avec 38 % de femmes traitées le taux ne s'abaisse pas en dessous de 4 %.

fig. 1 UTILISATION DES BETAMIMETIQUES
ET PREMATURITE

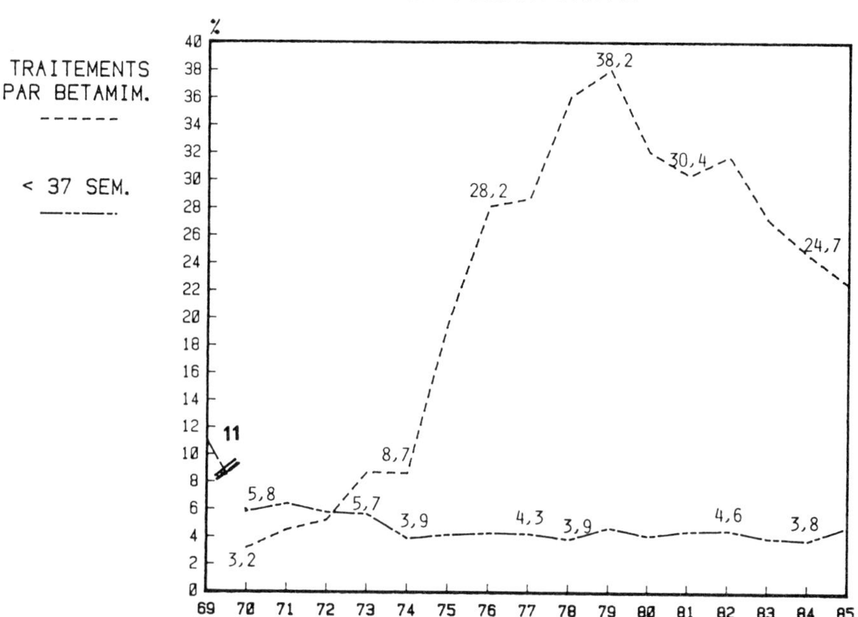

L'exploitation annuelle du fichier a fait prendre conscience de l'excès de ces prescriptions qui a paru inacceptable. Celles-ci concernaient le plus souvent des traitements ambulatoires, prescrits sans protocole par des médecins de l'extérieur ou même du service, donnant à la femme ou au médecin un semblant de sécurité. Les incitations à la réduction des prescriptions font progressivement baisser ces chiffres pour revenir à 22 % en 1985, avec toujours le même taux de 4 % de prématurés.

Si on se limite aux seuls traitements en milieu hospitalier, débutés par une perfusion veineuse, on constate qu'ils augmentent pour atteindre actuellement 14 %.

Dans une étude rétrospective portant sur 12 043 accouchements, de 1979 à 1984, 23,4 % de menaces d'accouchement prématuré ont été relevées : 49 % d'entre elles, les plus graves, ont été hospitalisées ; 35 % ont reçu des bêtamimétiques sans hospitalisations ; 16 % n'ont eu ni traitement ni hospitalisation. Par ailleurs 9 % des femmes avaient reçu des bêtamimétiques sans signe de menace.

Le taux d'accouchements prématurés est différent pour chacun de ces groupes (tab.I). Il est de 16 % pour les menaces les plus

tab. I RESULTATS

	ACC. PREMATURE
• MAP SEVERES + HOSPIT.	16,2 %
• MAP MODEREES NON HOSP + B.MIM.	5,4
• MAP NON HOSPIT. SANS B. MIM.	5
• B.MIM SANS MAP	1,8
• SANS MAP NI B.MIM	1,3

sévères. Mais pour les modérées, non hospitalisées, le taux est de 5 % , qu'elles reçoivent ou non des bêtamimétiques en ambulatoire. Enfin si l'on compare ce taux chez les femmes ayant reçu la médication sans raison valable à celui du groupe sans menace et sans traitement, on remarque qu'ils sont pratiquement les mêmes (1,8 et 1,3 %).

Non convaincus de l'efficacité des progestatifs, nous les avons peu utilisés jusqu'en 1979. Puis, sensibilisés par certains travaux dont ceux de l'équipe de SUREAU, nous les prescrivons maintenant dans près de la moitié des cas (fig.2). Les résultats ne sont pas meilleurs lorsqu'on associe des progestatifs aux bêtamimétiques (12,7 et 11 %), (tab.II)

Le congé prénatal de 6 semaines, qui existe depuis 1945 étendu à 8 semaines en 1978 en cas de pathologie, est une mesure encore insuffisante et mal adaptée au risque de prématurité le plus grave. Dans notre population, 71 % des femmes ont une activité professionnelle pendant la grossesse et ce taux ne s'est pas modifié depuis 7 ans. Le pourcentage d'arrêts de travail est allé en augmentant pour atteindre 70 % depuis 1979. Pour ce groupe la fréquence des menaces (24 %) est plus élevée que dans le groupe des femmes sans activité professionnelle (21 %), et la différence est significative. De même, le taux de menaces est plus élevé dans le groupe des étrangères qui constituent le 1/5 de cette population : 5,5 % contre 3,7 % chez les françaises.

Parmi les autres mesures prises contre la prématurité, se situent les cerclages. Leur diminution, de 6,6 à 3,6 %, n'a pas eu d'incidence sur le taux de prématurés, Chez les femmes ayant eu un cerclage antérieur, il n'y a pas plus d'accouchements prématurés,

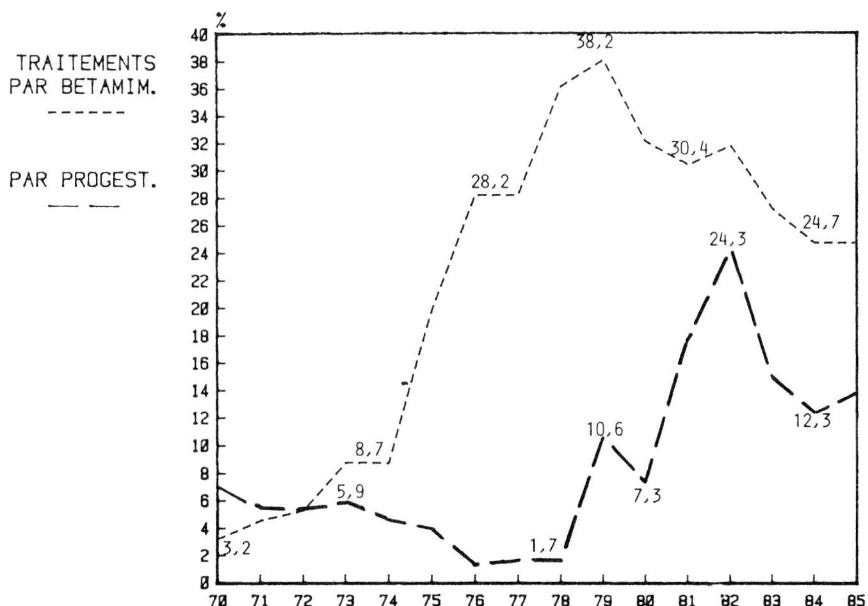

fig. 2 UTILISATION DES BETAMIMETIQUES ET DES PROGESTATIFS

tab. II MENACES TRAITEES PAR BETAMIMETIQUES

n = 2 598

	Tt ASSOCIE A DES PROGESTATIFS	< 37 sem.	SANS PROGESTATIFS	< 37 sem.
1979	123	dont 23	389	dont 38
1980	111	17	256	33
1981	168	27	191	18
1982	262	25	189	24
1983	162	16	181	18
1984	101	9	196	24
1985	100	13	169	21
TOTAL	1027	dont 130	1571	dont 176
		12,7 %		**11,2 %** (N.S.)

que le cerclage soit répété ou non à la grossesse suivante (4,3 contre 6,4 % , différence non significative).

Les grossesses gemellaires, dont un tiers n'arrivent pas à terme représentent 10 % des accouchements prématurés. Il ne semble pas, si on se réfère aux résultats, qu'un cerclage systématique aurait amélioré ce taux (tab.III).

tab. III GEMELLAIRES
****

	G.MULTIPLE	SANS CERCLAGE	<37 sem.	AVEC CERCLAGE	<37 sem.
1979	26	16	dont 5	10	dont 4
1980	20	16	6	4	1
1981	26	29	6	7	3
1982	24	23	5	1	0
1983	22	17	6	5	1
1984	22	19	5	3	1
1985	30	28	12	2	0
TOTAL	170	138	dont 45 **32 %**	32	dont 10 **31,2 %**

L'évolution générale et celle de notre service ont fait entrevoir un faisceau de possibilités qui se sont développées au fil des ans. On aurait pu s'attendre à une baisse plus marquée encore du taux de prématurés. Malgré la meilleure connaissance des drogues, l'augmentation des arrêts de travail, des hospitalisations, il n'en est rien. On aurait pu espérer aussi une amélioration de la mortalité dans ce domaine. Or, si la mortalité périnatale (fig.3)

fig. 3 MORTALITE PERINATALE ET PREMATURITE (1969 - 1985)

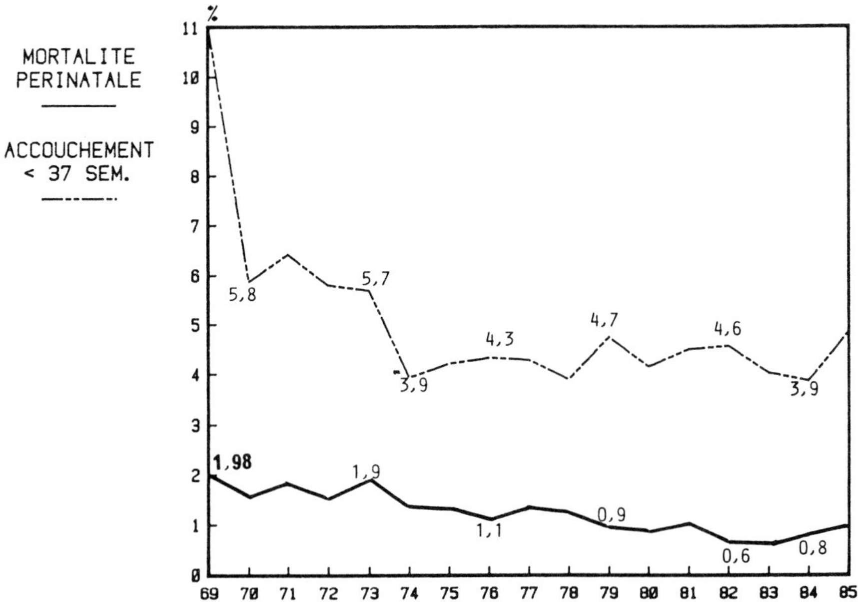

s'est abaissée de plus de moitié dans la population globale, passant de 1,98 % en 1969 à 0,8 % actuellement, elle reste particulièrement élevée pour les prématurés (tab.IV). Son taux se situe à 24,6 % pour les enfants de 34 semaines ou moins ; même à 35 ou 36 semaines, elle est de 2,9 %, soit plus de 6 fois supérieure à celle des enfants à terme. Ceci justifie de ne pas interrompre les traitements trop tôt, d'utiliser toutes les possibilités pour arriver jusqu'au terme de 37 semaines, qui n'est pas une simple limite théorique mais bien une réalité.

tab. IV MORTALITE PERINATALE ET AGE GESTATIONNEL

n = 13 993 (1979-1985)

AGE GESTATIONNEL	MORT PERINATALE
≥ 37 sem.	0,44 %
35 - 36 sem.	2,90 %
≤ 34 sem.	24,62 %

Ce survol très général des moyens de lutte contre la prématurité montre, que 15 ans après le début de la deuxième génération de bêtamimétiques, les possibilités thérapeutiques sont pratiquement toujours au même point. Le traitement médical de la menace d'accouchement prématuré reste essentiellement basé sur eux. Bien que l'on cherche toujours à s'améliorer, il faut reconnaître que nous disposons là d'un moyen puissant et que les résultats sont fort satisfaisants : 87 % des menaces traitées accouchent à terme ; dans 76 % des cas, la grossesse est prolongée de plus d'une semaine et 88 % de ces nouveau-nés pèsent plus de 2 500 g.

Le mode d'action des bêtamimétiques et leurs contre-indications sont mieux connus aujourdh'ui. Les études pharmacocinétiques ont permis de préciser la meilleure voie d'administration, les doses à utiliser. Mais des incertitudes demeurent quant à la durée de leur prescription. Faut-il se limiter au seul traitement d'attaque, sans le prolonger par un traitement ambulatoire par voie orale ? Certains, comme BAUMGARTEN, le pensent aujourd'hui. On peut aussi espérer une amélioration avec l'avènement de drogues encore plus sélectives.

Pour comparer tous ces moyens, des études rigoureuses, parfaitement contrôlées sont nécessaires. Les obstétriciens demandent une meilleure évaluation de leurs résultats qui ne peut être réalisée que par un travail en équipe, avec des statisticiens et des épidémiologistes.

REFERENCES BIBLIOGRAPHIQUES

AHLQUIST, R.P. (1948) : A study of adrenotropic receptors. Am. J. Physiol. 154, 586-599.

BISHOP, E.H., WOUTERSZ, T.B. (1961) : Arrest of premature labor. J. Am. Med. Ass.178, 812-814.

BREART, G., LANFRANCHI, M., RUMEAU-ROUQUETTE, C., SUREAU, C. (1977) : Etude de l'efficacité comparée du caproate d'hydroxy-progesterone et de l'acétate de chlormadinone dans les menaces d'accouchement prématuré. INSERM 73, 313-318.

BREART, G., SUREAU, C., RUMEAU-ROUQUETTE, C. (1979) : Etude de l'efficacité comparée de l'ifenprodil et de la ritodrine pour le traitement de la menace d'accouchement prématuré. J. Gyn. Biol. Repr. 8, 261-263.

BREART, G., LANFRANCHI, M., CHAVIGNY, C., RUMEAU-ROUQUETTE, C., SUREAU, C. (1979) : A comparative study of the efficiency of hydroxyprogesterone caproate and of chlormadinone acetate in the prevention of premature labor. Int. J. Gynaecol. Obstet. 16, 381-384.

CUSHNY, A.R. (1906) : J. Physiol. 35, 1 .

DALE, H.H. (1906) : On some physiological actions of ergot. J. Physiol. 34, 163-206.

DOWNEY, L.J., MARTIN, A.J. (1983) : Ritodrine in the treatment of preterm labour : a study for 213 patients. Br. J. of Obstet. and Gynecol. 90, 1046-1053.

ELLIOT, J.P. (1984) : Magnesium sulfate as a tocolytic agent. Am. J. Obstet. Gynecol.147, 277-283

FLECKENSTEIN, A. (1970) : Calcium and the Heart. In P. Harris, L. OPIE (Ed.), London/New-York, Academic Press, 135-188.

FUENTE, P. de la, EZCURDIA, M.A., LASTRA, A.M., BOTIN, R. (1968) : Acta Ginec. (Madrid) 19, 517-544.

FUCHS, F. (1976) : Prevention of prematury. Am. J. Obstet. Gynecol 76, 126, 809-820.

HARTIKAINEN-SORRI, AL., KAUPPILA, A., TUIMALA, R. (1980) : Inefficacy of 17 alpha hydroxyprogesterone caproate in the prevention of prematurity in twin pregnancy. Obstet. Gynecol. 5, 692-695.

HAUTH, J.C., GILSTRAP, L.C., BREKKEN, AL. (1983) : The effect of 17 alpha hydroxyprogesterone caproate on pregnancy outcome in an active duty military population. Am. J. Obstet. Gynecol. 146, 187-196.

HENDRICKS, C.H., CIBILS, L.A., POSE, S.V., ESKES, T.K. (1961) : The pharmacologic control of excessive uterine activity with isoxsuprine. Am. J. Obstet Gynecol. 82, 1064-1078.

HOLTZ, P., WOLLPERT, K. (1937) : Arch. exp. Path. Pharmakol. 185, 20-41.

JOHNSON, J.WC., AUSTIN, K.L., JONES, G.S., DAVIS, G.M., KING, T.M. (1975) : 7 Hydroprogesterone caproate to prevent premature labor. New England J. Med. 293, 675-680.

LACOMME, M. (1960) : In Pratique Obstétricale, Masson et Cie, 2,

LANDS, A.M., LUDUENA, F.P., BUZZO, H.J. (1967) : Differenciation of receptors responsive to isoproterenol. Life Sciences 6, 2241-2249.

LEPAGE, F., SUREAU, C., GUILLAUME, M.F. (1970) : La prévention de l'accouchement prématuré par l'acétate de chlormadinone. Bul. Féd. Soc. Gyn. Obst. 22, 404-406.

MOSLER, K.H. (1969) : Med. Klin. 64, 133-139.

MOSLER, K.H., DORNHOFER, W. (1973) : The inhibition of premature labor by Betaadrenergic sympathomimethics and prostaglandin-antagonists in managing premature onset of labor. Naunyn-Schmiedeberg's Arch. Pharmacol. 277, 48.

WEIDINGER, H., WIEST, W. (1973) : Die Behandlung des Spätabortes und der drohenden Frühgeburt mit Th 1165a in Kombination mit Isoptin. Z. Geburtsh. Perinat. 177, 233-237.

ZUCKERMAN, H., REISS, U., RUBINSTEIN,, J. (1974) : Inhibition of human premature labor by indomethacin. Obstet. Gynecol. 44, 787.

Summary

The history of the betasympathomimetic agents is recalled since the initial discovery printing out the effect of the sympathic nervous system on the uterus.

The present generation of these drugs has been widly used since 1970 and, associated with other therapeutics, has reduced the incidence of preterm labor.

The contra indications, the appropriate administration and dosage are more closely defined but doubts remain concerning the duration of their administration and need controlled trials to precise it. In order to reduce their cardiovascular side effects, to reinforce their tocolytic effect, or to replace them in case of contra indications, the research of new agents has induced to use the calcium inhibitors, the progestogens ; the results are not conclusive.

The prostaglandines synthetase inhibitors are also of value in stopping (uterine activity) ; however the fetal side effects hase quickly reduced their indications.

From our personal experience, we have noticed since ten years, despite an increase of the number of treated women, that the incidence of 4 % of preterm labor has not changed. The evolution tends to find the minimal number of patients to be treated to obtain this result.

Control and Management of Parturition. Colloque INSERM/John Libbey Eurotext Ltd. © 1986 Vol. 151, pp. 191-198.

Evaluation des traitements contre la prématurité

G. Bréart et V. Ringa

INSERM U.149, 123, Boulevard de Port-Royal, 75014 Paris, France

RESUME

Une revue de la littérature montre que l'on dispose de peu d'information sur l'impact réel des béta-mimétiques et des autres traitements médicamenteux sur le taux de prématurité. Par contre, il existe des limites à leur emploi, liées à leurs effets secondaires. Ceci justifie la poursuite de recherches, soit pour trouver d'autres produits plus spécifiques, soit pour proposer d'autre approches que la prévention médicamenteuse, soit pour améliorer la sensibilité et la spécificité des examens (tel que toucher vaginal) sur lesquelles reposent les prescriptions médicamenteuses.

MOTS CLEFS

Evaluation, traitements, prématurité.

INTRODUCTION

En France, contrairement à ce qui passe notamment en Angleterre ou aux Etats-Unis (Rumeau-Rouquette et coll., 1984 ; Papiernik et coll., 1986) a été observée une diminution de la fréquence de la prématurité. Pour que ces mêmes résultats puissent être observés ailleurs ou dans d'autres circonstances, il faut essayer de comprendre pourquoi cette diminution a été observée. Dans cette optique, il est particulièrement important d'étudier le rôle des traitements médicamenteux afin de discuter leur place, leurs avantages, leurs inconvénients, les moyens éventuels d'en limiter l'usage aux cas où cela est strictement nécessaire. Pour cela, ce travail étudiera successivement : l'évolution des taux de prématurité, les relations entre cette évolution et les traitements mis en oeuvre, et enfin les perspectives tirées de cette revue.

LES RESULTATS

En France, tableau I, la prématurité a diminué puisqu'elle est passée de 1972 à 1981 de 8,2 % à 5,6 %. Ce gain s'est fait non seulement au dépends des prématurés nés à 35 ou 36 semaines de grossesse, mais aussi de ceux nés avant qui ont diminué de moitié. C'est ainsi que les enfants nés avant 34 semaines qui représentaient 29,5 % des prématurés dans la première période n'en représentent plus que 20,6 % dans la seconde.

Tableau I : Evolution de la prématurité en France
(Rumeau-Rouquette et coll., 1984)

	1972	1976	1981
n	11.254	4.685	5.508
Age gestationnel en semaines	%	%	%
< 34 semaines	2,4	1,7	1,2
34 - 36 semaines	5,8	5,1	4,4
37 - 39 semaines	37,0	34,9	37,9
40 - 42 semaines	50,8	54,0	53,1
+ 42 semaines	4,0	4,3	3,4
Prématurité (≤ 36 semaines)	8,2	6,8	5,6

L'évolution de la prématurité est contemporaine (tableau II) de l'évolution de l'utilisation de certains moyens de prévention.L'utilisation des béta-mimétiques a augmenté entre 1976 et 1981 de même que l'hospitalisation et d'une façon plus générale l'ensemble de la surveillance prénatale. Mais, bien sûr, cette association dans le temps ne prouve pas la relation de cause à effet entre augmentation des mesures médicales de prévention et diminution de la prématurité, ceci doit être fait en considérant d'autres résultats.

Tableau II : Evolution de la prévention prénatale en France
(Rumeau-Rouquette et coll., 1984)

	1972	1976	1981
n	11.254	4.685	5.508
	%	%	%
Cerclage	-	2,5	3,1
Béta-mimétiques	-	8,9	14,7
Consultations (< 4)	15,3	10,6	3,9
Surveillance généraliste	-	20,8	8,8
Hospitalisation	7,3	13,0	15,6

- : renseignement inconnu.

LIAISON RESULTAT-TRAITEMENT

L'interprétation des résultats de l'évolution de la prématurité au niveau de la France entière est rendue difficile par le fait que les interventions ont été multiples (tableau II) et que d'autres facteurs ont varié, notamment les caractéristiques démographiques des femmes enceintes. On a en effet assisté entre 1972 et 1981 a une concentration des naissances à un âge et une parité favorables, et à une diminution de la fréquence des femmes ayant des antécédents de prématurité. L'évolution de ces facteurs démographiques (tableau III) explique près de la moitié de la diminution observée, puisque celle-ci, après correction, est de 1,5 % alors qu'avant correction elle est de 2,6 %. Toutefois, le fait que l'évolution démographique explique une partie de la diminution ne signifie pas que les moyens médicaux ne sont pas efficaces puisque tout n'est pas expliqué par l'évolution des facteurs démographiques, et que l'effet défavorable des facteurs démographiques peut être dû au moindre recours aux soins médicaux des femmes présentant des caractéristiques défavorables (Blondel et coll., 1980).

Tableau III : Evolution de la prématurité après ajustement sur les facteurs démographiques

	1972 %	1976 %	1981 %
Taux brut	8,2	6,8	5,6
Taux ajusté	8,2	7,8	6,7

En ce qui concerne la part dûe aux traitements médicamenteux dans la diminution de la prématurité, certains résultats observés dans les services obstétricaux montrent qu'il n'y a pas nécessairement relation directe. Melchior (1986) a, en effet, observé à la maternité de l'hôpital Foch une diminution de la prématurité entre 1970 et 1974 contemporaine d'une augmentation de l'utilisation des béta-mimétiques. Depuis 1974 et jusqu'en 1985, le taux de prématurité n'a pas varié alors que l'augmentation du recours aux béta-mimétiques s'est poursuivi jusqu'en 1979 et décroit depuis. Un résultat équivalent a été observé à la clinique Baudelocque où une diminution de l'utilisation de moyens médicamenteux, tels que les béta-mimétiques ou les progestatifs n'a pas été suivie par une augmentation de la prématurité. Si ces résultats sont insuffisants pour infirmer l'hypothèse d'efficacité des traitements médicamenteux, ils doivent amener à s'interroger sur leur place réelle, et à discuter deux hypothèses pour expliquer l'évolution favorable de la fréquence de la prématurité.

La première est qu'une prise de conscience des risques liés à la prématurité et qu'une meilleure connaissance des facteurs de risque (Papiernik (1969) et Goujard et coll. (1973)), ait abouti à une augmentation des interventions médicales et que cette augmentation ait abouti à une diminution de la prématurité.

La deuxième est que la prise de conscience ait abouti simultanément à une augmentation des interventions médicales et à une diminution de la prématurité sans qu'il y ait relation de cause à effet entre les deux.

La liaison entre prise de conscience des problèmes et augmentation des interventions médicales semble prouvée notamment par l'article de Lazar et coll. (1979) où l'utilisation systématique d'un score de risque a abouti à une importante augmentation des interventions médicales, notamment du cerclage.

Pour trancher entre les deux hypothèses évoquées plus haut, il faut étudier la liaison qui existe entre interventions médicales et diminution de la prématurité. Pour cela, nous avons analysé de façon systématique les articles portant sur les béta-mimétiques, parus dans quatre revues ou publications parmi les plus lues par les obstétriciens français : les compte-rendus des réunions de la Société Française de Médecine Périnatale, le Journal de Gynécologie Obstétrique et Biologie de la Reproduction , l'American Journal of Obstetrics and Gynecology et le British Journal of Obstetrics and Gynecology.

De 1979 à 1984, 64 articles sont parus, concernant les béta-mimétiques, pour 17 d'entre eux le sujet principal était l'efficacité de ces produits pour le traitement de la menace d'accouchement prématuré, 13 avaient pour thème principal les effets secondaires. Les autres traitaient soit d'effets in vitro, soit d'effets chez l'animal, soit abordaient d'autres effets des béta-mimétiques, par exemple sur la circulation placentaire ou sur la maturité pulmonaire.

Tableau IV : Caractéristiques des articles sur l'efficacité des béta-mimétiques

Nombre d'articles	16
Essais contrôlés	8
Nombre de sujets > 50/groupe	6
Critères de jugement prématurité	1

Le tableau IV donne quelques éléments d'information sur la méthodologie de ces études. Il montre que dans 8 cas (Bréart et coll.,1979 ; Caritis et coll., 1981; Caritis et coll., 1984 ; Falck Larsen et coll., 1980 ; Ferguson et coll., 1984; Gregory et coll., 1980 ; O'Connor et coll., 1979 ; Ross et coll., 1983),il s'agissait d'essais contrôlés randomisés, qui devraient constituer l'outil de choix pour l'évaluation de thérapeutiques, Schwartz et coll. (1970). Parmi ces 8 essais, 1 seul avait retenu comme critère principal de jugement, la fréquence de la prématurité. Et parmi ceux (5) comparant un béta-mimétique à un autre produit quatre concluaient en faveur de l'efficacité des béta-mimétiques.

De ces études ainsi que d'autres publiées avant ou dans d'autres revues (Anderson et Turnbull, 1982 ; Moutquin, 1986 ; Thiery 1986), on peut tirer les conclusions suivantes :

- pour les béta-mimétiques intra-veineux, l'effet tocolytique a été prouvé, par des essais contrôlés pour certains , leur intérêt réel pour diminuer la fréquence de la prématurité a été peu étudié ;

- pour les béta-mimétiques par voie orale, l'effet préventif n'a jamais été démontré, par contre ils semblent avoir un effet sur la prévention des récidives.

Cette opinion mitigée est corroborée par une enquête d'opinion menée par Keirse (1984) auprès d'obstétriciens flamands. Le tableau V montre que, si 78 % des obstétriciens interrogés utilisent les béta-mimétiques leur décision n'est pas fondée sur les résultats objectifs publiés mais plutôt sur leur expérience personnelle et sur des critères subjectifs.

Tableau V : Raison pour l'utilisation des béta-mimétiques (Keirse, 1984)

	%
Efficace	4
Expérience	57
Ca ne fait pas de mal	13
Effet psychologique	15

A côté de ces doutes sur l'efficacité théorique des béta-mimétiques, il existe deux types de facteurs qui devraient freiner leur utilisation : les limites reconnues à leur efficacité telles qu'une dilatation avancée ou une rupture des membranes, et les limites à l'emploi. D'est dans cette dernière catégorie que doivent être classés risques maternels et foetaux. Le tableau VI tente de faire une synthèse de recommendations issue de trois articles publiés par Benedetti (1983), Domenichini et Thoulon (1982), Jouhet (1981).

Tableau VI : Recommandations pour l'utilisation des béta-mimétiques (Benedetti, 1983 ; Domenichini et Thoulon, 1982 ; Jouhet, 1981)

- Utilisation en milieu hospitalier
- Avoir un E.C.G. de base
- Eliminer cardiopathie
- +/- Contre-indication si arythmie ou hypertension
- Prudence chez les migraineuses ou en cas de corticothérapie
- +/- Contre-indication si trouble de la glyco-régulation

Un autre facteur limitant l'utilisation large des béta-mimétiques est constitué par les progrès de la néonatologie. En effet, le pronostic actuel d'un enfant né à 35 ou 36 semaines de grossesse n'est plus très différent de celui né plus tard. Il devient donc de plus en plus important de prendre en compte les risques liés au traitement dans les indications autour de ces âges gestationnels.

PERSPECTIVES

Devant l'ensemble de ces restrictions à l'utilisation des béta-mimétiques actuellement disponibles, quelles sont les perspectives pour la prévention de l'accouchement prématuré ? La première à moyen ou long terme, peut provenir de recherches fondamentales sur le mécanisme de déclenchement du travail ou de recherches pharmacologiques qui devraient aboutir à la définition de médicaments plus spécifiques. En attendant les résultats de ces recherches, on peut chercher à limiter l'emploi des béta-mimétiques ou des interventions lourdes soit en cherchant d'autres approches pour la prévention, soit en limitant l'emploi des béta-mimétiques aux cas où cela est strictement nécessaire. Parmi les autres approches possibles, les soins à domicile par les sages-femmes ou l'hospitalisation à domicile (Papiernik et coll., 1986) semblent intéressantes. Il reste toutefois à évaluer leur efficacité réelle ainsi que leur intérêt afin de vérifier notamment que ce type de soins se substitue au système classique et ne se contente pas de le compléter, c'est-à-dire, en particulier, qu'il permet bien de reduire les durées d'hospitalisation en service hospitalier. Une autre approche pourrait être celle d'actions spécifiques auprès de groupes de femmes qui demeurent à très haut risque (Rumeau-Rouquette et coll., 1984) tels que les femmes âgées de moins de 20 ans, ou celles qui ont une grossesse multiple. A côté de ces actions visant à remplacer la prévention strictement médicale par un autre mode d'abord des problèmes, une façon d'éviter la prescription de médicaments inutiles est de mieux définir ce qu'est une anomalie indiquant la nécessité d'un traitement et en particulier une modification du col. Cela nécessiterait que soient mieux étudiées la sensibilité, la spécificité, la valeur prédictive du toucher vaginal, et en particulier l'intérêt de le répéter systématiquement à toutes les consultations. En effet, si, par exemple, l'apport informatif d'un examen fait systématiquement une semaine après le précédent, est nul, cet examen ne peut aboutir qu'à des prescriptions à tort comme ont pu l'entraîner la répétition excessive d'échographies. Si la pratique systématique d'un toucher vaginal à chaque consultation est la règle en France, c'est loin d'être le cas dans d'autres pays tels que l'Angleterre ou les U.S.A., car le toucher vaginal est considéré comme présentant des risques.

CONCLUSION

Compte tenu des remarques qui ont été faites concernant les limites à l'emploi des béta-mimétiques, des résultats déjà obtenus et des perspectives envisagées, l'évaluation des moyens de lutte contre la prématurité devrait se faire en élargissant et adaptant les critères de jugement aux objectifs poursuivis. Si, bien sûr, le taux de prématurité doit rester un critère de jugement privilégié, il ne doit pas être le seul. La lutte contre la prématurité n'est pas un objectif en soi, elle ne l'est que dans la mesure où elle permet de réduire les handicaps à long terme. Il peut exister des cas où la prématurité, en évitant une souffrance in utéro, est bénéfique. Dans ce cas, le bon critère de jugement doit être basé sur les anomalies neurologiques et non sur l'âge gestationnel.

Lorsqu'un service hospitalier décide d'utiliser un service de soins à domicile pour les menaces d'accouchement prématuré, il est peu vraisemblable qu'il puisse obtenir une réduction de la prématurité, puisqu'il s'agit de s'adresser à des femmes déjà très suivies et bien prises en charge. L'évaluation de cette politique doit donc porter non seulement sur des critères médicaux, tels que taux de prématurité mais aussi sur des critères socio-économiques et psychologiques. En effet, les tentatives actuelles d'alternative à l'hospitalisation visent moins à améliorer les résultats en terme de prématurité qu'à obtenir les mêmes résultats à un coût moindre et une meilleure satisfaction pour les femmes. Et il ne semble pas, qu'actuellement, une évaluation complète de ses nouveaux moyens ait été faite. Celle-ci devrait précéder leur diffusion.

REFERENCES BIBLIOGRAPHIQUES

Anderson, A. (1982) : Effect of oestrogens progestogens and beta-mimetics in pregnancy in Effectiveness and satisfaction in antenatal care, Enkin M., Chalmers I. ed, London : S.I.M.P., W. Heineman medical books.

Benedetti, T.J. (1983) : Maternal complications of parenteral ß sympathomimetic therapy for premature labor. Am. J. Obstet. Gynecol. 145 : 1-6.

Blondel B., Kaminski M., Bréart G. (1980) : Antenatal care and maternal demographic and social characteristics, evolution in France between 1972 and 1976. J. Epidemiol. Community Health. 34 : 157-163.

Bréart G., Sureau C., Rumeau-Rouquette C. (1979) : Etude de l'efficacité comparée de l'ifenprodil et de la ritodrine pour le traitement de la M.A.P., J. Gyn. Obst. Biol. Repr. 8 : 261-263.

Caritis S.N., Carson D., Greebon D., Mc Cormick M., Edelstone D.I., Mueller-Heubach E. (1981) : A comparison of terbutaline and ethanol in the treatment of preterm labor. Am. J. Obstet. Gynecol. 142 : 183-190.

Caritis S.N., Toig G., Heddinger L.A., Ashmead G. (1984) : A double blind study comparing ritodrine and terbutaline in the treatment of preterm labor. Am. J. Obstet. Gynecol. 150 : 7-14.

Domenichini Y., Thoulon J.M. (1982) : Accidents cardio-vasculaires des bêta-mimétiques en obstétrique. J. Gyn. Obst. Biol. Repr. 11 : 861-867.

Falck Larsen I., Korn Hansen M., Hesseldahl H., Kristoffersen K., Larsen P.K., Osler M., Weber J., Eldon K., Lange A. (1980) : Ritodrine in the treatment of preterm labour, a clinical trial to compare a standard treatment with three regimens involving use of ritodrine. Br. J. Obst. Gynecol. 87 : 949-957.

Fergusson II J.E., Hensleigh P.A., Kredenster D. (1984) : Adjunctive use of magnesium sulfate with ritodrine for preterm labor tocolysis. Am. J. Obstet. Gynecol. 148 : 166-171.

Goujard J., Kaminski M., Rumeau-Rouquette C.(1973) : Moyenne pondérale et âge gestionnel en relation avec quelques caractéristiques maternelles. Arch. Franc. Péd. 30 : 341-362.

Gregory R.K., Golbus M.S., Laros R.K., Roberts J.M., Parer J.T. (1980) : Oral ritodrine maintenance in the treatment of preterm labor. Am. J. Obstet. Gynecol. 137 : 212-217.

Jouhet Ph. (1981) : Effets secondaires des bêta-mimétiques utilisés en obstétrique, in Medecine périnatale, 10ème journées, Thoulon J.M. et Barrier G. eds. Paris : Arnette 305-317.

Keirse M.J.N.C. (1984) : Beta-mimetics drugs in the prophylaxis of preterm labour: extent and rationale of their use. Br. J. Obstet. Gynecol. 91 : 431-437.

Lazar P., Servent B., Dreyfus J., Gueguen S., Papiernik E. (1979) : Comparison of two succesive policies of cervical cerclage for the prevention of pre-term birth. Europ. J. Obstet. Gynec. Reprod. Biol. 9 : 307-312.

Melchior J. (1986) : Evolution des traitements contre la prématurité, in Maîtrise de la parturition, Sureau C. ed. Paris : INSERM, John Libbey.

Moutquin J.M. (1986) : The limits of medical actions : beta-mimetics, in Prévention de la prématurité, Papiernik E., Bréart G., Spira N. eds. Paris : INSERM.

O'Connor M.C., Murphy H., Dalrymphe I.J. (1979) : Double blind trial of ritodrine and placebo in twin pregnancy. Br. J. Obstet. Gynecol. 86 : 706-709.

Papiernik E. (1969) : Coefficient de risque d'accouchement prématuré. La Presse Médicale, 77 : 793-794.

Papiernik E., Bréart G., Spira N. (1986) eds. Prévention de la prématurité. Paris : INSERM.

Ross M.G., Nicolls E, Stubbleflied P.G., Kitzmiller J.L. (1983) : Intravenous terbutaline and simultaneous ß blockade for advanced premature labor. Am. J. Obstet. Gynecol. 147 : 897-902.
Rumeau-Rouquette C, Du Mazaubrun C., Rabarison Y. (1984) eds : Naître en France, 10 ans d'évolution. Paris : INSERM Doin.
Schwartz D., Lellouch J., Flamant R. (1970) : L'essai thérapeutique chez l'homme. Paris : Flammarion.
Thiery M. (1985) : Beta-mimetics treatment of threatened premature labor, in : Maîtrise de la parturation, Sureau C. ed. Paris : INSERM, John Libbey.

REMERCIEMENTS

Cette étude a été réalisée grâce à un contrat M.I.R.E./C.N.R.S. dans le cadre du programme Santé, Maladie, Société.

Summary

A review of the literature shows that there are few informations on the actual impact of beta-mimetics or other drugs on the rate of preterm delivery. However limits to their use have been documented. Therefore research must be increased to find more specific drugs or to propose other way of prevention not only based on medical interventions or to improve the sensitivity and specificity of the examinations (vaginal examination for instance) on which prescriptions of drugs are based.

Round Table II: Cervical cerclage

Table ronde II : Cerclage du col

Control and Management of Parturition. Colloque INSERM/John Libbey Eurotext Ltd. © 1986 Vol. 151, pp. 201-203.

Le cerclage du col

Table ronde dirigée par R. Henrion (Paris) avec la participation de Ph. Blot (Paris), J. Dreyfus (Haguenau), C. Fournil (Paris), G. Levy (Caen) et G. Pontonnier (Toulouse)

Synthèse par C. Sureau

S'il est un exemple parfait du processus de l"escalade" c'est bien le cerclage du col.

Proposé il y a plus de 30 ans pour pallier les conséquences des béances isthmiques, en particulier l'avortement tardif de foetus vivants, ses indications ont fait l'objet d'un "dérapage", au point qu'on l'a proposé et utilisé dans des circonstances aussi diverses que discutables, telles que la gémellité, le placenta praevia, et surtout la modification du col conséquence d'une hypercontractilité utérine.

On est ainsi passé progressivement du cerclage traitement de la béance au cerclage prévention de l'accouchement prématuré et des taux vertigineux jusqu'à 18-20 % des grossesses ont été atteints.

Comme simultanément était observée une baisse de la prématurité, la tentation bien qu'illégitime était forte de relier les deux phénomènes. Ce qui fut fait. Aujourd'hui le balancier se précipite dans la direction inverse et toutes les indications de cerclage sont remises en question.

L'expérience de Haguenau rapportée par le Dr. J. DREYFUS rend parfaitement compte de cette évolution. Non seulement les cerclages peuvent être inefficaces mais leurs conséquences peuvent être lourdes.

Le cerclage n'est donc pas un acte anodin, il ne doit pas être un acte irréfléchi. Reste le problème majeur de son utilité.

Doit-on admettre l'absence d'une telle utilité dans tous les cas dits moyens, c'est-à-dire ceux où on hésite, et alors récuser l'indication ?

Doit-on même aller plus loin et abandonner totalement le cerclage même lorsqu'en fonction de nos habitudes actuelles on n'aurait aucun doute sur la légitimité de l'indication ? Le balancier ne va-t-il pas trop loin aujourd'hui encore ?

Ces exposés révèlent en tout cas fort bien le caractère inadéquat des comparaisons dites historiques, qui conduisent à corréler très arbitrairement l'évolution de pratiques et de résultats. Il en est bien d'autres exemples.

Seules sont valables les études dites randomisées. Mais faut-il accepter en bloc leurs résultats ?

Doit-on déduire de l'absence de mise en évidence d'une différence, l'inexistence de cette différence ? Peut-elle légitimer un nihilisme thérapeutique global ? Un tel équilibre statistique ne peut-il être dû à l'existence d'inconvénients dans quelques cas compensant les avantages rencontrés dans d'autres ? N'est-il pas légitime de chercher à mieux reconnaitre les uns et les autres ?

Une telle tentative est reflétée par les propositions de MM. FOURNIL, et LEVY.

Les attitudes qu'ils suggèrent conduisent elles-mêmes à des questions : on peut attendre l'évidence de la situation pathologique mais n'est-il pas alors facheusement tard et n'aurait-on pas pu faire mieux en étant quelque peu en avance sur l'évènement ?

La reconnaissance du risque par le cathétérisme cervical peut-elle être préconisée largement et laissée entre toutes les mains? L'appréciation de la dilatabilité à 15 semaines est-elle représentative de l'évolution ultérieure ?

Peut-on espérer d'une amélioration de l'appréciation échographique du col la définition d'une attitude plus nuancée et bien adaptée à chaque particulier, permettant de restreindre les indications de cerclage, en les réservant aux cas où ils sont réellement nécessaires ?

Ne peut-il y avoir une place pour d'autres moyens, à la fois plus précis et moins angoissants, et utilisables de manière répétitive au long de la grossesse, d'apprécier la distensibilité cervicale, tels que le cervicotonomètre de CABROL ?

D'autre part l'efficacité du cerclage doit-elle être mesurée uniquement en terme d'accouchements prématurés évités et de poids des enfants et ne doit-on pas faire aussi une place, ainsi que l'a souligné Ph. BLOT, aux périodes de repos au lit évitées, à la plus grande activité tolérée, peut- être pas sans inconvénient d'ailleurs.

Cette table ronde a été utile car elle nous a bien révélé nos excès, certes bien intentionnés, mais surement parfois malencontreux. Nous devons tendre à une plus juste définition de nos indications. Mais nous sommes encore incertains sur les moyens d'y parvenir.

Summary

The cerclage has been introduced in medical practice in order to prevent the consequences of incompetent isthmus and cervix, mainly the late abortion of a living fetus.

In some places an excessive increase of indications in the general frame of prevention of prematurity has been observed.

More recently, some randomized studies tend to deny the usefulness of cervical cerclage and to consider it as a possible hazardous procedure.

Should we completely leave the cervical cerclage, as suggested by some, or should we restrict more carefully the indications, like for example to cases of overt bulging of the membranes or to a positive finding when probing the cervix at 15th weeks as proposed by C. FOURNIL ?

Can we expect more precise indications from progress in echographic or mechanical assessment of the cervix ?

A difficult matter, with in fact no definite answer.

Progestins and antiprogestins

Progestatifs et antiprogestatifs

Control and Management of Parturition. Colloque INSERM/John Libbey Eurotext Ltd. © 1986 Vol. 151, pp. 207-222.

Utilisation des progestatifs en gynécologie

Alain J. M. Audebert

Institut Robert B. Greenblatt, 4, rue Vauban, 33 000 Bordeaux, France

RESUME

Les troubles ou affections pouvant être traités par un progestatif sont nombreux.
On sait mieux aujourd'hui évaluer les propriétés d'une molécule en associant l'étude de son affinité aux divers récepteurs stéroïdiens et les tests biologiques. On peut mieux prévoir ses effets secondaires et en partie sa bio-disponibilité qui fait intervenir d'autres paramètres indépendants du composé lui-même.
La meilleure connaissance des relations entre la structure chimique et l'activité hormonale a permis de synthétiser des molécules aux activités dissociées, en particulier sans activité androgénique;
En tenant compte de la physiopathogénie du trouble et des facteurs de risques éventuels, on peut donc mieux choisir aujourd'hui le progestatif et la modalité de prescription les mieux adaptés.

MOTS-CLES : PROGESTATIFS - INDICATIONS- THERAPEUTIQUE -

Les progestatifs représentent probablement l'agent thérapeutique le plus utilisé par le gynécologue français; les Etats-Unis le Japon et notre pays assurent 75% de la consommation des progestatifs du monde entier. Si l'influence de diverses écoles gynécologiques françaises et de l'industrie pharmaceutique n'est pas négligeable, les situations cliniques qui peuvent conduire à la prescription d'un progestatif sont nombreuses, comme le démontre la liste non axhaustive des indications thérapeutiques de cet agent, établie à partir de données de la littérature (TABLEAU I)

Si certaines indications sont peu fréquentes ou controversées, d'autres au contraire, sont largement admises et font qu'une femme de plus de 15 ans qui consulte un gynécologue aura de fortes chances de prendre un progestatif à divers moments de sa vie génitale! On comprend pourquoi notre arsenal thérapeutique s'enrichit régulièrement grâce à la synthèse de nouveaux agents ou à la mise au point de nouvelles voies d'administration.

Le thérapeute, grâce à un grand choix d'agents susceptibles d'être utilisés, a longtemps été gêné par les informations parfois contradictoires qui lui ont été fournies par diverses sources.

Aujourd'hui, sa tâche se simplifie grâce à des données plus fiables concernant l'activité et les effets secondaires des nombreux progestatifs et aussi grâce à une meilleure connaissance de la physiopathogénie des symptômes ou troubles qu'il s'apprête à traiter.

Dans cette brève revue à visée clinique et pratique nous n'aborderons pas l'utilisation des progestatifs en contraception (le plus souvent associés à un éstrogène) en cancérologie (où les problèmes pratiques se posent de manière très différente) et enfin chez la femme enceinte (chapitre traité par R. ERNY)

TABLEAU I

INDICATIONS THERAPEUTIQUES DES PROGESTATIFS

* TROUBLES DU CYCLE
  - IRREGULARITES (PP-PM)
  - AMENORRHEES
  - MENORRAGIES
* SYNDROME PREMENSTRUEL
* DYSMENORRHEE
* MASTODYNIE
* OEDEME CYCLIQUE
* HYPERANDROGENIES(ACNE-HIRSUTISME)
* HYPERPLASIE ENDOMETRIALE
* POLYPES TUBAIRES
* MASTOPATHIES BENIGNES
* STERILITE-INSUFFISANCE LUTEALE
* FAUSSE-COUCHE :
  - MENACE
  - A REPETITION
* FIBROMES UTERINS
* CONTRACEPTION FEMININE-MASCULINE
* PUBERTE PRECOCE
* MENOPAUSE
* CANCEROLOGIE

L'activité des progestatifs

Depuis la première synthèse d'un progestatif il y a plus de 30 années, les progrès à la recherche fondamentale, ont permis de mieux comprendre et appréhender l'activité des nouvelles molécules disponibles, mais aussi d'orienter leur synthèse grâce à une meilleure connaissance des relations entre la structure clinique d'un composé et son activité désirée (ROZENBAUM 1982)

L'activité d'un progestatif dépend de nombreux facteurs.

1 - Affinité pour les récepteurs stéroïdiens:

Pendant logtemps on a évalué l'activité prédictible d'un molécule à l'aide de tests "biologiques" réalisés sur divers modèles animaux; on dispose en plus aujourd'hui de la détermination de l'affinité de chaque nouveau progestatif pour les divers récepteurs cellulaires. En effet le mécanisme d'action des hormones stéroïdiennes met en jeu au niveau cellulaire un récepteur spécifique; le complexe hormone-récepteur induit au niveau du noyau les processus conduisant à la réponse cellulaire soit après migration du complexe hormone récepteur, si le récepteur est localisé dans le cytoplasme, soit directement après diffusion passive du stéroïde directement jusqu'au noyau, si comme il paraît plus probable aujourd'hui, le récepteur est situé dans le noyau.

Quoiqu'il en soit pour qu'un stéroïde puisse entraîner une action progestéronique il doit impérativement posséder une certaine affinité pour le récepteur à la progestérone; divers modèles animaux ont été mis au point pour évaluer cette affinité; cependant, la liaison au récepteur ne suffit pas pour entraîner l'action hormonale attendue, car cette liaison peut au contraire, en occupant ses récepteurs spécifiques, empêcher l'action de l'hormone : on parle alors d'effet "antihormonal"

Tout comme la progestérone, les divers progestatifs de synthèse exercent à la fois des effets hormonaux et anti-hormonaux (TABLEAU II); la résultante de ces effets détermine le profil d'activité d'une molécule.

Selon le système d'évaluation utilisé (animal ou humain) il peut exister des différences d'affinités d'une molécule pour un récepteur déterminé, expliquant ainsi certaines controverses; nous avons essayé (de manière synthétique !) de résumer sur le TABLEAU III, les diverses affinités publiées de quelques progestatifs.

TABLEAU II DIFFERENTES ACTIVITES HORMONALES DES PROGESTATIFS

* ACTIVITE PROGESTATIVE
* ACTIVITE ESTROGENE
  ANTI-ESTROGENE
* ACTIVITE ANDROGENE
  ANTI-ANDROGENE
* ACTIVITE ANTI-GONADOTROPE
* ACTIVITE ANTI-GLUCOCORTICOIDE
* ACTIVITE ANTI-MINERALOCORTICOIDE

↓

PROFIL D'ACTIVITE

Il existe également des variations en fonction du composé étudié, pour la durée de liaison au récepteur qui module aussi son activiré :
L'étude des affinités pour les récepteurs permet donc d'anticiper sur les propriété prévisibles d'une molécule déterminée; elle complète donc les divers tests biologiques employés jusqu'alors; ces tests, le plus souvent pratiqués chez l'animal peuvent donner des résultats sensiblement différents, non seulement d'une espèce à l'autre, mais aussi bien sûr entre les études effectuées chez l'animal et celles réalisées dans l'espèce humaine.

2 - Biodisponibilité des progestatifs :
Les tests biologiques et l'étude de l'affinité aux récepteurs rendent ainsi compte des propriété "in vitro" de la molécule. "in vivo" les conditions sont différentes faisant intervenir divers facteurs qui peuvent en particulier modifier le transport et la biodégradation du stéroïde, donc son action en clinique : c'est la biodisponibilité (TABLEAU IV)
- elle fait donc intervenir en ce qui concerne la molécule elle-même, ses taux et sa demi-vie plasmatiques ainsi que sa biodégradation et son élimination digestive ou urinaire; les méthodes de dosages utilisées pour déterminer ces taux sont elles-mêmes susceptibles d'apporter des variations. Il faut également tenir compte des interconvertions et de l'activité éventuelle de certains métabolites.
- la voie d'administration (TABLEAU V), la forme galénique, la dose, l'heure et le rythme, modifient aussi la biodisponibilité de la molécule.
- enfin, il existe des variations selon les caractéristiques de la population ou même individuelles, et surtout des interférences médicamenteuses, plus particulièrement les éstrogènes.
- nous avons reproduit (TABLEAU VI) la synthèse effectuée par H.ROZEMBAUM (1985) de quelques données concernant divers progestatifs.

TABLEAU III = AFFINITES RELATIVES DES PROGESTATIFS A DIVERS RECEPTEURS (RAYNAUD 1979-1982)

	PROGESTERONE		ANDROGENE		MINERALO-CORTICOIDES	GLUCO-CORTICOIDES	
	2 HEURES	24 HEURES	2 HEURES	24 HEURES		2 HEURES	24 HEURES
I - PROGESTERONE	100	100	20	5,5	1 à 3	115	75
II - DYDROGESTERONE	25 à 50		1 à 3		-	3 à 10	
III - 17 OH PROGESTERONE							
ACETATE CHLORMADINONE	175	320	80	20	3 à 10	215	35
ACETATE MEDROXYPROGESTERONE	125	305	40	50	-	470	215
IV - 19 NORPROGESTERONE							
DEMEGESTONE	230	420	7,5	1	1 à 3	40	10
PROMEGESTONE	220	535	10	1,5	-	100	30
ACETATE NOMEGESTROL	-	-	-	-	-	-	-
V - 19 NORSTEROIDES							
a) ESTRANES							
NORETHINDRONE	155	265	75	45	-	1 à 3	
DIACETATE D'ETHYNODIOL	1 à 3		-	-	-	-	-
LYNESTRENOL	15 à 25		-	-	-	-	-
b) GONANES							
NORGESTREL	170	905	110	85	-	210	40

TABLEAU IV

PARAMETRES INTERVENANT DANS LA BIODISPONIBILITE DES PROGESTATIFS

1- INHERANTS A LA MOLECULE :

* taux plasmatiques - 1/2 vie plasmatique
* liaison aux protéines plasmatiques
* biodégradation et élimination urinaires et fécales
* méthodes de dosage

2- A SA PRESCRIPTION :

* forme galénique
* voie d'administration
* rythme - heure de prescription
* association éventuelle à un estrogène

3 - CARACTERISTIQUES DES POPLATIONS OU INDIVIDUS

TABLEAU V

VOIES D'ADMINISTRATION DES PROGESTATIFS

* ORALE
* CUTANEE
* INTRA-MUSCULAIRE
* SOUS-CUTANEE
* UTERINE
* VAGINALE
* RECTALE

TABLEAU VI

Principales données concernant le métabolisme des progestatifs pris "per os" chez la femme (ROZENBAUM 1985)

Progestatif	Volume initial de distribution	Délai d'apparition du pic plasmatique	1/2 vies plasmatiques en heure		Clairance métabolique	% élimination	
	l	α	β		l/j	urines	fèces
Progestérone (injectable)	63				2100	60(7j)	10
Progestérone micronisée		1,3					
dydrogestérone		1				20(6j)	
Démégestone	31				500	50(2j)	
Promégestone							
Ac.chlormadinone		3 en moyenne (1,7)	2,5	75-81	126	17-43(7j)	24-28
Ac.médroxy-Progestérone	20	2-7		24	21 l/j/kg	20-42(5j)	5-13
Ac.mégestrol		2-5				56-78(7j)	8-30
Ac.cyprotérone		3.7					
Norethindrone	25-49	1-2	1,7-2,5	6,5-11	531-733 (1er-6ème mois)	37-81	35-43
Ac.Norethindrone	322		7,7 mn	51	494		
Lynestrenol		3,8	2,5-4		16	31-63(5 j)	38
Diacétate d'Ethynodil		2,1-2,4	1,36-1,58	6-7		47-67(7j)	13-27
Norethynodrel			1,1	45	30	33-40	27-38
Norgestrel	32	2	1-3	10-26	138-458	20-67(5j)	21-34 (5j)-46
	61,9		38 mn	45,8			
Desogestrel		0,8-1,3		1,4			
3 Ceto-desogestrel		1-3	1,6	16		45-48(8j)	30-35
Gestoden		0,8 ± 3					
Norgestrienone	76				336		

3 - Ces données permettent aujourd'hui de mieux connaître l'activité d'un progestatif déterminé, et ses effets secondaires, et de choisir le composé le mieux adapté au trouble traité, en tenant compte de sa physiopathogénie.

Les progestatifs disponibles

- Nous avons répertorié sur le TABLEAU VII, les progestatifs oraux isolés (en excluant ceux retrouvés dans une association contraceptive) disponibles en France en 1986.
- Selon la catégorie de dérivés auxquels ils appartiennent, on peut avoir une idée schématique de leurs activités (TABLEAU VIII) BUVAT 1985) mais aussi indirectement de leurs effets secondaires; ceux-ci ont surtout été étudiés en cas d'associations avec un estrogène; plus récemment on a pris conscience des effets métaboliques potentiels des progestatifs eux-mêmes.

Les principaux effets secondaires rapportés ont été répertoriés sur le TABLEAU IX; cette énumération n'est pas exhaustive et ne rappelle que les données les plus connues.

La plupart des effets sont constatés avec les composés ayant une activité androgénique nette.

Ils n'ont de signification clinique qu'à fortes doses, pour de longues durées et (ou) chez des patientes prédisposées présentant des facteurs de risque (hyperlipidémie, diabète, hypertension artérielle, antécédents thrombo-emboliques...)

- la progestérone micronisée est surtout intéressante par son activité antialdostérone plus que par son activité lutéomimétique, gestagène ou anti-estrogénique; son emploi par voie orale nécessite de fortes doses avec une biodisponibilité variable selon les individus (MORVILLE 1982, RAYNAUD 1986) et des effets secondaires surtout cliniques (somnolence)
- la rétroprogestérone se distingue essentiellement par son activité gestagène au niveau de l'endomètre, sa bonne tolérance clinique et métabolique et l'absence d'interférences au niveau hypothalamo hypophysaire.
- les dérivés de la 17 hydroxyprogestérone possèdent schématiquement une forte activité lutéomimétique, leurs activités anti-estrogènes et anti-gonadotropes sont moins marquées; l'absence d'effets androgéniques explique leur bonne tolérance métabolique; mais leur élimination rapide nécessite plusieurs prises quotidiennes.

L'acétate de médroxyprogérone en injection à fortes doses peur entraîner des effets métaboliques (glucides, tensio artérielle) et des effets secondaires de type androgénique

L'acétate de cyprotérone a une action antiandrogène vraie qui explique son utilisation réservée aux hyperandrogénies.

TABLEAU VII PROGESTATIFS ACTIFS PAR VOIE ORALE

1. PROGESTERONE NATURELLE : UTROGESTAN (100 MG)
2. RETROPROGESTERONE-DIDROGESTERONE :
   DUPHASTON (5 - 10 MG)
3. DERIVES 17 HYDROXYPROGESTERONE : (PREGNANES)
   * ACETATE DE CHLORMADINONE : LUTERAN (2-5 mg)
   * ACETATE DE MEDROXYPROGESTERONE : FARLUTAL (10 mg)
   * ACETATE DE CYPROTERONE : ANDROCUR (50 mg)
   * MEDROGESTONE : COLPRONE (5 mg)
4. DERIVES DE LA NORPROGESTERONE : (NORPREGNANE)
   * DEMEGESTONE : LUTIONEX (5 mg)
   * PROMEGESTONE : SURGESTONE (0,125 - 0,250 mg)
   * ACETATE DE NOMEGESTROL : LUTENYL (5 mg)
5. DERIVES DE LA 19 NORTESTOSTERONE:
   A) ESTRANES :
   NORETHISTERONE (NORETHINDRONE) NORFOR (20 mg)
   NORLUTEN (5 mg)
   ACETATE DE NORETHISTERONE PRIMOLUTNOR (10 mg)
   MILLIGYNON (0,6 mg)
   LYNESTRENOL ORGAMETRIL (5 mg)
   EXLUTON (0,5 mg)
   DIACETATE D'ETHYNODIOL LUTOMETRODIOL (2 mg)
   NORGESTRIENONE OGYLINE (0,35 mg)
   B) GONANES:
   LEVO-NORGESTREL MICROVAL (0,03 mg)

TABLEAU VIII PRINCIPALES PROPRIETES DES PROGESTATIFS (BUVAT 1985)

	LUTEO-MIMETIQUE	GESTA-GENE	ANTI-ESTROGENE	ANTI-GONADOTROPE	ANTI-ANDROGENE	ANDROGENE	ESTROGENE
PROGESTERONE	++	+++	++	O	+	O	O
RETRO-PROGESTERONE	+	±	±	O	O	O	O
17 O.H. PROGESTERONE	++	CI	+	++	AC +++ AMP +	O	O
19 NOR-PROGESTERONE	+++		+	++	O	O	O
19 NOR-TESTOSTERONE	++	CI	+++	+++	O	++	+

TABLEAU IX EFFETS SECONDAIRES DES PROGESTATIFS

	EFFETS	COMPOSES
METABOLISME LIPIDIQUE	↘↗ HDL, ↓ TRIGLYCERIDES	19 NORSTEROIDES
METABOLISME GLUCIDIQUE	↘ TOLERANCE GLUCIDIQUE (GTT) ↗ INSULINEMIE	19 NORSTEROIDES ACETATE DE MEDROXY-PROGEST.*
METABOLISME HYDRO-MINERAL	RETENTION HYDROSODEE DISCRETE	ACETATE DE CHLORMADINONE
COAGULATION	↗ PLASMINOGENE ↘ ANTITHROMBINE III	19 NOSTEROIDES
PRESSION ARTERIELLE	↗ ANGIOTENSINOGENE HEPATIQUE ↗ ACTIVITE RENINE PLASMATIQUE	19 NOSTEROIDES ACETATE DE MEDROXY-PROGEST.*
PAROI VASCULAIRE	?	?
EFFETS ANDROGENIQUES	↗ POIDS, ACNE, SEBORRHEE ↗ PILOSITE	19 NORSTEROIDES
EFFETS HEPATIQUES	- EPREUVE DE TRAVERSEE HEPATIQUE PERTURBEE - TUMEUR HEPATIQUE ?	19 NORSTEROIDES ?
EFFETS TERATOGENES	- MASCULINISATION FOETALE - FEMINISATION FOETALE	19 NORSTEROIDES ACETATE DE CYPROTERONE

* A fortes doses en injection

- les dérivés de la Norprogestérone sont les derniers venus. Ils associent une forte activité gestagène anti-estrogène et anti-gonadotrope; l'absence d'activité androgénique rend compte d'une tolérance comparable à celles des dérivés de la progestérone.
- les dérivés 19 Norstéroïdes ont une puissante activité gestagène, anti-estrogène et anti-gonadotrope qui les rend très efficaces dans les situations cliniques les plus sévères; mais en raison de leur activité androgénique, ils sont les principaux responsables de la plupart des effets secondaires, ce qui peut limiter leur emploi à fortes doses pour de longues durées ou chez des sujets à risque.

Applications pratiques

Les rappels précédents permettent de guider le choix d'un progestatif en fonction de ses propriétés intrinsèques (activité, effets secondaires...) de la physiopathogénie du trouble ou de l'affection à traiter, et des caractéristiques particulières de la patiente (facteurs de risques...)
Nous nous limiterons à quelques exemples pratiques parmi les nombreuses utilisations des progestatifs, à l'exclusion de la cancérologie, de la contraception, de la grossesse, de la ménopause et des tests diagnostics.

1 - Les irrégularités menstruelles :

- dans la période post-pubertaire, le but du traitement est de régulariser les cycles et de prévenir des menstruations trop abondantes sans interférence avec le fonctionnement de l'axe hypothalamo-hypophysaire : la rétroprogestérone répond parfaitement à ces deux objectifs; si le résultat est insuffisant on peut éventuellement faire appel à un dérivé de 17 hydroxyprogestérone.

- dans la période pré-ménopausique, on recherche un effet gestagène plus puissant et une bonne activité anti-estrogène en raison de l'hyper-estrogénie associée.

Si dans les cas modérés, les dérivés de la 17 hydroxyprogestérone peuvent donner des résultats satisfaisants, il faut en pratique faire appel aux progestatifs les plus puissants, dérivés de la 19 Nortestostérone ou de la Norprogestérone; ces derniers produits offrent une meilleure tolérance et seront préférés surtout en cas de facteurs de risques; les 19 Norstéroïdes ne seront utilisés que dans les cas sévères et dans les échecs des autres composés avec des règles strictes de surveillance.

2 - Les ménorragies et les métrorragies fonctionnelles :

Ces situations qui représentent des diagnostics d'exclusion, répondent au même mécanisme que les irrégularités menstruelles (dysovulation, insuffisance lutéale, ou anovulation) auxquelles elles sont souvent associées. L'approche thérapeutique est donc la même; elle variera selon l'âge de la patiente et l'importance des saignements. Il est rare que l'escalade thérapeutique conduise à utiliser les Norstéroïdes.

3 - Le syndrome pré-menstruel :

Malgré sa grande fréquence, en raison de sa définition "vague" basée uniquement sur des symptômes, de son polymorphisme clinique et donc d'une physiopathogénie imprécise, le traitement de ce syndrôme ne peut être que relativement approximatif, basé sur des résultats cliniques, sans ignorer l'importance de l'effet placébo de toute thérapeutique. L'existence d'une insuffisance lutéale associée, et son rôle pathogénique réel dans un certain nombre de cas, semblent de plus en plus acceptés aujourd'hui.

Le déséquilibre hormonal en faveur des estrogènes permet d'expliquer l'anxiété, les mastodynies et la rétention hydrosodée.

Dès lors, le traitement logique des formes habituelles consiste à utiliser la progestérone naturelle par voie orale et locale en raison de son effet antiestrogénique et natrin étique. Les fortes doses parfois nécessaires peuvent entraîner des effets secondaires comme de la somnolence.
Si la mastodynie prédomine il vaut mieux recourir à des progestatifs à plus forte activité antiestrogénique en suivant l'"escalade" thérapeutique habituelle allant des dérivés de la 17 hydroxyprogestérone puis aux dérivés de la 19 norprogestérone pour aboutir dans les cas sévères aux 19 Norstéroïdes

4 - L'hypofertilité avec insuffisance lutéale :

Il s'agit là-encore d'un sujet controversé tant au plan théorique que pratique. La responsabilité réelle de l'insuffisance lutéale est sûrement moins fréquente que certains veulent l'affirmer.
Les notions actuelles de physiopathogénie rendent plus logique un traitement de stimulation ovarienne avec certes quelques faibles risques d'hyperstimulation que l'on sait mieux dépister grâce aux moyens pratiques de surveillance.
Si certains auteurs restent très favorables au traitement par la progestérone naturelle (WENTZ 1984) sans avoir pû démontrer de manière indiscutable l'efficacité de ce traitement, beaucoup de praticiens utilisent la progestérone micronisée par voie orale ou la rétroprogestérone pendant quelques cycles avant de recourir aux inducteurs.
Les avortements spontanés répétés par insuffisance lutéale seront abordés dans un autre chapitre (R.ERNY)

5 - L'hyperplasie glandulo-kystique :

Si son diagnostic histologique pose parfois des problèmes nosologiques, l'hyperplasie glandulo-kystique de l'endomètre est secondaire à une forte stimulation estrogénique non compensée par une sécrétion suffisante de progestérone.
Le traitement fait donc appel aux produits les plus anti-estrogéniques, c'est-à-dire les dérivés 19 Norstéroïdes et ceux de la 19 Norprogestérone. Le choix du produit dépend de la tolérance et de l'importance de l'hyperplasie et des symptômes qui l'accompagnent.
On peut aussi moduler le schéma thérapeutique par la dose et la durée de prescription qui ne doit pas être inférieure à 10 jours chaque mois (STUDD 1978) ou plutôt 13 jours (STUDD 1980); si une protection contraceptive est recherchée, la prise du progestatif dès le 5ème jour du cycle est préférable.

6 - Les mastophaties bénignes :

Sous cette terminologie, diverses pathologies mammaires sont regroupées, dont la pathogénie n'est probablement pas univoque.
En cas de mastopathie dont le caractère bénin peut être affirmé, la progestérone et les progestatif . compte-tenu de leurs différentes actions locales (anti-estrogène, anti-multiplication cellulaire...) améliorent les phénomènes douloureux et dans certains cas les lésions anatomiques (si elles sont jeunes)
A plus long terme, on peut espérer une diminution du risque de dégénérescence; des études sont en cours pour apporter une réponse à cette importante question.

7 - Les fibromyomes utérins :

Il est classique de traiter l'hyperplasie endométriale qui accompagne les fibromes utérins selon les modalités énoncées pour l'hyperplasie isolée. Plus récemment divers auteurs ont proposé le traitement par les progestatifs pour, sinon diminuer le volume des myomes, mais tout au moins ralentir leur éventuelle croissance, dans un climat d'hyperestrogénie. La physiopathogénie des myomes utérins est incertaine (BUTTRAM 1981) : les estrogènes jouent probablement un rôle en raison de la présence de récepteurs à l'estradiol (WILSON 1980) et peut-être d'une concentration accrue d'estradiol dans le tissu myomateux (POLLOW 1978). Seuls les myomes non "chirurgicaux" peuvent faire l'objet d'un essai thérapeutique médical.. Il faut utiliser là encore les produits les plus puissants, pratiquement en continu, avec parfois un problème de tolérance.
Si l'échographie permet une évaluation objective des modifications de la taille des myomes, aucune étude contrôlée n'a encore établi l'efficacité des progestatifs les plus récents.
Les produits à l'activité progestative et anti-estrogénique les plus puissantes, doivent être choisis pour des prescriptions de durées variables dans le cycle, selon l'importance des symptômes et les résultats des essais thérapeutiques plus courts.

8 - L'endométriose :

Le traitement médical de l'endométriose ne peut être envisagé qu'après un bilan lésionnel complet et précis. A côté des formes manifestement chirurgicales (lésions tumorales, occlusion mécanique) le traitement médical peut être employé seul dans les formes modérées ou associé à l'acte chirurgical.

Les propriétés variables du tissu endométriosique expliquent à la fois les succès, mais aussi les échecs et les risques de récidives de l'utilisation des stéroïdes.
Les progestatifs sont utilisés depuis près de 30 années à la suite des travaux de KISTNER grâce à leurs propriétés antigonadotropes et antiestrogéniques, qui entraînent une décidualisation puis une atrophie progressive de l'endomètre ectopique.
Les 19 Norstéroïdes employés à la dose de 10 mg par jour en continu sont susceptibles d'entraîner des effets secondaires; c'est pourquoi il est intéressant d'étudier l'efficacité et la tolérance des dérivés de la 19 Norprogestérone dans cette indication.

Au total, la synthèse de progestatifs, aux activités dissociées, dont on évalue mieux aujourd'hui les propriétés et les effets secondaires, permet au clinicien de choisir la molécule la plus appropriée à la physiopathogénie d'un trouble ou d'une affection en tenant compte également de la durée prévisible du traitement et des facteurs de risques éventuels. Si la réponse thérapeutique obtenue n'est pas toujours celle qui avait été espérée, on a au moins l'assurance que la modalité du traitement retenue, semblait la plus appropriée si les éléments que nous avons rappelés ont été pris en compte.
On peut espérer pour l'avenir la synthèse de composés aux activités encore plus dissociées, mais aussi de voies d'administration mieux adaptées aux buts thérapeutiques.

BIBLIOGRAPHIE

1 - BAKIR R., HILLIQUIN P. :lipides, lipoprotéines, accidents artériels et contraceptifs oraux
CONTRACEPTION, FERTILITE, SEXUALITE 1986,14,81-87

2- BERCOVICI J.P.: La réceptivité aux stéroïdes sexuels
Aspects physio-pathologiques
CONTRACEPTION, FERTILITE, SEXUALITE 1984,12,821-827

3 - BUTTRAM V.C, REITER R.C. Utérine leiomyomata
Etiology, symptomatology and management.
FERTIL, STERIL 1981,36,433-445

4 - BUVAT J., BUVAT-MERBAUT M.: L'insuffisance en progestérone et son traitement : bénéfices, risques, modalités de prescription en 1985
CONTRACEPTION, FERTILITE, SEXUALITE 1985,13,929-940

5 - DE GENNES J.L., DAIROU F., GARDETTE J., TRUFFERT J. :
Hormones sexuelles et métabolisme des lipoprotéines
Ann ENDOCRINOL.1983,44,59-65

6 - FENTIMAN I.S., CALEFFI M., BRAME K., CHAUDARY M.A., HAYWARD J.L.:
Double bind controlled trial of tamoxifen therapy for mastalgia
LANCET,1986,i,287-288

7 - ISOMAH V.:
In vitro binding to and in vivo effects on the cytosol and nuclear progesterone receptors of various progestins and their relationship to synthesis of uteroglobulin in rabbit uterus
Biochim. Biophys. ACTA 1981,675,9-16

8 - KRAUSS R.M.:
Effects of progestational agents on serum lipids and lipoproteins
J.Reprod.Med.1982,27,503-510

9 - MANN J.L.:
Progestogens in cardio vascular disease : an introduction to the epidemiologic data
Am.J. Obstet.Gynecol. 1982,142,752-757

10 - MORVILLE R., DRAY F. REYNIER J., BARRAT J. :
Biodisponibilité de la progestérone naturelle administrée par voie orale.
Mesure des concentrations du stéroïde dans le plasma, l'endomètre et le tissu mammaire.
J. Gynecol.Obstet. Biol. Reprod. 1982,11,355-363

11 - POLLOW K., SINNECKER G., BOQUOI E., POLLOW B.:
In vitro conversion of estradiol 17 B into estrone in normal Human myometrium and leiomyoma
J. Clin. CHEM. CLIN. BIOCHEM.,1978,16,493-499

12 - POULY J.L., LOINTIER P., BRUHAT M.A.,
Traitements par les estrogènes et les progestatifs.
Encycl. Med.Chir. Paris - GYNECOLOGIE,85,A16-6-1983

13 - RAYNAUD J.P., BERCOVICI J.P. :
Introduction à la pharmacologie des progestatifs de synthèse.
Annals d'endocrinologie 1979,40,300-320

14 - RAYNAUD J.P., OJASOO T.:
La promegestone, un nouveau progestatif
J.GYNECOL.OBSTET, BIOL, REPROD. 1983,12,697-710

15 - ROZENBAUM H.
Relationships between chemical structure and biological properties of progestogens
Am.J.Obst.Gynecol. 1982,142,719-724

16 - ROZENBAUM H.
Choix d'un progestatif de synthèse.
Contraception, Fertilité, sexualité,1983,11,1233-1242

17 - ROZENBAUM H.
Devenir des progestatifs administrés per os en thérapeutique-
in " Les stéroïdes ovariens" p.81-92
Collège de Gynécologie de BORDEAUX et du SUD-OUEST-1985

18 - SITRUK-WARE R., ATHEA N., YANEVA H., MAUVAIS-JARVIS P.:
La médrogestone parmi les progestatifs
Gazette Med. Franç. 1984,91,94-99

19 - SITRUK-WARE R.
Progestatifs in " Medecine de la Reproduction"
Ed by MAUVAIS-JARVIS P. , SITRUK-WARE R.
FLAMARION, PARIS,1986,p.553-586

20 - SPELLACY W.N.
Carbohydrate metabolism during treatment with estrogen, and low-oral contraceptives.
Am J.Obstet.Gynecol. 1982,732-734

21 - STUDD J.W.W., THOM H.H., PATERSON M.E.L., WASE-EVANS T.:
The prevention and treatment of endometrial pathology in post-menopausal women receiving exogenous estrogens.In " The menopause and post-menopause"
Edit. by N.PASETTO, R.PAOLETTI, J.L. AMBRUS.
M.T.P. PRESS, Lancaster (UK) 1980,p.127-139

22 - STURDEE D.W., WADE-EVANS T., PATERSON M.E.L. et al
Relations between bleeding pattern, endometrial histology, and estrogen treatment in menopausal women.
Br.Med. J. 1978,I,1575-1577

23 - WENTZ A.C.
Progesterone supplementation for treatment of luteal phase inadequacy in " The inadequate luteal phase"
Edit by H.D. TAUBERT - H.KUHL
M.T.P. PRESS, LANCASTER (UK) 1984,p.159-169

24 - WILSON E.A., YANG F., REES E.D.
Estradiol and progesterone binding in uterine leiomyomato and normal uterine tissues.
Obstet.Gynecol.1980,55,20-26

Summary

Gestagens are probably the most frequently prescribed drugs by the French gynecologists. Among contributing factors to this phenomenon, the most predominant are the numerous clinical indications of these agents and the availability of new gestagens witha highly effective marketing support.

Todays we better understand the relationship between chemical structure and activity of molécules; the affinity to steroid cellular receptors can be evaluated and correlated to stéroïdal activity,and related side effects, androgenic activity appearing unfavorable to this respect. Biological activity is also correlated with the bioavailability of the molecule which depends upon several parameters such as affinity to plasmatic binding proteins, catabolism, route of administration and individual characteristics...

New molecules with dissociated activities have been synthetized and added to our therapeutic range; the most recent are derivated from 19 Nor Progesterone (C 21 compounds) offering a very potent oral gestagen and anti-estrogenic activities, such as 19 Nor Stéroïd derivatives, without inadverse androgenic activity.

A better understanding has also recently been gained in the physiopathogeny of various functional or organic gynecological disorders reputed to be cured or improved by a gestagen treatment.

These data can guide the clinician to select the best gestagen to be used according to the agent's properties, the expected treatment's duration and the risk factors of each patient.

Control and Management of Parturition. Colloque INSERM/John Libbey Eurotext Ltd. © 1986 Vol. 151, pp. 223-234.

Progestérone et grossesse

F. Ferré

INSERM U.166, Maternité Baudelocque, 123, Boulevard de Port-Royal, 75014 Paris, France

Dans l'espèce humaine, le placenta qui supplée vers la 6-8ème semaine de la grossesse à la fonction stéroïdogénique du corps jaune assure jusqu'au terme la synthèse de quantités croissantes de progestérone à partir du cholestérol maternel. Cette synthèse dont le contrôle s'effectue avec un degré d'autonomie élevé vis-à-vis des systèmes endocriniens maternels et foetaux est le fait d'une chaîne enzymatique totalement indépendante de celle des oestrogènes. Elle serait essentiellement régulée par des mécanismes de retroinhibition s'exerçant préférentiellement sur les déhydrogénases (Δ_5-3β HSDH, 20α-HSDH) directement concernées dans la synthèse du stéroïde. La progestérone nécessaire lors de l'implantation est, particulièrement par ses effets relaxants sur la fibre lisse utérine, indispensable au maintien de la grossesse. L'espèce humaine semble néanmoins échapper à la théorie du "blocage progestéronique" dans la mesure où le début du travail intervient sans modification préalable du taux de progestérone dans le plasma périphérique maternel. Du fait d'influences locales et systémiques, le myomètre gestant se présente comme un système asymétrique dans son imprégnation en progestérone et oestrogènes (oestradiol-17β, oestrone). Les modifications des concentrations endogènes de progestérone constatées dans le myomètre pendant les derniers mois de la grossesse témoignent de l'existence d'un facteur progestéronique au niveau du tissu cible. L'administration de progestérone par voie "orale" chez la femme enceinte indique qu'après une absorption rapide, le stéroïde accède au myomètre où il inhiberait l'activité utérine.

MOTS CLEFS

Progestérone, grossesse, parturition, thérapeutiques, prématurité, placenta, myomètre

INTRODUCTION

La progestérone découverte en 1934, a été rapidement impliquée dans tous les aspects de la fonction de reproduction. Des dérivés susceptibles d'applications cliniques en gynécologie, principalement dans un but contraceptif ont été synthétisés. Un intérêt s'est parallèlement développé concernant le rôle de la progestérone dans l'état gestationnel qui d'emblée est apparu extrêmement diversifié selon l'espèce considérée. Cette hormone stéroïde qui n'est plus nécessaire après l'implantation chez les reptiles, le demeure par contre chez les mammifères mais à des degrés apparamment différents. C'est en 1956 et à propos de l'espèce humaine que Csapo énonce la théorie du "blocage progestéronique" (Csapo, 1956). La progestérone par ses propriétés relaxantes sur la musculature lisse utérine serait responsable du maintien de l'état quiescent de l'utérus pendant la grossesse. Cette théorie qui implique la disparition de ce blocage en fin de gestation, permettant ainsi aux contractions efficaces du début du travail de s'établir, se trouve vérifiée chez certains animaux tels que la vache, la ratte, ... et la brebis particulièrement étudiée par Liggins et coll.(1973). Chez ces animaux, la disparition de l'influence inhibitrice de la progestérone dans la période qui précède la parturition se trouve parfaitement traduite par la baisse du taux de ce stéroïde dans le plasma périphérique maternel. L'espèce humaine semble partiellement échapper à cette théorie. Il est évident que la progestérone nécessaire lors de l'implantation est indispensable au maintien de la gestation. Contrairement aux oestrogènes (déficits en précurseurs androgéniques foetaux ou en sulfatase placentaire) on ne connaît pas de situations où une progestéronémie faible soit compatible avec le maintien de l'état gestationnel. Néanmoins, la parturition intervient avec des taux élevés de progestérone plasmatique. Chez la femme selon la conception actuelle, le déclenchement du travail est sous la dépendance d'un système multifactoriel (facteurs mécaniques, hormonaux...). Chacun de ces facteurs évoluant jusqu'à l'établissement de l'état irreversible qui caractérise le début du travail (Nathanielsz, 1979 ; Ferre et coll., 1981). Les interférences étroites entre ces différents facteurs associées au fait qu'il n'existe pas de modèle animal idéal permettant une étude exhaustive font qu'il est extrèmement difficile de les identifier et surtout d'apprécier leur importance relative.

Nous avons essayé d'apporter des éléments de réponse à quelques questions suscitées par ce contexte :

Dans l'espèce humaine, le placenta qui supplée après la 6-8ème semaine de la grossesse à la fonction stéroïdogénique du corps jaune tend à isoler le foetus du système endocrinien maternel. Quel est le degré d'autonomie du placenta dans le contrôle de la synthèse de progestérone ?

Peut-on par la seule analyse des taux plasmatiques affirmer que la parturition intervient sans la suppression d'un frein progestéronique ? Chez la femme, la structure et la disposition particulières des différents tissus de l'unité "utéro-placento-foetale" ainsi que leurs potentialités enzymatiques et réceptrices différentes imposent une analyse plus fine au sein de ces tissus. Notre intérêt s'est plus particulièrement porté sur l'analyse des taux endogènes de progestérone dans le myomètre.

Des progestatifs de synthèse ont été pendant plusieurs années administrés au cours de la seconde période de la grossesse pour prévenir ou inhiber le travail prématuré. Ils ont été ensuite abandonnés en raison de leurs effets secondaires préjudiciables au foetus au profit de l'hormone naturelle. Susceptible d'être rapidement métabolisée, en particulier par le foie, la progestérone administrée par voie "orale" parvient-elle néanmoins jusqu'au tissu cible : le myomètre ?

Tenter de répondre à ces questions, prend tous son sens quand on sait que les thérapeutiques progestéroniques sont souvent utilisées alors que leur efficacité à inhiber la motilité utérine reste incertaine et que par ailleurs les autres thérapeutiques de la prématurité (β-mimétiques, inhibiteurs des prostaglandines et du calcium...) ne sont pas entièrement satisfaisantes.

I - Synthèse de la progestérone par le placenta

Le placenta humain produit des quantités croissantes de progestérone pendant la grossesse qui peuvent aller jusqu'à 250-300 mg/jour au voisinage du terme (Ryan et coll., 1966). S'inscrivant dans une stricte complémentarité enzymatique vis-à-vis du foetus - concept d'unité foeto-placentaire (Diczfalusy, 1974) - le placenta humain par son incapacité à convertir les stéroïdes en C_{21} en stéroïdes en C_{19} se caractérise par une voie de synthèse de la progestérone totalement indépendante de celle des oestrogènes.

Le principal précurseur de la progestérone est le cholestérol d'origine maternelle (Ryan, 1980), véhiculé jusqu'au trophoblaste par les lipoprotéines de faible densité (Winkel et coll., 1980). Celles-ci se fixent à la surface des microvillosités au niveau des invaginations tapissées de clathrine sur des récepteurs spécifiques de forte affinité avant d'être internalisées puis dégradées dans les lysosomes, libérant ainsi du cholestérol libre et estérifié (Malassiné et coll., 1984). Ces récepteurs sont présents dans les membranes microvillositaires dès la 6ème semaine de la grossesse (Alsat et coll., 1984). La synthèse "de novo" du cholestérol semble d'autant plus mineure qu'elle serait inhibée par les lipoprotéines de faible densité (Winkel et coll., 1981). De même, le cholestérol et le sulfate de prégnènolone d'origine foetale ne joueraient pas un rôle déterminant (Oakey, 1983). La progestérone produite par le placenta est dans sa majorité libérée vers les circulations maternelle et foetale. Au voisinage du terme environ la moitié de la progestérone synthétisée par le placenta accèderait au foetus. Une grande partie y serait transformée en 20α-dihydroprogestérone qui serait recyclée vers le placenta.

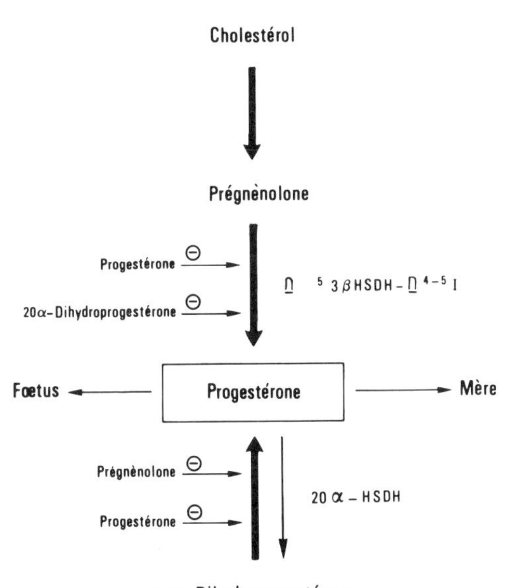

Fig. 1 - Voie de synthèse de la progestérone dans le placenta humain.

Trois systèmes enzymatiques (Fig. 1) participent dans le placenta humain à la synthèse de progestérone (Bedin et coll., 1980). Le premier, mitochondrial, concerne les enzymes impliquées, après une 20-22-hydroxylation, dans le clivage de la chaîne latérale du cholestérol. Ce système complexe, met en cause le cytochrome P_{450} et catalyse la transformation de cholestérol en prégnènolone, classiquement considérée comme l'étape limitante dans la chaîne de biosynthèse de la progestérone. Seuls les différents intermédiaires : dérivés hydroxylés du cholestérol exercent un effet inhibiteur (Rabe et coll., 1985). Le second système enzymatique, beaucoup plus étudié : Δ_5,3β hydroxystéroïde dihydrogénase- Δ^{4-5} 3 cétostéroïde isomérase à la fois mitochondrial et microsomial (Ferre et coll., 1975) catalyse la transformation de prégnènolone en progestérone. De nombreuses études "in vitro" ont montré que ces enzymes, déficientes ou ne s'exprimant pas dans la surrénale foetale sont potentiellement très actives dans le placenta. Elles sont en contre partie, surtout au niveau de la deshydrogénase (Δ^5, 3β-HSDH) qui catalyse l'étape limitante, inhibées de façon très intense par divers stéroïdes : retroinhibition par la progestérone et la 20α-dihydroprogestérone et inhibition plus modérée par tous les stéroïdes de la chaîne de biosynthèse des oestrogènes. Enfin dans le placenta humain, la progestérone peut être métabolisée principalement en 20α-dihydroprogestérone par une 20α-hydroxystéroïde déhydrogénase (20α-HSDH). Cette enzyme qui fonctionnerait surtout dans le sens de la synthèse de la progestérone à partir de 20α-dihydroprogestérone d'origine foetale, est inhibée par la progestérone, la prégnènolone et les oestrogènes (Rabe et coll., 1985).

Aucun de ces systèmes enzymatiques n'apparaît être sous le contrôle d'hormones polypeptidiques d'origine placentaire ou hypophysaire (ACTH, hCG, GnRH...) sauf pour certaines à des concentrations très élevées. Chez la mère, l'ablation de l'hypophyse, des surrénales, ou après 2 mois de grossesse des ovaires ne semble pas modifier la production placentaire de progestérone (Goodyer and Branchaud, 1981). Le foetus ne semble pas jouer un rôle déterminant puisque les taux plasmatiques de progestérone restent dans les limites normales lors d'anencéphalie ou de mort foetale. Peu de données existent sur l'évolution des systèmes enzymatiques placentaires pendant la grossesse. L'augmentation de la production de progestérone serait plus liée au développement pondéral de l'organe qu'à une augmentation des activités enzymatiques.

Dans le placenta humain, la synthèse de progestérone serait donc régulée par la suppression partielle des activités enzymatiques, préférentiellement des déhydrogénases directement impliquées dans la synthèse de l'hormone. Les taux élevés des stéroïdes inhibiteurs dans le placenta rendent vraisemblable l'existence d'un tel rétrocontrôle "in vivo".

Chez la brebis, où le mécanisme de la parturition est bien connu, un signal provenant du foetus, correspondant à un stade de maturation poussé du cerveau foetal provoque, via une augmentation de synthèse des glucocorticoïdes, des modifications brutales dans la production placentaire des hormones stéroïdes entraînant principalement la disparition du blocage progestéronique (Liggins et coll., 1973). Chez la femme, où l'existence d'un signal foetal est contestée, dans un nombre très important d'études, aucune modification dans l'évolution des taux plasmatiques de la progestérone que ce soit sous forme libre ou liée (Batra et coll., 1976 ; Anderson et coll., 1985) n'a été observée dans la période qui précède le travail. De même il s'avère difficile de prédire le travail prématuré sur la base de changements hormonaux plasmatiques (Smit et coll., 1984). Dans le placenta humain, les capacités de synthèse de la progestérone sont par contre affectées par la parturition. En effet, les expériences de perfusion "in vitro" en absence ou après addition de 100 mg de cholestérol montrent que le rapport prégnènolone/progestérone est inférieur dans les placentas de délivrance vaginale à celui des placentas de césarienne en dehors du travail (Alsat et coll., 1970). Ceci suggère une activité $\Delta^5,3\beta$-HSDH placentaire plus élevée après la parturition ce que confirment les expériences "in vitro" (Ferre et coll., 1980-1981). La signification physiologique de ces observations demeure obscure. Notons que la concentration placentaire de progestérone de même que celle de la 20α-dihydroprogestérone ne sont pas affectées par la parturition à la différence des oestrogènes dont les concentrations sont plus élevées dans les placentas obtenus après un accouchement normal ce qui pourrait être l'indice d'un déplacement vers une dominance oestrogénique (Ferre et coll., 1980 ; Diaz-Zagoya et Arias, 1981). Néanmoins ce type d'étude ne permet pas de savoir si les modifications observées sont requises pour le déclenchement du travail ou simplement en sont la conséquence.

En résumé, le contrôle de la synthèse de la progestérone s'effectue dans le placenta humain avec un haut degré d'autonomie vis-à-vis des systèmes endocriniens maternels et foetaux. La capacité de synthèse, la concentration endogène et la production de progestérone n'évoluent pas toujours parallèlement dans le placenta. Jusqu'à présent, la suppression d'un blocage progestéronique précédant le début du travail n'a pas été démontrée dans le placenta à quelque niveau que ce soit.

II - La progestérone dans le myomètre

La détermination des taux endogènes de progestérone dans le myomètre humain (prélèvements effectués à la 39ème semaine de la gestation lors de césariennes systématiques en dehors du travail) a mis en évidence une distribution asymétrique du stéroïde (Fig. 2).

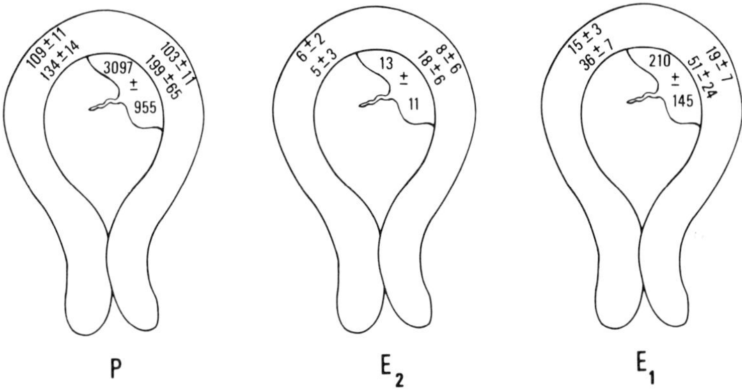

Fig. 2 - Concentrations (ng/g de tissu frais) de progestérone (P), d'oestradiol-17β (E_2) et d'oestrone (E_1) dans différents sites du myomètre et du placenta humains au voisinage du terme.

En effet, la zone myométriale adjacente au placenta se caractérise par une imprégnation progestéronique plus importante que celle des zones myométriales en dehors du site d'insertion placentaire (Ferre et coll., 1978). Le gradient décroissant de progestérone observé à partir du placenta, principal site de production du stéroïde, jusqu'au tissu cible : le myomètre, concerne aussi les autres structures voisines : membranes foetales et decidua (Csapo and Pulkkinen, 1977) et plaide en faveur d'un transfert local de la progestérone d'origine placentaire.

Une distribution asymétrique de la progestérone dans le myomètre humain a également été observée à partir de la 10-14ème semaine de la grossesse en relation avec le site d'insertion placentaire (Runnebaum and Zander, 1971 ; Klinga et Runnebaum, 1975). Cette asymétrie, plus accentuée en début de grossesse tend à s'estomper au fur et à mesure que l'on approche du terme pour disparaître pendant le travail. Cette évolution vers une imprégnation homogène est complexe. La concentration de progestérone augmente progressivement dans le myomètre en dehors du site d'insertion placentaire alors que dans la zone myométriale adjacente au placenta, la concentration en progestérone reste relativement constante depuis le 4ème mois environ jusqu'au terme (Runnebaum and Zander, 1971 ; Csapo and Pulkkinen, 1977). En dehors du site d'insertion placentaire la concentration de progestérone évolue donc parallèlement aux taux plasmatiques. Par contre, au site placentaire la progestérone myométriale évolue comme la concentration placentaire dont on sait qu'elle reste constante du 4ème mois jusqu'au terme (Zander, 1959) et n'est pas modifiée par la parturition (Ferre et coll., 1978).

Plusieurs conceptions découlent de ces travaux.

La distribution asymétrique dans le myomètre est l'expression d'un blocage progestéronique progressivement aboli au cours des derniers mois de la grossesse pour disparaître à terme.

Au contraire, le myomètre se transforme en un système de plus en plus asymétrique dans la mesure ou l'aire myométriale échappant à l'influence progestéronique du placenta va en augmentant avec la grossesse.

Le facteur progestéronique peut être considéré en relation avec les oestrogènes qui favorisent la contraction. Les oestrogènes (oestrone et oestradiol-17β) sont également distribués asymétriquement dans le myomètre. Comme pour la progestérone, au voisinage du terme des concentrations plus élevées sont observées dans la zone myométriale adjacente au placenta (Ferre et coll., 1978 ; Batra and Bengtsson, 1978) (Fig. 2). A la différence de la progestérone, les concentrations d'oestradiol-17β augmentent de façon importante pendant la grossesse quelque soit la zone myométriale considérée, avec une accentuation à terme de l'asymétrie déjà observée en début de grossesse (Klinga et Runnebaum, 1975). Si l'on considère le rapport oestradiol-17β/progestérone, celui-ci augmente pendant la gestation particulièrement au site d'insertion placentaire (x9) (Ferre et coll., 1978) (Fig. 3). Sans relation avec l'évolution de ces stéroïdes dans le plasma maternel, le myomètre passe donc progressivement d'un état progestéronique pendant lequel il est au repos à un état oestrogénique plus favorable à la contraction. Mais alors quelles sont les incidences au site placentaire du rapport oestradiol-17β/progestérone particulièrement élevé ? On peut aussi s'interroger sur les différents éléments (diffusion membranaire, sites récepteurs, métabolisme...) qui non seulement dans le myomètre mais aussi dans les structures avoisinantes contribuent au contrôle des taux endogènes des stéroïdes ; contrôle d'autant plus remarquable en regard de la production placentaire considérable.

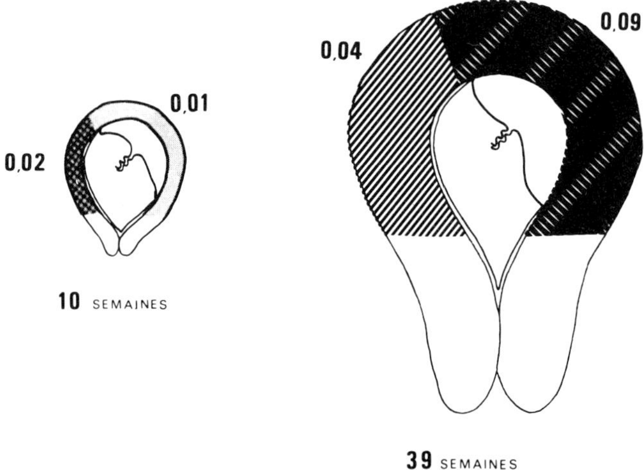

Fig. 3 - Rapport oestradiol-17β/progestérone dans le myomètre humain gestant.

Rappelons que la contraction utérine enregistrée "in vivo" est la résultante des activités des différentes couches du myomètre, bien individualisées du point de vue structural (Fig. 4) et qui possèdent des caractéristiques d'automatisme et d'excitabilité différentes. Une des originalités de notre étude (Fig. 2) a été de montrer que la couche circulaire (interne) est préférentiellement concernée par l'influence locale des stéroïdes. Dans la couche longitudinale (externe) les concentrations en stéroïdes sont identiques quelque soit la localisation du prélèvement myométrial par rapport au site placentaire (Ferre et coll., 1978). Il est intéressant de rappeler que, au voisinage du terme l'effet contracturant de l'ocytocine ainsi que sa potentialisation par l'oestradiol-17β affectent principalement la couche circulaire. La progestérone qui diminue à la fois l'activité spontanée et l'activité accrue en présence d'ocytocine est de même plus efficace dans la

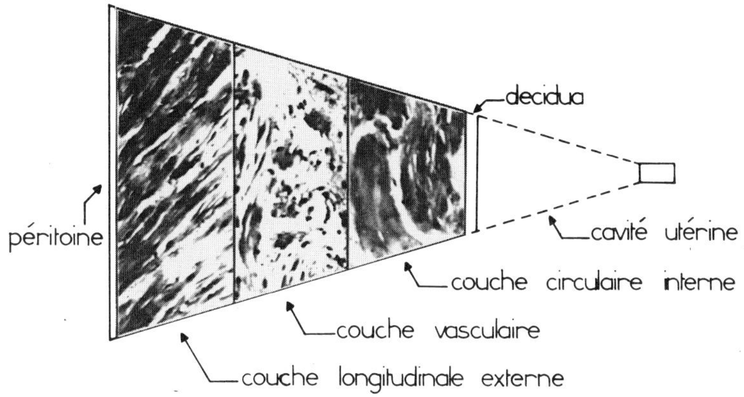

Fig. 4 - Représentation d'une coupe transversale de myomètre humain en fin de grossesse.

couche circulaire que dans la couche longitudinale (Pinto et coll., 1967 a-b). Le rôle respectif de chacune de ces couches, circulaire et longitudinale, pendant la gestation et dans le mécanisme de la parturition n'est pas connu. Une hypothèse est que la couche circulaire, soumise à des régulations complexes, comme le montrent les études sur les mécanismes de transduction des signaux hormonaux notamment le système messager AMP cyclique (Ferre et coll., 1982 ; Leroy et coll., 1985) serait impliquée dans le maintien de l'état quiescent de l'utérus pendant la grossesse et constituerait par rapport à la couche longitudinale un facteur limitant au déclenchement du travail. Au voisinage du terme, la couche circulaire évoluerait vers un comportement identique à celui de la couche longitudinale, situation requise pour le déclenchement de l'accouchement.

Le myomètre humain gestant qui est sous la double dépendance d'influences locales et systémiques constitue donc un système asymétrique du point de vue de son imprégnation en stéroïdes. Les modifications observées pendant la grossesse dans les concentrations myométriales en progestérone témoignent de l'existence d'un facteur progestéronique jouant sans doute un rôle important à la fois dans le maintien de l'état gestationnel et la préparation de l'utérus à l'accouchement. Il reste néanmoins difficile de traduire l'évolution de ce facteur en termes de changements d'activité utérine face à l'hétérogénéité structurale et biochimique du myomètre.

III - Administration "orale" de progestérone pendant la grossesse

Cette étude a été envisagée afin d'évaluer la capacité d'absorption de la progestérone "micronisée" UTROGESTAN (Laboratoires Besins-Iscovesco, France) et d'établir si celle-ci parvenait jusqu'au tissu cible : le myomètre. L'administration de 200 mg de progestérone provoque une augmentation de la concentration plasmatique du stéroïde excédant la gamme physiologique quelque soit l'âge gestationnel (Ferre et coll., 1985). Les taux maximum sont généralement observés dans un intervalle de 120-240 minutes après le traitement (Fig. 5).

Une autre étude a été réalisée chez 15 patientes en fin de grossesse devant accoucher par césarienne pour disproportion foetopelvienne (Ferre et coll., 1984b). L'administration de 400 mg de progestérone provoque rapidement une augmentation plasmatique et myométriale de la progestérone avec dans les deux cas un taux optimal vers 150 minutes (Fig. 6). L'augmentation est proportionnellement plus faible dans la couche circulaire adjacente au placenta confirmant sa dépendance

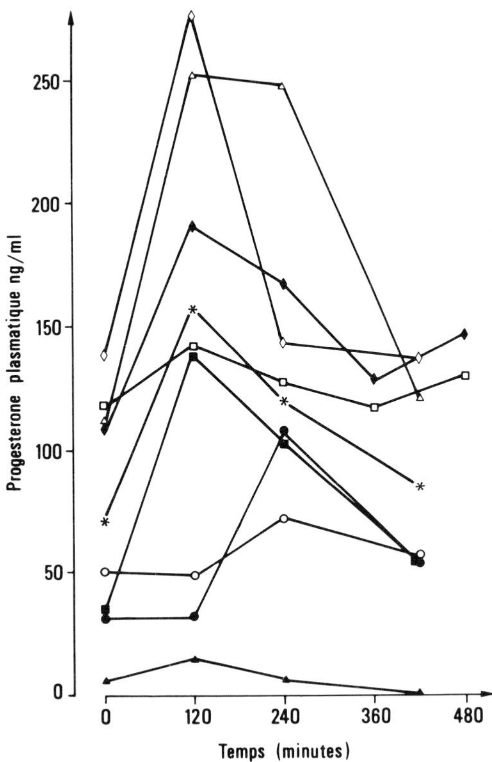

Fig. 5 - Modification des taux plasmatiques de progestérone après administration, chez 9 femmes à des âges gestationnels différents, de 200 mg de progestérone micronisée.

moindre vis-à-vis des taux plasmatiques. Il est à remarquer que les taux myométriaux, quelque soit le site, chutent rapidement pour atteindre des valeurs nettement inférieures aux taux de base dans l'heure qui suit le pic. Le retour vers les valeurs normales est effectif 4 heures environ après l'administration de progestérone. Dans le placenta, l'évolution des taux de progestérone est difficilement interprétable compte-tenu de la grande dispersion des valeurs normales.

La progestérone administrée oralement atteint donc rapidement le myomètre. Un de ses effets serait d'y abaisser les concentrations des oestrogènes. Cette baisse qui est effective dès le début du pic de progestérone et qui concerne essentiellement l'oestrone se maintient au moins 4 heures après l'administration du médicament. Une étude récente montre l'efficacité de la progestérone à réduire l'activité utérine dans l'heure qui suit son administration chez les femmes présentant entre la 33ème et la 35 ème semaine de la grossesse une menace d'accouchement prématuré (Erny et coll., 1986). Signalons qu'à l'inverse, l'administration d'un antiprogestérone : la mifepristone (RU 38486) entraîne dans 80 % des cas l'évacuation utérine en cas de grossesse arrêtée ou de mort "in utéro" (Cabrol et coll., 1986).

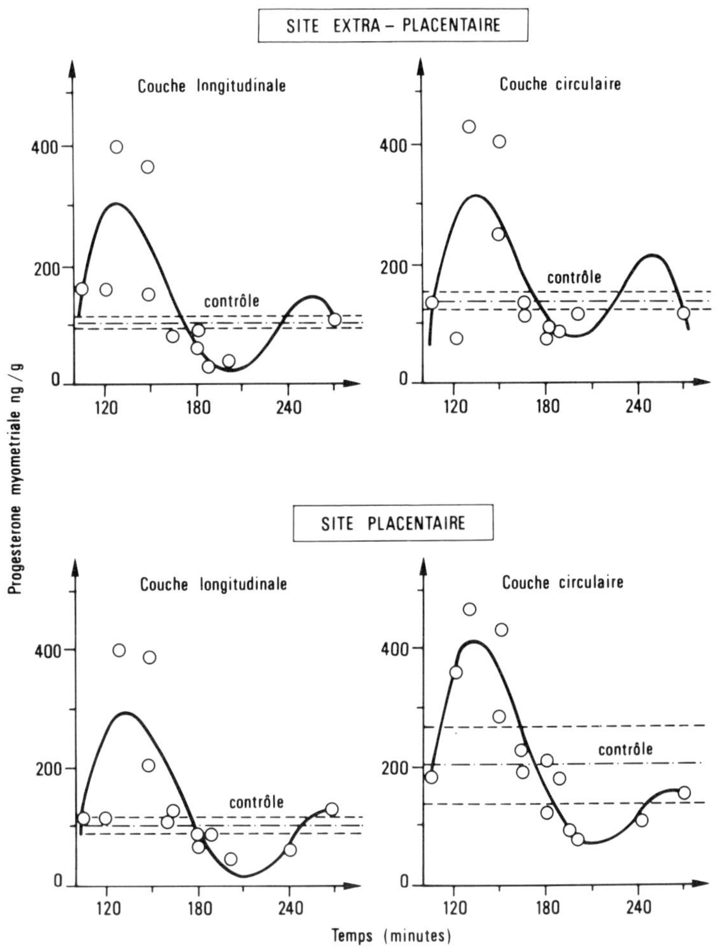

Fig. 6 - Evolution de la concentration de progestérone à différents sites du myomètre après administration de 400 mg de progestérone micronisée (Ferre et coll., 1984) chez la femme à la 39ème semaine de grossesse.

CONCLUSION

Le placenta humain qui synthétise des quantités importantes de progestérone à partir du cholestérol d'origine maternelle en assure lui-même la régulation, principalement par des mécanismes de retroinhibition. Pendant la seconde partie de la grossesse l'évolution de la production placentaire de progestérone se dissocie totalement de celle de la concentration placentaire du stéroïde. Dans le myomètre la concentration de progestérone dépend à la fois de sa concentration placentaire (influence locale s'exerçant au site placentaire) et de son taux circulant (influence systémique s'exerçant à distance du site placentaire). Cet équilibre qui se modifie pendant la grossesse rend le facteur progestéronique difficile à évaluer. Il doit néanmoins être précisé (interférences avec les autres facteurs, mode d'action) et pris en compte dans l'élaboration de thérapeutiques incluant soit des progestatifs soit des anti-progestatifs appliqués dans le but de maitriser l'activité utérine chez la femme enceinte.

REMERCIEMENTS

Ce travail a bénéficié du soutien d'une ATP INSERM (75.79.107). J'adresse mes remerciements à Madame le Dr Lise Cedard pour son intérêt à ce travail et à Mme M. Verger pour la mise en page et la dactylographie de ce manuscript.

REFERENCES

Alsat, E., Bouali, Y., Goldstein, S., Malassiné, A., Berthelier, M., Mondon, F. and Cedard, L. (1984): Low-density lipoprotein binding sites in the microvillous membranes of human placenta at different stages of gestation. Mol. Cell. Endocrinol. 38, 197-203.

Alsat, E., Guichard, A., Pajszczyk-Kieszkiewicz, T., Richard, E., and Cedard, L. (1970): Biosynthèse des oestrogènes et de la progestérone par le placenta humain perfusé in vitro. Variations suivant le mode d'obtention du placenta. C.R. Acad. Sc. Paris, 271, 1783-1786.

Anderson, P.J.B., Hancock, R.W., and Oakey, R.E. (1985): Non protein-bound estradiol and progesterone in human peripheral plasma before labour and delivery. J. Endocr. 104, 7-15.

Batra, S., and Bengtsson, L.P. (1978): 17β-estradiol and progesterone concentrations in myometrium of pregnancy and their relationships to concentrations in peripheral plasma. J. Clin. End. Metab. 46, 622-626.

Batra, S., Bengtsson, L.P., Grundsell, H., and Sjoberg, N.O. (1976): Levels of free and protein-bound progesterone in plasma during late delivery. J. Clin. End. Metab. 42, 1041-1047.

Bedin, M., Ferre, F., Alsat, E., and Cedard, L. (1980): Regulation of steroidogenesis in the human placenta. J. Steroid Biochem. 12, 17-24.

Cabrol, D., Bouvier d'Yvoire, M., Mermet, E., Cedard, L., Sureau, C., Baulieu, E.E. (1985): Induction of labour with mifepristone after intrauterine fetal death. The Lancet, 8462, 1019.

Csapo, A.I. (1956): "Progesterone block". Am. J. Anat. 98, 273-291.

Csapo, A.I., and Pulkkinen, M. (1977): Regulatory and functional asymmetry of the pregnant human uterus. Perinatology/Neonatology 1-6.

Diaz-Zagoya, J.C., and Arias, F. (1981): Synthesis and catabolism of progesterone in placentas from normotensive and severely hypertensive patients before and after parturition. Am. J. Obstet. Gynecol. 141, 637-640.

Diaz-Zagoya, J.C., Wiest, W.G., and Arias, F. (1979): 20α-hydroxysteroid oxidoreductase activity and 20α-dihydroprogesterone concentration in human placenta before and after parturition. Am. J. Obstet. Gynecol. 133, 673-676.

Diczfalusy, E. (1974): Endocrine functions of the human fetus and placenta. Am. J. Obstet. Gynecol. 119, 419-433.

Erny, R., Pigne, A., Prouvost, C., Gamerre, M., Malet, C., Serment, H., and Barrat, J. (1986): The effects of oral administration of progesterone for premature labor. Am. J. Obstet. Gynecol. 154, 525-529.

Ferre, F., Alsat, E., Breuiller, M., Janssens, Y., Tanguy, G., and Cedard, L. (1981): Placental steroid hormones and parturition in the human. In "Physiological and Biochemical Basis for Perinatal Medicine", Eds Monset-Couchard, M., Minkowski, A., S. KARGER, Basel, pp 274-283.

Ferre, F., Breuiller, M., Cedard, L., Duchesne, M.J., Saintot, M., Descomps, B., and Crastes de Paulet, A. (1975): Human placental Δ5-3β-hydroxysteroid-dehydrogenase activity (Δ5-3β HSDH) : Intracellular distribution, kinetic properties, retroinhibition and influence of membrane delipidation. Steroids. 26, 551-570.

Ferre, F., Breuiller, M., Janssens, Y., Tanguy, G., Cedard, L., Uzan, M., Sureau, C. (1981): Etude du métabolisme de l'AMPc dans le myomètre humain en fin de grossesse. Dev. Pharmacol. Ther. 4. Suppl. 1, 157-164.

Ferre, F., Breuiller, M., Tanguy, G., Janssens, Y., and Cedard, L. (1980): Steroid concentrations and Δ_5,3β hydroxysteroid dehydrogenase activity in human placenta. Comparison between elective cesarean section and spontaneous vaginal delivery. Am. J. Obstet. Gynec. 138, 500-504.

Ferre, F., Janssens, Y., Tanguy, G., Breuiller, M., De Pariente, D., and Cedard, L. (1978): Steroid concentrations in human myometrial and placental tissues at week 39 of pregnancy. Am. J. Obstet. Gynecol. 131, 500-502.

Ferre, F., Uzan, M., Janssens, Y., Tanguy, G., Jolivet, A., Breuiller, M., Sureau, C. and Cedard, L. (1984): Oral administration of micronized maternal progesterone in late human pregnancy. Effects on progesterone and estrogen concentrations in the plasma, placenta and myometrium. Am.J. Obstet. Gynecol. 148, 26-34.

Ferre, F., Uzan, M., Jolivet, A., Janssens, Y., Tanguy, G., Sureau, C., and Cedard, L. (1985): Micronized progesterone on plasma and tissue levels of steroids in human pregnancy. Acta Hung. Physiol. 65, 443-451.

Goodyer, C.G., and Branchaud, C.L. (1981): Regulation of hormone production in the human feto-placental unit. In "The fetus and independent life". Ciba Foundation Symposium 8, 89-123.

Klinga, K., and Runnebaum, B. (1975): Determination of estradiol-17β, estriol, progesterone and 20α-dihydroprogesterone in a pregnant human uterus. Acta Endocr. (kbh) suppl. 193, 107.

Leroy, M.J., Ferre, F., Filliatreau, G., Cabrol, D., and Breuiller, M. (1985): Cyclic AMP metabolism in the inner and outer layers of human myometrium near term. Acta Physiol. Hung. 66, 505-516.

Liggins, G.C., Fairclough, R.J., Grieves, S.A., Kendall, J.Z., and Knox, B.S. (1973): The mechanism of initiation of parturition in the ewe. Recent Prog. Horm. Res. 29, 111-159.

Malassiné, A., Goldstein, S., Alsat, E., Merger, Ch., and Cedard, L. (1984): Ultrastructural localization of low density lipoprotein binding sites on the surface of the syncytial microvillous membranes of the human placenta. IRCS Med. Sci. 12, 166-167.

Nathanielsz, P.M. (1978): Endocrine mechanisms of parturition. Ann. Rev. Physiol. 40, 411-445.

Oakey, R.E. (1983): Estrogen and progesterone production in human pregnancy. In "The endocrinology of pregnancy and parturition". 4th Edn. Eds Martini, L., James, V.H.T., Academic Press, New York, pp 193-229

Pinto, R.M., Lerner, U., and Pontelli, H. (1967b): The effect of progesterone on oxytocin-induced contraction of the three separate layers of human gestational myometrium in the uterine body and low segment. Am. J. Obstet. Gynec. 15, 547-554.

Pinto, R.M., Lerner, U., and Pontelli, H., and Rabow, W. (1967a): Effect of estradiol-17β on oxytocin-induced contraction of the three separate layers of human pregnant myometrium. Am. J. Obstet. Gynec. 97, 881-887.

Rabe, T., Kiesel, L. and Runnebaum, B. (1985): Regulation of human placental progesterone synthesis in vitro by naturally occuring steroids. J. Steroid Biochem. 22, 657-644.

Runnebaum, B., and Zander, J. (1971): Progesterone and 20α-dihydroprogesterone in human myometrium during pregnancy. Acta Endocr. (kbh) Suppl. 150, 1-50.

Ryan, K.J. (1980): Placental synthesis of steroid hormones. In "Maternal-fetal Endocrinology", Eds Tulchinsky, D., Ryan, K.J. Saunders, Philadelphia, pp 3-16.

Ryan, K.J., Meigs, R., and Petro, Z. (1966): The formation of progesterone by the human placenta. Am. J. Obstet. Gynec. 96, 676-686.

Smit, D.A, Essed, G.G.M., and de Haan, J. (1984): Predictive value of uterine contractility and the serum levels of progesterone and oestrogens with regard to preterm labor. Gynecol. Obstet. Invest. 18, 252-263.

Winkel, C.A., Mac Donald, P.C., and Simpson, E.R. (1981): The role of receptor-mediated low-density lipoprotein uptake and degradation in the regulation of progesterone biosynthesis and cholesterol metabolism by human trophoblast. In "Placenta", eds Miller, R.K., Thiede, H., Saunders, Philadelphia, pp 133-144.

Winkel, C.A., Snyder, J.M., Mac Donald, P.C. and Simpson, E.R. (1980): Regulation of cholesterol and progesterone synthesis in human placental cells in culture by serum lipoproteins. Endocrinology. 106, 1054-1060.

Zander, J. (1959): Gestagens in human pregnancy. In "Recent progress in the endocrinology of reproduction". Ed Lloyd, W., Academic Press, New York and London, pp 255-282.

Summary

In the human, placenta at about 6-8th week of pregnancy takes place of corpus luteum steroidogenic function and synthesizes till the term, increasing amounts of progesterone from maternal cholesterol. This synthesis is due to an enzymatic chain totally independant from that of estrogens. Progesterone synthesis is eventually under retroinhibition mechanisms could acting preferentially on dehydrogenases (Δ_5,3β-HSDH, 20α-HSDH) directly involved in the formation process of the steroid. Progesterone is necessary for implantation and cannot be dissociable from pregnancy. Nevertheless, the human seems to escape to the "progesterone block" theory since it is now admitted that there is no fall in progesterone prior to onset of labor in maternal plasma. Placental steroids are able to impregnate strongly the surrounding uterus and the fetal membranes. Because of local and systemic influences, the pregnant human myometrium appears like an asymmetrical system as compare to its progesterone and estrogen impregnation. Changes in endogenous progesterone concentrations during last months of pregnancy give evidence of a progesterone factor at the level of the myometrial target tissue. Progesterone administration per os to pregnant women shows that after a fast absorption, this steroid reaches the myometrium where it should inhibit uterine activity.

Control and Management of Parturition. Colloque INSERM/John Libbey Eurotext Ltd. © 1986 Vol. 151, pp. 235-243.

Indication des progestatifs pendant la grossesse

R. Erny, L. Boubli et C. Simoncini

Hôpital de la Conception, 13385 Marseille Cédex 05, France

RESUME

La progestérone permet à la grossesse d'atteindre son terme physiologique en inhibant la contractilité utérine. Les mécanismes de ses effets tocolytiques sont assez complexes et il semble que la progestéronémie ne soit pas un reflet précis de la situation locorégionale du myomètre et des membranes foetales.

La progestérone et les progestatifs sont prescrits essentiellement pendant la grossesse au cours du troisième trimestre, pour éviter l'accouchement prématuré; on peut obtenir un succès dans 90 % des cas en sachant cependant que dans plus de 40 % des cas, le repos associé ou non à un placebo arrive à enrayer la menace d'accouchement prématuré.

Au cours du premier trimestre de la grossesse, la progestérone et les progestatifs ne se justifient que si l'on cherche à obtenir un effet myorelaxant ou si l'on s'adresse spécifiquement à des patientes connues pour avoir une insuffisance lutéale (F.I.V.).

Si aucun progestatif n'est vraiment responsable de malformations, tous les progestatifs ont, à des degrès divers, des inconvénients. A priori, il n'y a aucune raison de préférer une autre molécule que la progestérone naturelle si on veut obtenir un effet progestéronique.

MOTS CLES

Progestatifs, Progestérone, Hormonothérapie et grossesse, Menace d'accouchement prématuré, Menace d'avortement spontané.

INTRODUCTION

Il y a vraiment très peu de temps que les médecins veulent bien reconnaître à la progestérone une action tocolytique effective sur les contractions utérines et la prescrire comme myorelaxant dans les menaces d'avortement tardif ou d'accouchement prématuré.

Il faut bien reconnaître que les preuves n'ont pas été faciles à obtenir en l'absence de corrélations entre les taux plasmatiques de progestérone et l'efficacité myorelaxante. Le mécanisme d'action de la progestérone est également complexe : ses effets tocolytiques s'opposent à l'action de l'ocytocine (12, 20), des prostaglandines (12) et à la stimulation alpha adrénergique. La progestérone empêcherait également le myomètre de s'organiser en synticium apte à propager les stimulations électriques et à répondre par une contraction musculaire coordonnée (13).

Cependant ces avantages potentiels n'ont été testés de façon convaincante que très récemment dans des conditions thérapeutiques humaines réelles (9, 11).

Paradoxalement, c'est la synthèse d'une antiprogestérone, la MIFEPRISTONE qui est venue donner un sérieux coup de main pour la reconnaissance d'une réelle action tocolytique de la progestérone. BYGEMAN (4) vient de montrer la capacité de l'antiprogestérone pour déclencher un avortement ou pour le faciliter par les prostaglandines. CABROL (5), de son côté, ne vient-il pas récemment d'essayer avec succès cette molécule antiprogestéronique comme moyen de déclencher artificiellement le travail en cas de mort foetale et prouver indirectement l'activité myorelaxante permanente de la progestérone au niveau de l'utérus gravide ?

I. INDICATIONS :

A/ Progestatifs pendant le premier trimestre de la grossesse :

* L'utilisation des progestatifs dans les menaces d'avortement spontané parait discutable. En effet, si on note une diminution de la production de progestérone dans les insuffisances du corps jaune, le plus souvent l'avortement est la conséquence directe d'une anomalie foeto-placentaire. 50 à 60 % des avortements spontanés précoces ont une origine chromosomique (2, 15). Les traitements hormonaux peuvent par leur effet myorelaxant empêcher l'évacuation de l'oeuf mort et contribuer à une rétention placentaire, voire aller à l'encontre des phénomènes biologiques de la sélection naturelle (21). Une récente étude clinique multicentrique et réalisée en double aveugle contre placebo vient encore de montrer que le traitement par la progestérone à visée substitutive n'a pas sa place dans le traitement habituel des avortements spontanés précoces, même dans les cas où on a noté une progestéronémie basse (33).

* Le problème est différent lorsqu'on cherche à obtenir un effet myorelaxant en début de grossesse. Dans ces cas, les traitements par la progestérone sont utiles :
- grossesses développées dans un utérus malformé
- grossesses multiples
- béances de l'isthme
- chirurgie obstétricale.

* Lorsque l'on veut traiter des femmes connues pour avoir une insuffisance lutéale, il est souhaitable de commencer le traitement avant même l'implantation de l'oeuf. La plus grande cohorte des femmes est constituée par le groupe des patientes bénéficiant des techniques de la F.I.V.. Chez elles, la phase lutéale est perturbée par la stimulation de l'ovulation, les stress psycho-affectifs inhérant à la technique, l'aspiration des liquides folliculaires et des cellules de la granulosa, les taux très élevés d'oestradiol. SALABAROUX (31) a signalé l'existence d'une phase lutéale défectueuse dans 35 % des cas. Un traitement par gonadotrophines et par progestérone ou rétroprogestérone est généralement prescrit jusqu'à la survenue des règles et poursuivi en début de grossesse jusqu'à la constatation d'un sac intra utérin.

B/ Progestatifs et menaces d'accouchement prématuré :

La progestérone et les progestatifs sont prescrits essentiellement pendant la grossesse au cours du deuxième et troisième trimestre pour inhiber les contractions utérines et éviter l'accouchement prématuré. Nous avons réalisé une étude portant sur 57 patientes ayant une menace d'accouchement prématuré (9). Cette étude a été conduite en collaboration avec deux services hospitaliers de gynécologie obstétrique :
- 37 patientes recrutées dans le service du Pr. H. SERMENT (Marseille)
- 20 patientes recrutées dans le service du PR. J. BARRAT (Paris).

Nous avons voulu comparer en double aveugle l'efficacité tocolytique d'une dose unique de 400 mg de progestérone administrée par voie orale à celle d'un placebo. 42 % des patientes ont une amélioration clinique spontanée dans l'heure qui suit leur admission et leur mise au repos avec administration d'un placebo. Le repos associé ou non à un placebo exerce donc un effet tocolytique dans près de la moitié des cas. Cet effet est vraisemblablement corrélé à une diminution des stimulations adrénergiques ainsi qu'à une baisse de la production surrénalienne de glucocorticoïdes et de dehydroepiandrostérone : ces deux hormones dont la production augmente au cours des stress paraissent capables d'inhiber la synthèse de progestérone au niveau du placenta et des membranes foetales (3, 14, 19, 23). Ainsi, repos et placebo pourraient aider à augmenter les concentrations de progestérone au moins localement au niveau du myomètre et des membranes foetales; le stress exerce un effet inverse. En faveur de cette hypothèse, quand l'administration du placebo coïncide avec une amélioration clinique, la progestéronémie augmente dans 78 % des cas et seulement dans 17 % des cas lorsqu'il n'y a pas d'amélioration clinique. Contrairement au placebo, l'administration par voie orale d'une prise unique de 400 mg de progestérone micronisée provoque une élévation significative de la progestéronémie d'environ 50 % pour l'ensemble du groupe traité au bout d'une heure. Cette élévation coïncide en moyenne avec un ralentissement des contractions utérines qui est significativement supérieur à celui du placebo et correspond à une efficacité thérapeutique suffisante dans 75 % des cas et même 88 % des cas si l'on exclut les trois cas de rupture des membranes. Cependant, dans près de 30 % des cas, il n'y a pas de corrélation entre l'évolution clinique et celle de progestéronémie, ce qui suggère que les variations hormonales du compartiment plasmatique ne sont pas l'élément déterminant du mécanisme tocolytique et ne sont pas toujours le reflet de la situation du myomètre et des membranes foetales.

La progestérone induit généralement un simple ralentissement de la fréquence des contractions utérines, ralentissement qui est moins spectaculaire que celui habituellement observé avec les béta-mimétiques. Cependant, cet effet est suffisant dans la majorité des cas pour obtenir l'effet thérapeutique recherché. Pour les menaces d'accouchement prématuré sévère, l'association béta-mimétiques/progestérone permet la réduction des doses de béta-mimétiques et donc une meilleure tolérance. Chez les femmes ayant un haut risque d'accouchement prématuré certains auteurs ont proposé une injection intra-musculaire hebdomadaire d'un dérivé de la progestérone à partir de la 13ème semaine de gestation. Cette seule thérapeutique préventive parait susceptible de reduire le nombre des accouchements prématurés (38).

II. CHOIX DES PROGESTATIFS :

A/ : Aucune étude n'a fourni la preuve d'un effet tératogène de la progestérone ou des progestatifs. Un certain nombre de malformations ont bien été signalées chez les foetus dont la mère avait utilisé en début de grossesse ces produits : ces malformations sont regroupées sous le terme de malformations VACTERL, initiales anglosaxonnes des anomalies portant sur la colonne vertébrale, l'anus, le coeur, la trachée, l'oesophage, les reins et les membres et plus particulièrement la transposition des gros vaisseaux, les communications inter - auriculaires et inter - ventriculaires et l'atrésie plus ou moins complète des membres (25).

En fait, ni les études relativement anciennes (7, 32), ni les dernières publications (16, 28, 29) ne peuvent apporter la moindre preuve. De plus, les progestatifs ont été initialement prescrits dans les menaces d'avortements, et l'on sait aujourd'hui que l'étiologie chromosomique est responsable d'environ un avortement sur deux (2, 15). Il ne semble pas non plus que les progestatifs administrés pendant la grossesse aient un retentissement sur le comportement psychologique et sexuel des enfants lorsqu'ils arrivent à l'adolescence (8,17).

B/ Tous les progestatifs ne peuvent cependant être prescrits pendant la grossesse :

* Les 19 norstéroïdes (30) qui possèdent une activité androgène sont contrindiqués car il y a un risque de masculinisation d'un foetus féminin. Cet accident ne survient heureusement que pour des doses élevées (36). Les anomalies se situent au niveau du sinus urogénital :
- hyperclitoridie
- transformation scrotiforme des grandes lèvres fusionnées entre elles
- obturation du tiers inférieur du vagin.
Le tractus mullérien d'où dérivent les trompes, l'utérus et les deux tiers supérieurs du vagin n'est pas touché.
* Avec l'acétate de Cyprotérone, il y a un risque de féminisation d'un foetus masculin à cause d'un puissant effet anti-androgène. Ce progestatif est également contrindiqué pendant la grossesse (1).
* A un degré moindre, le risque possible d'ambiguité sexuelle du foetus a fait contrindiquer pendant la grossesse les dérivés de la norprogestérone : Demegestone, Promegestone, Nomegestone Acétate.
* La progestérone et les dérivés pregnanes sont tout à fait dénués d'effets virilisants.

C/ La progestérone est le seul produit à avoir une activité antialdostérone à la fois au niveau du tubule rénal (26) et probablement au niveau des parois artérielles (18). Cette action compétitive de la progestérone vis à vis des récepteurs cytosoliques de l'aldostérone lui donne des propriétés discrètement hypotensives. On a évoqué une possible conversion de la progestérone orale en desoxycorticostérone (27) qui est un minéralocorticoïde actif. Mais cette hypothèse n'a pas été confirmée.
Les dérivés pregnanes ont quelques inconvénients :
- Aucun des progestatifs ne possède une activité antialdostérone. Il se fixent très peu (17 hydroxyprogestérone - dydrogestérone - acétate de médroxyprogestérone) ou pas du tout (acétate de chlormadinone) sur les récepteurs de l'aldostérone au niveau du tubule rénal (35).
- L'acétate de médroxyprogestérone possède des propriétés de type glucorticoïde ; cette activité pouvant à des doses fortes et prolongées favoriser l'apparition d'un prise de poids excessive ou d'une hypertension artérielle chez les sujets prédisposés.
- L'acétate de chlormadinone fait chûter les taux plasmatiques d'oestriol sans que l'on sache si cela a une incidence sur le développement foetal (6, 34).
- Les dérivés de l'hydroxy progestérone ne sont actifs qu'après transformation en progestérone. La forme retard peut poser des problèmes de contrôle de la durée de l'effet.
Il semble donc n'y avoir aucune raison de préférer une autre molécure que la

que la progestérone naturelle si on veut obtenir un effet progestéronique.

III. PRESCRIPTIONS :

Il est connu depuis longtemps que la progestérone est absorbée et active par voie vaginale, rectale et parentérale. Mais seuls les progestatifs de synthèse étaient actifs par voie buccale. Il a fallu attendre 1978 pour obtenir la forme micronisée de la progestérone naturelle vraiment active par voie buccale.

* La voie buccale est bien acceptée. MAXSON (22) a fait une étude de l'absorption de la progestérone micronisée per os et a montré qu'il y avait un passage rapide de la progestérone dans le sang. Après absorption de 200 mg de progestérone, les taux passent d'une quantité négligeable (0, 10 à 0,20 ng/ml) à des taux voisins de ceux de la phase lutéale (17,0 ± 4,9 ng/ml) dans un délai moyen de 2,8 heures ± 0,35. La progestéronémie persiste au moins 6 heures après une seule ingestion et ne revient au taux de base qu'aux alentours de la 24ème heure. Par conséquent, il est souhaitable pour maintenir une progestéronémie stable et élevée de prescrire une prise de comprimés toutes les 4 heures. La progestérone micronisée est commercialisée sous le nom d'UTROGESTAN, 2 comprimés de 100 mg à avaler toutes les 4 heures (12 comprimés en tout). Cette prise répétée, d'un grand nombre de comprimés, chaque jour est un inconvénient.
* Avec la rétroprogestérone qui a une demie vie plus prolongée, on a une posologie mieux acceptée :
- 2 comprimés à 10 mg par jour. (DUPHASTON)
* Par voie vaginale, rectale ou intra musculaire, la progestérone est également rapidement absorbée (24). On note une élévation des concentrations dans les deux premières heures et un pic dans les huit heures. Des taux identiques à ceux de la phase lutéale sont obtenus après une injection intra musculaire de 25 mg ou après la mise en place d'un suppositoire ou d'un ovule de 100 mg. Cela signifie qu'il faut approximativement une dose quatre fois plus forte par voie rectale ou vaginale pour obtenir le même résultat que la voie intra musculaire. Des taux élevés persistent moins de 24 heures, suggérant qu'il est nécessaire de prescrire une mise en place d'ovules ou suppositoires deux fois par jour pour maintenir des taux plasmatiques stables. Après une injection intra musculaire, les taux sont un peu plus lents à décroître et une injection quotidienne parait suffisante.
- hydroxyprogestérone caproate (progestérone retard pharlon)
-hydroxyprogestérone heptanoate + vitamine E (tocogestan)
- progestérone + vitamine E (vitamine E/progestérone fournier).

L'inconvénient de la voie intra musculaire est manifeste lorsqu'il faut faire des injections quotidiennes pendant longtemps.

L'hormonothérapie par suppositoires ou ovules est mal acceptée dans les traitements longs. Ovules et suppositoires peuvent couler, tacher. Ils laissent souvent une sensation d'humidité ou d'empatement poisseux désagréables. Nous avons récemment montré qu'il était cependant possible d'arriver à une progestéronémie élevée et stable en plaçant dans le vagin des capsules de progestérone micronisée utilisées jusqu'à présent per os. Nos résultats sont encourageants, l'acceptabilité est bonne et la voie vaginale n'est pas ressentie comme une contrainte du traitement (10).

CONCLUSION

L'hormonothérapie progestative a quelques indications en début de grossesse. Elle est surtout intéressante dans la deuxième moitié de la grossesse lorsque l'on veut éviter un accouchement prématuré. Dans ces cas, pourquoi utiliser un produit de synthèse quand on a à sa disposition un produit naturel ? Avoir recours a des progestatifs, c'est introduire dans l'organisme maternel des produits qui vont utiliser les sites récepteurs de la progestérone sans reproduire totalement toutes les caractéristiques de la progestérone. C'est prendre inutilement des risques de voir apparaître des années après comme cela a été le cas avec le D. E. S., un effet regrettable que ne pouvaient laisser prévoir les études à court terme. Les seuls arguments pour utiliser des progestatifs plutôt que la progestérone seraient une efficacité supérieure, une meilleure tolérance ou une posologie plus pratique.

- Efficacité tocolytique supérieure :

Aucune étude n'a été conduite jusqu'à présent en mettant en évidence une efficacité plus grande d'un dérivé de la progestérone par rapport à la progestérone elle même.

- Une meilleure tolérance :

La progestérone naturelle donne à des doses fortes quelques sensations de somnolence. Cet effet tranquilisant est plutôt un avantage pour obtenir le traitement des menaces d'accouchement prématuré, destiné à des femmes qu'il faut impérativement mettre au repos. Les dérivés de la progestérone sont parfaitement bien tolérés cliniquement.

- Posologie mieux acceptée :

Dans les traitements prolongés, on doit tenir compte de la préférence des femmes vis à vis de la voie d'administration d'un produit. Certaines s'accomodent bien de la voie orale, même s'il faut avaler plusieurs comprimés chaque jour. D'autres préfèrent des injections intra musculaires. Rares sont celles qui acceptent la voie rectale. La voie vaginale pourrait très bien être une solution avec des capsules qui ne coulent pas, n'irritent pas et ne tachent pas trop.

S'il semble donc n'y avoir aucune raison médicale de préférer une autre molécule que la progestérone naturelle pour obtenir un effet progestéronique, on peut éventuellement être amené à choisir sans grand inconvénient un dérivé de la progestérone pour rendre les traitements de la menace d'accouchement prématuré moins contraignants à certaines femmes.

REFERENCES BIBLIOGRAPHIQUES :

BAUDET J.H., EYRAUD J.P., MARCOU A.P., VERGERES O, AUBARD Y., AMAT P. et COLLET D. (1985) : La Thérapeutique Progestative et la Grossesse. Gazette Médicale 92-16 83-88.

2 - BOUE J., BOUE A. and LAZAR P. (1975) : The Epidemiology of Human Spontaneous Abortions with Chromosomal Anomalies Aging Gametes. Basel R.J. Blandan Ed. 330-348.

3 - BRANCHAUD C.L., GOODYER C.G. and LIPOWSKI L.S. (1983) : Progesterone and Estrogen Production by Placenta Monologer Cultures = Effects of Dehydro Epiandrosterone and LHRH. J. Clin. Endocrinol. Melab. 56. 761-766.

4 - BYGDEMAN M., SWAHN M.L. (1985) : Progesterone and Receptor Effect on Uterine Contractility and early Pregnancy. Contraception 32-1. 45-51.

5 - CABROL D., BOUVIER D'YVOIRE M., MERMET E., CEDARD L., SUREAU C. and BEAULIEU E.E. (1985) : Induction of Labour with Mifepristone after Intra uterine Fetal Death. Lancet. 2. 1019.

6 - CEDARD L., BREARD C., COHEN M., UZAN M., PRINOS C., TANGUY G., SUREAU C. (1978) : Insuffisance du taux plasmatique et urinaire d'estriol lié à l'Administration d'Acétate de Chlormadinone au COurs de la Grossesse. Norw Presse Méd. 7 - 944.

7 - DARLING M.R., HAWKINGS D.F. (1981) : Sex Hormones in Pregnancy. Clin. Obstet. Gynecol. 8 - 411.

8 - EHRHARD T.A.A., MEYER-BAHL-BURG H.F.L., FELDMAN J.F., INCE S.E. (1984) : Sex Dimorphic Behavior in Child Hood Subsequent to Prenatal Exposure to Exagenous Progestogens and Estrogens. Arch. of Sexual Behavior. 13. 457-476.

9 - ERNY R., PIGNE A., PROUVOST C., GAMERRE M., MALET C., SERMENT H., BARRAT J. (1986) : The effects of Oral Administration of Progesterone for Premature labor Am. J. Obstet. GYnecol. 154. 525-529.

10 - ERNY R., SIMONCINI C. (1986 à paraître) : Plasma Levels of Progesterone after Vaginal Administration of Micronised Progesterone.

11 - FERRE F., UZAN M., JANSSENS Y., TANGUY G., JOLIVET A., BREUILLET M., SUREAU C., CEDARD L. (1984) : Oral Administration of Micronized Natural Progesterone in Late Human Pregnancy. Effects on Progesterone and Estrogen Concentrations in the Plasma. Placenta and Myometrium. Am. J. Obstet. Gynecol. 148. 26-34.

12 - FUCHS A.R., PERIYASAMY. S., ALEXANDROVA M., SOLOFF M.S.(1983) : COrrelation between Oxytocin Recpetor Concentration and Responsiveness to Oxytocin Inpregnant Rat Myometrium : Effects of Ovarian Steroïds. Endocrinolgy. 113. 742-749.

13 - GARFIELD R.E., PURI C.P., CSAPO A.I (1982) : Endocrine Structural and Functional Changes in the Uterus during Premature Labor. Am. J. Obstet. Gynecol. 142. 21-27.

14 - GRIMSHAW R. N., MITCHELL B., CHALLIS J. (1983) : Steroïd Modulation of Pregnenolone to Progesterone COnversion by Human Placental alls in Vitro. Am. J. Obstet. Gynecol. 145. 234-238.

15 - HASSOLD J.J. (1980) : Acytogenetic Study of Reperated Spontaneous Abortions. Am. J. Hum. Genet. 32. 723.

16 - KATZ Z., LANCET M., STORNIK J. (1985) : Teratogenicity of Progestogens Given during the First Trimester of Pregnancy. Isr. Obstet. Gynecol. 65. 775-780.

17 - KESTER P.A. (1984) : Effects of Prenatally Administred 17 alpha Hydroxy-Progesterone Caproate on Adolescent Males. Arch. Sex. Behav. 13. 5. 441-455.

18 - KORNEL L., KANAMARLAPUDI N. RAMSAY C., TRAVERS T., KAMATH S., TAFF D.J., PATEL N., PACKER W., RAYNOR W.J. (1983) : Arterial Steroïd Receptors and their Putative Role in the Mechanism of Hypertension. J. Steroid. Biochem. 19. 333-334.

19 - LAGESON J.M. SPELSBERG T.C. and COULAM C.B. (1983) Glucocorticoid Receptor in Human Placenta : Studies on COncentration an Functional Differences of Preterm an Term Tissue. Am. J. Obstet. Gynecol. 145. 515-523.

20 - LYE S.J., PORTER D.G. (1978) : Demonstration that Progesterone Blocks Uterine Activity in the Ewe in Viva By a Direct Action on the Myometrium. J. Report. Fert. 52. 87-94.

21 - MAC DONOUGH P.G. (1985) : Progesterone Therapy = Benefit versus Risk. Fertil. Steril. 44. 13-16.

22 - MAXSON W.S., HARGROVE J.T. (1985) : Biovailability of Oral Micronized Progesterone. Fertil. Steril. 44. 622-626.

23 - MITCHELL B. -CRUISKSHANK B., MAC LEAN D., CHALLIS J. (1982) : Local Modulation of Progestérone Production in Human Fetal Membranes. J. Clin. Endocrinol. Metab. 55. 1237-1239.

24 - NILLIUS S.J., JOHANSSON E.D.B. (1971) : Plasma Levels of Progesterone after Vaginal, Rectal or Intra muscular Administration of Progesterone. Am. J. Obstet. Gynecol. 110. 470-477.

25 - NORA J. NORA A.H. (1978) : Exogenous Progestogen andEstrogen Implicated in BIrth Defects. J.A.M.A. 240. 837-843.

26 - OELKERS W., SCHONESHOFER M., BLUMEL A. (1974) : Effects of Progesterone and FOur SYnthetic Progestagens on Sodium Balance and The Renine Aldosterone System in Man. J. Clin. Endocrinal. Metals. 39. 882-890.

27 - OTTOSSON U.B., CARLSTROM K., DAMBER J.E., VON.SCHOULZ B. (1984) : Conversion of Oral Progesterone Into Deoxycorticosterone During Post Menopausal Replacement Therapy. Acta Obstet. Gynecol. Scand. 63. 577-579.

28 - RESSEGUIE L.J., HICK J.F., BRUEN J.A. (1985) : COngenital Malformations AMong off-Spring Exposed in Utero To Progestins, Olmsted County Minnesota : 1936- 1974. Fertil. Steril. 43. 514-519.

29 - ROCK J.A., COLSOTN WENTZ A., KAREN M.D., COLE B.A., KIMBALL A.W., ZACUR H.A. EARLY S.A., JONES G.S. (1985) : Fetal Malformations Following Progesterone Therapy during Pregnancy : A Preliminary Report. Fert. Steril. 44. 17-19.

30 - ROZENBAUM H. (1982) : Les Progestatifs. Paris. Louis Pariente Ed. 237.

31 - SALAT-BAROUX J., GIACOMINI P., CORNET D. (1984) : Study of the Luteal Phase after Ovulation and In Vitro Fertilization. Fertil. Steril. 4. 165.

32 - SCHARDEIN J. (1980) : COngenital Abnormalities and Hormones during Pregnancy A CLinical Review. Teratology. 22. 251-270.

33 - SONDERGAARD F., OTTESEN B., DETLEFSEN G. U., SCHIERU P.L., PEDERSEN S.C., LEBECH P.E. (1985) : Traitement par la Progestérone des Menaces d'Accouchement Prématuré avec Taux bas de Progestérone Plasmatique. Contrac. Fertil. Sex. 13. 1227-1232.

34 - SUREAU C., GERMAIN G., FERRE F., BREART G., GOUJARD J., UZAN M., CEDARD L. (1983) : Therapeutic Use of Progesterone during the Last Two Trimesters of Pregnancy in Progesterone an Progestins. Edited by C. WAYNE BARDIN - EDWIN MILGRÖM and PIERRE MAUVAIS-JARVIS. RAVEN PRESS. NEWYORK.

35 - WAMBACH G., HIGGINS J.R., ITEM D.C., KAUFMANN W. (1979) : Interaction of Syntetic Progestagens WIth Renal Mineralo Corticoïde Recpetors. Acta Endocrinol. 92. 560-567.

36 - WILKINS L. (1960) : Masculinization of Female Fetus Due to Use of Orally Given Progestins. J.A.M.A. 172. 1028-1032.

37 - WILLIAMS L.T., LEFKOWITZ R.J. (1977) : Regulation of Rabbit Myometrial Alpha Adrenergic Receptors by Estrogen and Progesterone. J. Clin. INvest. 60. 815-818.

38 - YEMINI M., BORENSTEIN R., DREAZEN E., APELMAN Z., MOGILNER B.M., KESSLER I., LANCET M. (1985) : Prevention of Premature Labor by 17 Alpha Hydroxyprogesterone Caproate. Am. J. Obstet. Gynecol. 151. 574-577.

Control and Management of Parturition. Colloque INSERM/John Libbey Eurotext Ltd. © 1986 Vol. 151, pp. 245-257.

Les effets biologiques des antiprogestatifs

J. Paris et R. Thévenot

Laboratoire Théramex, 4, rue des Lilas, MC 98000, Monaco

RESUME

Les antiprogestatifs s'opposent aux effets de la progestérone au niveau périphérique ou inhibent sa synthèse. Leurs effets peuvent être mis en évidence in vivo vis à vis de la progestérone exogène ou endogène. Les études in vitro permettent de comprendre le mode d'action et de préciser la nature des effets. L'intérêt se porte surtout sur les effets endométriaux des antiprogestatifs mais ils sont cependant susceptibles d'inhiber les autres effets de la progestérone. Ils manifestent également souvent des effets hormonaux parallèles, périphériques ou centraux. En fait, en dehors des inhibiteurs de la synthèse, seul le RU486 présente un profil antiprogestatif assez pur. Pour les autres, les effets antiprogestatifs sont une composante importante du profil pharmacologique.

MOTS CLES
Antiprogestatifs, Progestérone, RU486, Danazol, Gestrinone, TX 380, Epostane, Cyanoprogestérone

1. INTRODUCTION

Classiquement on désigne par le terme antihormone une substance capable d'antagoniser les effets d'une hormone au niveau de son site d'action. Ainsi ont été définis les effets antiandrogènes (NEUMANN et STEINBECK, 1974), antiestrogènes (DORFMAN, 1969) et antiprogestatifs (MIYAKE et DORFMAN, 1965). Cependant, une telle définition apparaît trop restrictive dans la mesure où elle exclut toute substance qui n'interfère pas avec les récepteurs des stéroïdes et qui pourtant peut manifester une activité antihormonale à prendre en compte. Ainsi le ketoconazole (BOJANOWSKI et coll., 1985; et SIKKA et coll., 1985), et vraisemblablement la cimétidine (KINKELSTEIN et ISSELBACHER, 1978; et BIRNIE et coll., 1985) sont antiandrogènes parce qu'ils inhibent des activités enzymatiques nécessaires à la synthèse des androgènes ; de même, certaines substances telles que la testolactone et l'aminogluthetimide sont antiestrogènes parce qu'elles inhibent les aromatases (Mac INDOE et coll., 1982; et DONY et coll., 1985). La notion d'antiprogestatif doit donc être élargie (KENDLE, 1979) : on distinguera les substances qui antagonisent les effets de la progestérone et celles qui inhibent sa synthèse. Les premières agissent au niveau du récepteur soit par un mécanisme de compétition, soit en empêchant sa synthèse ou en altérant sa structure. Les secondes s'opposent à la stéroïdogénèse, directement en inhibant certains enzymes ou en jouant le rôle de substrat compétitif, indirectement par action antigonadotrophinique ou lutéolytique. Cependant cette classification reste théorique dans la mesure où aucune des substances connues actuellement pour leurs propriétés antiprogestatives n'agit par un mécanisme univoque. En outre, la caractérisation d'une activité antiprogestative est rendue difficile par le fait que toute action progestative nécessite une imprégnation estrogénique préalable ; la synergie entre progestérone et estrogènes complique l'appréciation du rôle relatif des composantes progestative, antiprogestative et antiestrogénique dans l'effet observé (HORWITZ, 1985).

Les antiprogestatifs les plus puissants que l'on connaisse actuellement sont les estrogènes : bien qu'ils induisent une augmentation du nombre de récepteurs de la progestérone dans l'utérus (MILGROM et coll., 1973), quelques microgrammes d'estradiol 17ß inhibent les effets de plusieurs milligrammes de progestérone (MIYAKE et DORFMAN, 1965). Ce sont, chez l'animal et chez la femme, des abortifs puissants dans les jours qui suivent la fécondation mais leurs effets hormonaux périphériques et leur impact hypothalamo-hypophysaire compromettent leur utilisation dans ce domaine. En fait, les molécules pour lesquelles ont été revendiquées des propriétés antiprogestatives sont peu nombreuses ; ce sont essentiellement le danazol et la gestrinone (R2323), le TX 380, molécule en début de développement, le RU486 qui fait l'objet de très nombreuses études, enfin 2 molécules qui se distinguent par leur mode d'action, l'epostane (WIN 32,729) et la cyanoprogestérone (fig. 1). Les propriétés de ces différents produits serviront d'exemple pour étudier les effets des antiprogestatifs et envisager leurs modes d'action. De nombreux éléments de leur profil pharmacologique utilisés dans ce travail ont été tirés d'articles récents. Ce sont les travaux de DMOWSKI et coll. (1971), POTTS (1977), AZADIAN-BOULANGER et coll. (1984) pour le danazol, SAKIZ et AZADIAN-BOULANGER (1971), AZADIAN-BOULANGER et coll. (1973 et 1984) pour la gestrinone, SAKIZ et coll. (1974), HERMANN et coll. (1982), PHILIBERT (1984) pour le RU486. Ces articles ne seront pas recités dans le texte.

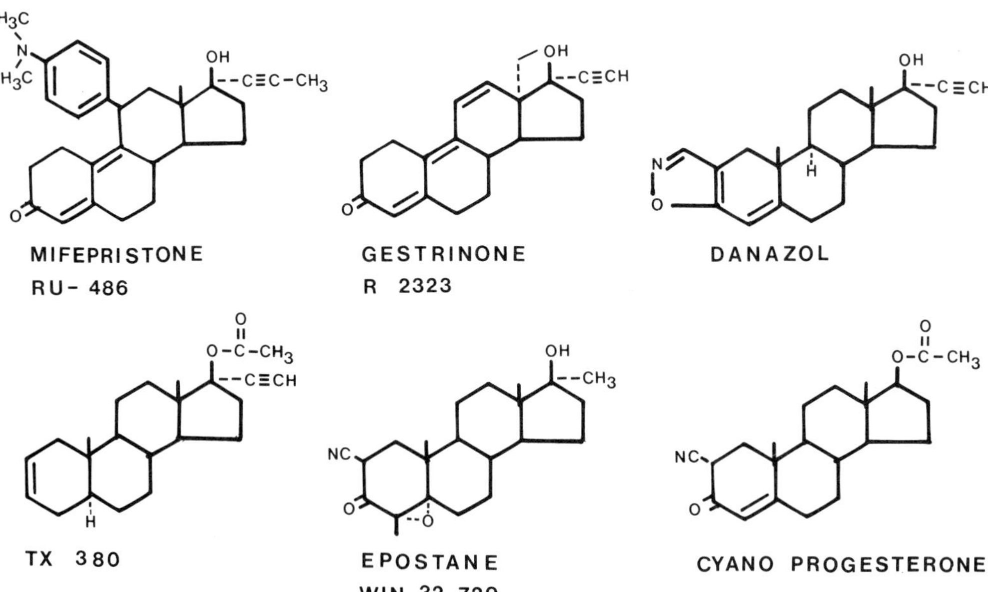

Fig.1 STRUCTURE DES PRINCIPAUX ANTIPROGESTATIFS

2. LES ACTIVITES ANTIPROGESTATIVES CHEZ L'ANIMAL

Le seul effet vraiment spécifique de la progestérone est la décidualisation endométriale qui correspond aux modifications de l'épithélium et du stroma survenant lors de la deuxième phase du cycle menstruel et plus encore lors de la gestation (FERIN, 1972). Sécrétée par l'ovaire, avec chez certaines espèces un relai placentaire lors de la gestation, la progestérone est nécessaire à la nidation et au bon déroulement de la gestation. Sur le plan expérimental ses propriétés s'apprécient par

- le développement de la dentelle utérine chez la lapine
- la transformation sécrétoire de l'endomètre avec l'hémorragie de privation chez les primates
- le maintien de la gestation chez la rate ovariectomisée ou chez l'animal entier ainsi que le développement du déciduome traumatique considéré comme représentatif d'un pouvoir gestagène.

Un antiprogestatif antagonisera donc tout ou partie ces effets.

LES EFFETS DES ANTIPROGESTATIFS SUR L'ENDOMETRE

L'inhibition du développement de la dentelle utérine chez la lapine

La prolifération endométriale qui aboutit à l'image de "dentelle utérine" se produit chez la lapine immature soumise à une phase de stimulation estrogénique puis à un traitement progestatif (CLAUBERG, 1930; et Mac PHAIL, 1934). A doses assez élevées, le danazol et la gestrinone empêchent le développement de la dentelle utérine. La dose de 3 mg/kg de RU486 inhibe de 50 p.cent les effets de 0,2 mg/kg de progestérone et l'effet inhibiteur est total avec 20 mg/kg. Administré directement dans la lumière utérine selon la méthode de Mac GINTY et coll. (1939), le RU486 s'oppose aux effets de la progestérone. Un tel effet plaide pour un accès de la molécule elle-même, non transformée, aux récepteurs. Le TX 380 administré par voie orale à la dose de 5 mg/kg inhibe presque totalement les effets de 0,12 mg/kg de progestérone et de 50 p.cent la prolifération induite par 1 mg/kg de progestérone ; l'inhibition totale des effets obtenus avec la dose la plus élevée de progestérone est atteinte avec 20 mg/kg (fig. 2). Ce produit est plus actif par voie orale que par voie sous-cutanée.

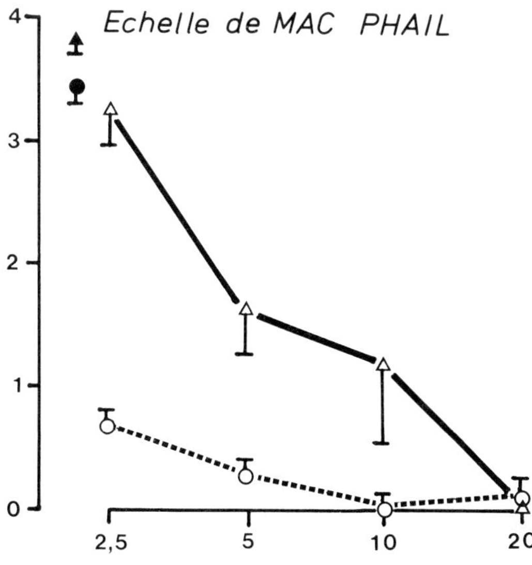

Figure 2 : Inhibition du développement de la dentelle utérine chez la lapine mesurée par l'échelle de MacPhail. Effet du TX 380 (○┅) quand la dose de progestérone est de 0,12 mg/kg/j (●) ; effet du TX 380 (△━) quand la dose de progestérone est de 1 mg/kg/j (▲). La dose de TX 380 est exprimée en mg/kg/j (voie orale).

L'inhibition de la transformation sécrétoire de l'endomètre et l'apparition de la menstruation chez les primates

La transformation sécrétoire de l'endomètre ne se produit pas chez des guenons traitées avec le RU486 avant l'ovulation et la menstruation ne survient pas à la date prévue (Van UEM et coll., 1985). A l'inverse, si le produit est administré en une dose unique plus tardivement au cours du cycle, entre le 5e et le 8e jour de la phase lutéale, la menstruation apparaît dans les 48 heures alors que les taux de progestérone circulante restent élevés (ASCH et ROJAS, 1985; HODGEN, 1985; et SHORTLE et coll., 1985). Un effet semblable a été observé chez la femme traitée au 21e jour du cycle (NIEMAN et coll., 1985b). La menstruation apparaît également chez la guenon castrée, soumise à un traitement estroprogestatif de substitution et recevant le RU486 pendant la phase progestative (HEALY et coll., 1983b). Cette action inhibitrice vis à vis de progestérone exogène est un argument en faveur d'un effet de compétition du produit.

LES EFFETS DES ANTIPROGESTATIFS SUR LA GESTATION

Chez la rate, la présence d'un ovaire fonctionnel est nécessaire pendant toute la gestation et la castration entraîne dans tous les cas l'avortement. Celui-ci ne survient pas quand on réalise une supplémentation estroprogestative (ZARROW, 1964). Un avortement survenant malgré la substitution hormonale sera le signe d'une activité antiprogestative dans la mesure où un effet foeto-toxique direct de la drogue utilisée aura été éliminé. Dans ce schéma expérimental, la gestrinone provoque l'avortement. Il en est de même avec le TX 380 : lorsque la castration est réalisée au 8e jour de la gestation, celle-ci se poursuit normalement chez tous les animaux traités chaque jour avec 4 mg de progestérone et 1 mcg d'estrone; le taux d'avortements est de 30 p.cent si on ajoute le TX 380 à la dose de 5 mg/kg/j il atteint 50 p.cent avec 15 mg/kg/j et 100 p.cent avec 45 mg/kg/j (fig.3)

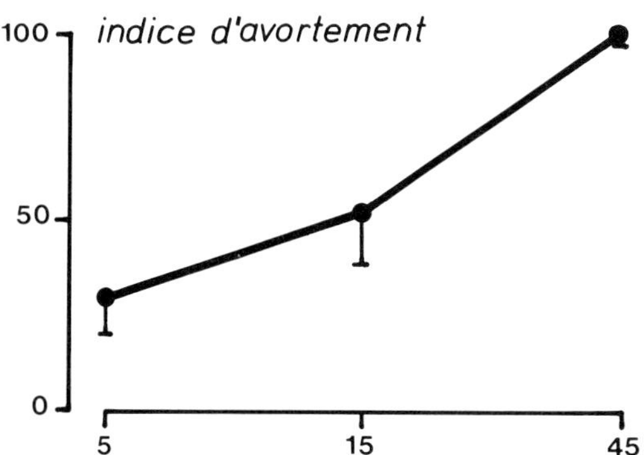

Figure 3 : Induction de l'avortement chez la rate castrée supplémentée en estrogène (estrone 1 mcg/j) et progestérone (4 mg/j). La dose de TX 380 est exprimée en mg/kg/j (voie orale).

Le développement du déciduome traumatique (ASTWOOD, 1939) est également assimilé à un effet gestagène. Il est inhibé par la gestrinone et de façon modeste par le danazol.

Des essais de ce type tendent à démontrer une activité antiprogestative vis à vis de la progestérone exogène mais un antiprogestatif doit aussi pouvoir antagoniser les effets de la progestérone endogène ou encore en inhiber la synthèse ovarienne et/ou placentaire. Dans ce cas il provoque l'avortement chez l'animal entier. Cependant un arrêt de la gestation ne pourra être assimilé à un effet antiprogestatif que dans la mesure où auront été éliminés les effets foeto-toxiques comme précédemment, mais aussi une freination hypothalamo-hypophysaire importante. Le RU486 administré en dose unique à des rates entre le 3e et le 18e jour de gestation ou à des guenons 3 jours ou 20 jours après le coït (HODGEN, 1985) arrête la gestation. Il manifeste donc un effet antinidatoire et un effet abortif dans ces deux espèces. Chez la femme, un pourcentage élevé d'avortements est obtenu jusqu'à la 7e semaine de grossesse (KOVACS et coll., 1984; et VERVEST et HASPELS, 1985). Le danazol, à la dose de 200 mg/kg, a un effet antinidatoire chez le rat. La gestrinone, à la dose de 5 mg/kg, provoque l'avortement chez la souris et la lapine ; la rate est plus sensible (TSENG et coll., 1979). Le TX 380 a un effet antinidatoire : on ne trouve aucune trace d'implantation chez 50 p. cent des rates traitées du 1er au 5e jour avec une dose de 1,25 mg/kg ; l'effet antinidatoire est total à la dose de 5 mg/kg. On observe un effet abortif chez la rate traitée du 6e au 10e jour : 100 p.cent des animaux avortent avec 20 mg/kg. La lapine est plus sensible que la rate : aucune gestation ne se poursuit avec 5 mg/kg (fig. 4). Par contre aucun effet abortif n'a été observé chez la chienne quelle que soit la posologie (jusqu'à 20 mg/kg), la durée du traitement, et la période de la gestation concernée. L'epostane arrête la gestation de la rate s'il est donné à partir du 10e jour à la dose de 48 mg/kg ; il est abortif chez la guenon traitée pendant 5 jours à partir du 50e jour de gestation à la posologie de 50 mg/kg (CREANGE et coll. 1981).

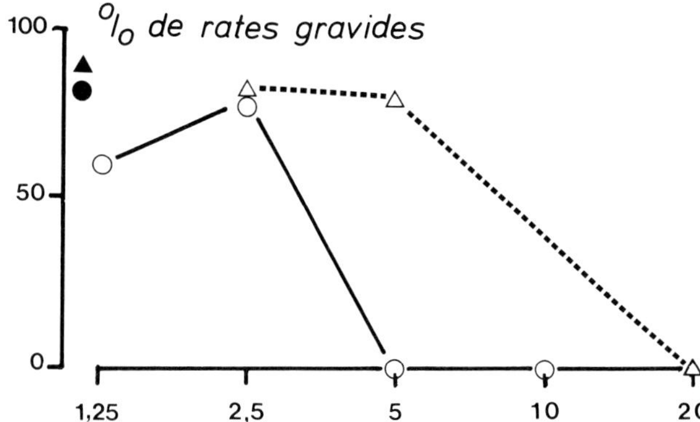

Figure 4 : Effet antinidatoire et abortif du TX380. Pourcentage de rates gravides selon la période du traitement: J1 à J5 (○—). J6 et J10 (△┅┅). Pourcentages de gestation obtenus chez les rates non traitées: (● ▲). La dose de TX 380 est exprimée en mg/kg/j (voie orale).

3. LES ACTIVITES ANTIPROGESTATIVES OBSERVEES IN VITRO

Les effets de la progestérone et/ou des antiprogestatifs peuvent également être étudiés in vitro. On peut mesurer de cette façon les effets du traitement de l'animal, ou de la femme (essais ex vivo). Ainsi a été montré l'effet antiprogestatif sur l'endomètre de la femme traitée avec le RU486 : le nombre de récepteurs de la progestérone y est diminué ; le RU486 s'oppose à la diminution de la DNA alpha-polymérase et à l'augmentation de l'activité estradiol dehydrogenase induites par la progestérone (GRAVANIS et coll., 1985). In vitro, sur des cultures d'endomètre humain, le RU486 inhibe l'augmentation de l'activité estradiol dehydrogenase induite par un progestatif (GRAVANIS et coll., 1985). On utilise aussi le fait que certaines cellules ne se développent qu'en présence d'estrogènes et de progestérone. Les lignées les plus couramment utilisées, MCF7 et T47D, dérivent des cancers mammaires. Le RU486 s'oppose à la croissance de ces cellules et il s'agit bien d'un effet antiprogestatif puisque l'inhibition est surmontée par l'ajout d'un progestatif dans le milieu (BARDON et coll., 1985). Cependant, la croissance de ces cellules dépend de la présence d'estrogènes <u>et</u> de progestatifs, la difficulté liée à la synergie estro-progestative rencontrée in vivo n'est donc pas levée. Néanmoins une analyse directe de l'effet antiprogestérone peut être effectuée par l'emploi d'une souche particulière, la souche T47D CO, riche en récepteurs de la progestérone et capable de se développer en l'absence d'estrogènes. HORWITZ (1985) a montré sur ce modèle que le RU486 manifeste à la fois des effets progesto-mimétiques et des effets antagonistes. Enfin la progestérone déclenche dans les cellules MCF7 et T47D la synthèse de protéines parfaitement spécifiques de poids moléculaires 48 K et 250 K. Le RU486 est incapable d'induire leur synthèse mais il inhibe l'effet des progestatifs (CHALBOS et coll., 1984; et BARDON et coll., 1985). La limite de ces essais réside dans le fait qu' ils ne prennent pas en compte le métabolisme de la substance administrée et qu'il est difficile d'extrapoler les résultats observés sur des cellules cancéreuses isolées très particulières à ce qui pourrait survenir au sein de la cellule endométriale in situ. Pourtant, ils permettent de mieux saisir les effets des antiprogestatifs au niveau cellulaire ; en particulier ils peuvent autoriser une mesure de l'activité antiprogestative en dehors d'un milieu "estrogénisé", ce qui n'est pas possible in vivo.

4. LES AUTRES EFFETS HORMONAUX DES ANTIPROGESTATIFS

Outre les effets sur l'épithélium et le stroma de l'endomètre, les antiprogestatifs peuvent avoir des actions de deux types :

1) ils peuvent s'opposer aux effets de la progestérone autres que la décidualisation. La progestérone agit sur tous les segments du tractus génital et tout particulièrement sur le myomètre ; elle intervient aussi sur le développement de la glande mammaire ; elle a des effets sédatifs et thermogéniques ; elle joue un rôle dans le fonctionnement hypothalamo-hypophysaire et, en particulier, elle participe aux processus qui conduisent à l'ovulation ; enfin elle a des effets sur l'équilibre hydrominéral. L'inhibition des effets de la progestérone à ces différents niveaux, qu'elle survienne par un processus de compétition ou par une diminution de la synthèse, peut avoir des conséquences non négligeables mais peu d'études ont été faites dans ce sens. Pourtant l'action de l'epostane pourrait s'expliquer, au moins partiellement, par l'induction d'une plus grande sensibilité du myomètre aux agents ocytociques du fait de l'absence de progestérone (WEBSTER, 1985b) ;
2) Les antiprogestatifs sont porteurs d'autres activités hormonales qui, pour certaines, sont à l'origine d'effets secondaires gênants qui limitent l'utilisation clinique du produit alors que d'autres constituent des éléments positifs du profil pharmacologique et jouent un rôle important dans l'effet thérapeutique.
Les effets progesto-mimétiques : tous les antiprogestatifs qui agissent au niveau du récepteur ont, dans certaines conditions, des effets progesto-mimétiques. L'existence d'un effet agoniste peut paraître paradoxale mais elle est, en fait, classiquement observée pour les antihormones qui agissent par compétition. Cet effet ne paraît pas avoir de conséquence au niveau thérapeutique mais il est important à constater sur le plan explicatif, dans le cadre de l'étude du mode d'action. Ainsi le danazol et le TX 380 ne provoquent pas le développement de la dentelle utérine chez la lapine mais ils induisent des phénomènes sécrétoires dans l'épithélium endométrial. Comme la progestérone, le danazol provoque une diminution du nombre des récepteurs utérins de l'estradiol et de la progestérone, ainsi qu'une baisse de la concentration en utéroglobuline (KOKKO, 1983). Un effet progesto-mimétique de ce produit a aussi été observé dans l'endomètre de la femme (WENTZ et coll., 1976; et KOKKO et coll., 1982). La gestrinone induit un développement de la dentelle utérine égal à celui de la norethistérone ; comme la progestérone, elle peut augmenter l'activité de la 17-ß-hydroxystéroïdodehydrogenase et diminuer le nombre des récepteurs des estrogènes et de la progestérone dans l'endomètre humain (KAUPPILA et coll., 1985). Chez la femme ménopausée traitée avec du benzoate d'estradiol (GRAVANIS et coll., 1985) et chez la femme anovulatoire (LESTRAT et coll., 1985), le RU486 manifeste, en l'absence de progestérone, des effets progesto-mimétiques sur l'endomètre.
Effet antiglucocorticoïde : le RU486 est un antiglucocorticoïde puissant chez l'animal (PHILIBERT et coll., 1981; HEALY et coll., 1983; et HEALY et coll., 1985a) et chez l'homme (BERTAGNA et coll., 1984) ; cette propriété débouchera peut-être sur une utilisation clinique (ADAIKAN et KOTTEGODA, 1984; et NIEMAN et

coll., 1985a) mais elle pourrait aussi représenter un effet gênant lorsqu'on cherche à utiliser l'action antiprogestative du produit ; en fait, lors d'utilisations de courte durée chez la femme, aucun retentissement corticosurrénalien important n'a été observé (GAILLARD et coll., 1984).

Effets androgéniques : le danazol, la gestrinone et le TX 380 ont chez l'animal une activité androgénique faible mais qui se traduit par des effets secondaires gênants en clinique pour le danazol (BROOKSHAW, 1979; et GREENBLATT et BEN NUN, 1980) et la gestrinone (COUTINHO, 1982; et DELTOUR et coll., 1983).

Effets estrogéniques et antiestrogéniques : le danazol a une activité antiestrogénique ; la gestrinone et le TX 380 au contraire provoquent à forte dose une kératinisation vaginale. Ces propriétés ne semblent pas avoir de répercussion sur le tractus génital chez la femme.

Effet hypothalamo-hypophysaire : les antiprogestatifs ont aussi des effets plus ou moins importants sur le complexe hypothalamo-hypophysaire. Le danazol (POTTS et coll., 1974; et PEDROZA et coll., 1978), la gestrinone (ROBYN et coll., 1984) et le TX 380 sont de puissants freinateurs hypophysaires. Par contre, le RU486 semble n'avoir que peu d'impact à ce niveau : il ne modifie pas les taux de FSH et de LH chez la guenon castrée soumise à un traitement estroprogestatif (HEALY et coll., 1983a) mais il corrige l'hyperprolactinémie observée dans cette situation (GIANFORTINI et coll., 1984) ; cet effet sur la prolactine paraît directement lié au pouvoir antiprogestatif exercé au niveau central (WILLIAMS et coll., 1971). Des études cinétiques ont montré que le RU486 modifie la fréquence et l'amplitude des pulsations sécrétoires de LH (COLLINS et coll., 1985) ; cela pourrait expliquer le retard de la folliculogénèse qui suit une menstruation provoquée par le produit (HODGEN, 1985; et SHORTLE et coll., 1985). En effet ce retard ne peut résulter que d'une action centrale puisque la maturation folliculaire se déroule normalement lorsque les animaux reçoivent, en plus du RU486, des gonadotrophines (Van UEM et coll., 1985).

Effets ovariens : si l'effet ovarien direct du RU486 est éliminé dans la situation, décrite ci-dessus, ceci ne signifie pas qu'il ne puisse pas exister : ainsi l'effondrement des taux de progestérone concomitant à la menstruation après une forte dose chez la femme correspond peut être à une action lutéolytique directe (GEORGE et coll., 1983). Un effet ovarien est observé dans une certaine mesure avec le danazol qui inhibe la stéroïdogenèse au niveau des coupes de gonades en survie (BARBIERI et coll., 1977) et avec le TX 380 qui provoque une diminution du poids des gonades chez des rats hypophysectomisés et supplémentés en gonadotrophines. L'effet direct sur la gonade constitue le point d'impact marqué de l'epostane qui inhibe la synthèse des stéroïdes ovariens en jouant le rôle de substrat compétitif pour la 3-ß-hydroxysteroïdodehydrogenase (CREANGE et coll., 1981; et WEBSTER et coll., 1985 a et b).

En résumé, aucun antiprogestatif n'apparaît avoir un profil pharmacologique pur. Cependant, si on fait abstraction du pouvoir antiglucocorticoïde du RU486 qui ne va pas sans poser de problème, cette molécule ne manisfeste que très peu d'activité hormonale en dehors des effets antagonistes de la progestérone. Il n'en est pas de même du danazol, de la gestrinone et du TX 380 qui ont des activités freinatrices sur l'axe hypothalamo-hypophyso-gonadique.

5. LE MODE D'ACTION DES ANTIPROGESTATIFS

Les études réalisées in vivo, sur l'animal, permettent de faire des hypothèses sur le mode d'action. Ainsi l'inhibition des effets de la progestérone exogène obtenue avec le danazol, la gestrinone, le RU486 et le TX 380, l'effet du RU486 appliqué directement sur l'endomètre, ainsi que les effets progesto-mimétiques observés avec ces produits dans certaines situations expérimentales, laissent supposer un mécanisme de compétition au niveau du récepteur. A l'inverse, l'effet abortif de l'epostane obtenu seulement chez l'animal entier fait penser à une inhibition de la stéroïdogenèse ovarienne et/ou placentaire.

En fait, l'effet observé chez l'animal ou chez la femme est la résultante d'impacts multiples et il est fonction de la posologie, du moment du cycle ou de la gestation lors du traitement, de la durée d'administration et de l'espèce traitée. Un travail d'analyse est donc nécessaire pour lequel les essais in vitro sont d'une grande aide. Ils consistent soit dans la recherche du site d'action dans la voie métabolique quand le produit agit par inhibition de la synthèse, soit dans la mesure des affinités pour les récepteurs des hormones sexuelles, et en particulier pour le récepteur de la progestérone.
Dans le premier cas, l'epostane et la cyanoprogestérone agissent en tant qu'inhibiteurs de la 3-ß-hydroxystéroïdodéhydrogenase; cela a été montré sur des fragments de corticosurrénales, de corps jaunes et de placentas en survie. Ce sont des compétiteurs vis à vis du substrat de l'enzyme (SHARP et coll., 1985).
La mesure des affinités pour les récepteurs des stéroïdes a montré que le RU486 manifeste une grande affinité pour les récepteurs de la progestérone de l'utérus, animal ou humain (GRAVANIS et coll., 1985), et de l'ovaire (SCHREIBER et coll., 1983). Le complexe RU486-récepteur migre dans le noyau mais ne déclenche pas de synthèse protéique. La gestrinone se lie également très fortement à ce récepteur; le danazol n'a pour lui qu'une faible affinité (CHAMNESS et coll. 1980; et PUNNONEN et LUKOLA, 1982) et le TX 380 n'en a aucune. Il n'y a donc pas cohérence entre ces observations et les résultats obtenus in vivo ; si les affinités importantes de la gestrinone et du RU486 peuvent expliquer leurs activités antiprogestatives, ce n'est le cas ni du danazol ni du TX 380. Le même manque de cohérence est observé pour les autres activités hormonales : le danazol, la gestrinone, le TX 380 sont, chez l'animal, des androgènes faibles ; les deux premiers ont des affinités pour le récepteur de la testostérone, le troisième n'en a aucune. Le danazol n'a aucune affinité pour les récepteurs des estrogènes (CHAMNESS et coll., 1980; et PUNNONEN et LUKOLA, 1982), il est réputé n'avoir pas d'activité estrogénique, pourtant il cornifie le vagin de la gerbille (LOHIYA et coll., 1977). La gestrinone et le TX 380 ne se lient pas aux récepteurs de l'estradiol, ils ont cependant un pouvoir cornéifiant faible chez le rat. Ces quelques exemples montrent l'intérêt mais aussi les limites des essais de mesure d'affinités pour les récepteurs des stéroïdes : ils permettent des études rapides, ils sont nécessaires mais non suffisants pour comprendre le mode d'action mais ils ne permettent pas de conclure à un effet agoniste ou antagoniste à partir de l'observation d'une affinité in vitro. Enfin ces essais ne tiennent pas compte du rôle du mode d'absorption, du mode transport et de la métabolisation en fonction de l'espèce étudiée.

6. CONCLUSION

Un antiprogestatif est par définition une substance qui s'oppose aux effets de la progestérone soit par son effet au niveau du récepteur soit par inhibition de la synthèse de l'hormone naturelle. En fait, les effets attendus d'un antiprogestatif se limitent actuellement à l'induction de la menstruation, l'inhibition de la nidation et l'avortement en début de gestation (FRASER 1985). Les inhibiteurs de la synthèse de progestérone ont certainement un effet très large mais les essais cliniques réalisés avec l'epostane sur l'induction de l'avortement n'ont pas été très probants (WEBSTER et coll., 1985 a et b). Parmi les substances qui agissent au niveau du récepteur, soit par elles-mêmes soit par un ou plusieurs métabolites supposés, seul le RU486 permet d'obtenir l'effet endométrial espéré sans action secondaire bien que l'activité antiglucocorticoïde laisse craindre des effets gênants lors d'administrations prolongées. Les propriétés antiprogestatives du TX 380 demandent à être précisées mais, en tout état de cause, comme pour le danazol et la gestrinone, elles joueront un rôle essentiel en concomitance avec des effets importants sur l'axe hypothalamo-hypophysaire et sur la gonade dans les applications thérapeutiques de ces produits, par exemple le traitement de l'endométriose et de la mastopathie bénigne.

REFERENCES BIBLIOGRAPHIQUES

Adaikan, P.G. and Kottegoda, S.R. (1984) : RU486. Drugs of the Future 9, 755-757.

Asch, R.H. and Rojas, F.J. (1985) : The effect of RU486 on the luteal phase of the rhesus monkey. J. Steroid. Biochem. 22, 227-230.

Astwood, E.B. (1939) : An assay method for progesterone based upon the decidual cell reaction in the rat. J. Endocrinol. 1, 49-55.

Azadian-Boulanger, G., Secchi, J. and Sakiz, E. (1973) : Biological study of the antiprogesterone effect of R2323. In Proc. 7th World Congr. Fertil. Steril. Tokyo 1971, Excerpta Medica, Amsterdam, pp 129-133.

Azadian-Boulanger, G., Secchi, J., Tournemine, C., Sakiz, E., Vige, P. and Henrion, R. (1984) : Hormonal activity profiles of drugs for endometriosis therapy. In Medical Management of Endometriosis, ed Raynaud J.P., Ojasoo T. and Martini L. Raven Press, New York, pp 125-148.

Barbieri, R.L., Canick, J.A. and Ryan, K.J. (1977) : Danazol inhibits steroidogenesis in the rat testis in vitro. Endocrinology 101, 1676-1682.

Bardon, S., Vignon, F., Chalbos, D. and Rochefort, H. (1985) : RU486, a progestin and glucocorticoid antagonist, inhibits the growth of breast cancer cell via the progesterone receptor. J. Clin. Endocrinol. Metab. 60, 692-697.

Bertagna, X., Bertagna, C., Luton, J.P., Husson, J.M., Girard, F. (1984) : The new steroid analog RU486 inhibits glucocorticoid action in man. J. Clin. Endocrinol. Metab. 59, 25-28.

Birnie, G.G., Kenyon, C.J., Fraser, R., Connel, J.M.C. and Lever, A.F. (1985) : Inhibition of adrenal steroidogenesis by H_2-receptor antagonists in vitro. Am. J. Gastroenterol. 80, 868.

Bojanowski, V., Middlemiss, P. and Trachtenberg, T. (1985) : The sites and degree of action of ketoconazole in the inhibition of androgen production. J. Urol. 133, 375A.

Brookshaw, J.D. (1979) : Danazol treatment of benign breast disease : a survey of USA multicenter studies. Postgrad Med. J. 55, suppl. 5, 52-58.

Chalbos, D., Bardon, S., Vignon, F. and Rochefort, H. (1984) : Use of hormone-responsive cell lines to study the mechanism of action of progestins and antiprogestins. In Medical Management of Endometriosis, ed Raynaud J.P., Ojasoo T. and Martini L. Raven Press, New York, pp 53-65.

Chamness, G.C., Asch, R.H. and Pauerstein, C.J. (1980) : Danazol binding and translocation of steroid receptors. Am. J. Obstet. Gynecol. 136, 426-429.

Clauberg, C. (1930) : Zur Physiologie und Pathologie der Sexualhormone im besonderen des Hormons des corpus luteum. Zentr. Gynäkol. 54, 2757-2770.

Collins, R.L., Healy, D.L. and Hodgen, G.D. (1985) : Effects of RU486 on pulsatile gonadotrophin secretion in monkeys throughout the ovarian menstrual cycle. 41st Annual Meeting of The American Fertility Society, Chicago, Illinois, p. 40 (Abstract)

Coutinho, E.M. (1982) : Treatment of endometriosis with gestrinone (R2323) a synthetic antiestrogen, antiprogesterone. Am. J. Obstet. Gynecol. 144, 895-898.

Creange, J.E., Anzalone, A.J. and Potts, G.O. (1981) : WIN-32,729, a new potent interceptive agent in rats and rhesus monkeys. Contraception 24, 289-299.

Deltour, G., Azadian-Boulanger, G. and Sakiz, E. (1983) : Retrospective of tolerance and clinical contraceptive studies with gestrinone in 800 patients (USA 1975-1978). J. Steroid Biochem. 19, 159 S.

Dmowski, W.P., Scholer, H.F.L., Mahesh, V.B., Greenblatt, R.B. (1971) : Danazol - A synthetic steroid derivative with interesting physiologic properties. Fertil. Steril. 22, 9-18.

Dony, J.M., Smals, A.G., Rolland, R., Fauser, B.C. and Thomas, C.M. (1985) : Effect of aromatase inhibition by Δ^1 -testolactone on basal and luteinizing hormone-releasing-stimulated pituitary and gonadal hormonal function in oligospermic men. Fertil. Steril. 43, 787-792

Dorfman R.I. (1969) : Antiestrogens. In Methods in Hormone Research, 2nd Edn, ed Dorfman R.I., vol. II A, Academic Press, New York and London, pp 121-149.

Ferin, J. (1972) : Effects, duration of action and metabolism in man. In International Encyclopedia of Pharmacology and Therapeutics, section 48, vol. II, Pharmacology of the Endocrine System and Related Drugs : Progesterone, Progestational Drugs and Antifertility Agents, ed Chang, C.G., de Visser, J., Ferin, J., Kincl, F.A., Rudel, H.W., Semm, K., Tausk, M. and Thijssen, J.H.H., Pergamon Press Oxford-New York-Toronto-Sydney-Braunschweig, pp 13-24

Finkelstein, W. and Isselbacher, K.J. (1978) : Cimetidine. New Engl. J. Med. 299, 992-996.

Fraser, H.M. (1985) : The antiprogesterons are coming : menses induction, abortion, and labour ? Br. Med. J. 290, 580-581.

Gaillard, R.C., Riondel, A., Muller, A.F., Hermann, W., Baulieu, E.E. (1984) : RU486 : a steroid with antiglucocorticosteroid activity that only desinhibits the human pituitary-adrenal system at a specific time of day. Proc. Natl. Acad. Sci. U.S.A. 81, 3879-3881.

George, M., Lagoguey, M., Reinberg, A., Baulieu, E.E., Schaison, G. (1983) : Action d'un antiprogestérone (RU486) chez la femme normale. Ann. Endocrinol. (Paris) 44, 178

Gianfortoni, J.G., Williams, R.F. and Hodgen, G.D. (1984) : Antiprogesterone effect of RU486 steroid in intact primates having hyperprolactinemia induced by an estrogen-progesterone synergy. Fertil. Steril. 41, 81S.

Gravanis, A., Schaison, G., De Brux, J., Satyaswaroop, P., Baulieu, E.E. (1985) : Endometrial and pituitary responses to the steroidal antiprogestin RU486 in postmenopausal women. J. Clin. Endocrinol. Metab. 60, 156-163.

Greenblatt, B. and Ben-Nun, I. (1980) : Danazol in the treatment of mammary displasia. Drugs 19, 349-355.

Healy, D.L., Chrousos, G.P., Schulte, H.M., Williams, R.F., Gold, P.W., Baulieu, E.E. and Hodgen, G.D. (1983a) : Pituitary and adrenal responses to the antiprogesterone and anti-glucocorticoid steroid RU486 in primates. J. Clin. Endocrinol. Metab. 57, 863-865.

Healy, D.L., Baulieu E.E. and Hodgen, G.D. (1983b) : Induction of menstruation by an antiprogesterone steroid (RU486) in primates : site of action, dose-response relationships, and hormonal effects. Fertil. Steril. 40, 253-257.

Healy, D.L., Schulte, H.M., Chrousos, G.P., Gold, P.W., Hodgen, G.D. (1985) : Dose response of the anti-glucocorticoid steroid RU486 upon ACTH, cortisol and arginine vasopressin secretion in primates. Acta Endocrinol. 108, 175.

Herrman, W., Wyss, R., Riondel, A., Philibert, D., Teutsch, G., Sakiz, E., Baulieu, E.E. (1982) : effet d'un stéroïde antiprogestérone chez la femme. Interruption du cycle menstruel et de la grossesse au début. CR Séances Acad. Sci. III 294, 933-940.

Hodgen, G.D. (1985) : Pregnancy prevention by intravaginal delivery of a progesterone antagonist : RU486 tampon for menstrual induction and absorption. Fertil. Steril. 44, 263-267.

Horwitz, K.B. (1985) : The antiprogestin RU486 : receptor-mediated progestin versus antiprogestin actions screened in estrogen-insensitive T47D Co human breast cancer cells. Endocrinology 116, 2236-2245.

Kauppila, A., Isomaa, V., Rönnberg, L., Vierikko, P. and Vihko, R. (1985) : Effect of gestrinone in endometriosis tissue and endometrium. Fertil. Steril. 44, 466-470.

Kendle, K.E. (1979) : Biological evaluation of antiprogestational agents. Bioch. Soc. Trans. 7, 563-565.

Kokko, E. (1983) : Progestin-like effects of danazol on rabbit uterus. Endocrinology 112, 1110-1114.

Kokko, E., Jänne, O., Kauppila, A. and Vihko, R. (1982) : Danazol has progestin-like actions on the human endometrium. Acta Endocrinol. (Copenh) 99, 588-593

Kovacs, L., Sas, M., Resch, B.A., Ugocsai, G., Swann, M.L., Bygdeman, M., Rowe, P.J. (1984) : Termination of very early pregnancy by RU486, an antiprogestational compound. Contraception 29, 399-410.

Lestrat, N., Couzinet, B., De Brux, J., Bouchard, P., Baulieu E.E. and Schaison, G. (1985) : Effet de l'antiprogestérone RU486 chez la femme au cours des cycles anovulatoires. Ann. Endocrinol. (Paris) 46, 154.
Lohiya, N.K., Arya, M. and Shivapuri, V.S. (1977) : The oestrogenic activity of danazol in the female gerbil (Meriones Hurrianae Jerdon). Endokrinologie 69, 169-174.
Mac Ginty, D.A., Anderson, C.P. and Mac Cullough, N.B. (1939) : Effects of local application of progesterone on the rabbit uterus. Endocrinology 24, 829-832.
Mac Indoe, J.H., Woods, G.R., Etre, L.A. and Corvey, D.F. (1982) : Comparative studies of aromatase inhibitors in cultured human breast cancer cells. Cancer Res. 42, 3378S-3381S.
Mac Phail, M.K. (1934) : The assay of progestin. J. Physiol. (London) 83, 145-156.
Milgrom, E., Thi, L., Atger, M. and Baulieu E.E. (1973) : Mechanisms regulating the concentration and the conformation of progesterone receptor(s) in the uterus. J. Biol. Chem. 248, 6366-6374.
Miyake, T. and Dorfman R.I. (1965) : Anti-progestational compounds. In Methods in Hormone Research, vol. IV, ed Dorfman R.I. Academic Press, New York and London, pp 95-104
Neumann, F. and Steinbeck, H. (1974) : Antiandrogens. In Androgens II and Anti-androgens, ed Neumann, F., Bahner, F., Brotherton, J., Gräf K.J., Hasan, S.H., Horn, H.J., Hugues, A., Oertel, G.W., Steinbeck, H., Voss, H.E. and Wagner, R.K. Springler Verlag, Berlin-Heidelberg-New York, pp 235-484
Nieman, L.K., Chrousos, G.P., Kellner, C. (1985a) : Successful treatment of Custing's syndrome with the glucocorticoid antagonist RU486. J. Clin. Endocrinol. Metab. 61, 536-540.
Nieman, L.K., Healy, D.L., Spitz, I.M., Merriam, G.R., Bardin, C.W., Loriaux, D.L. (1985b) : Induction of menses in normal women by a single dose of the anti-progesterone steroid RU 486. Clin. Res. 33, 312A.
Paris, J., Fournau, P., Granero, M., Lanquetin, A. and Thévenot R. : Pharmacological profile of the new pituitary-gonadic suppressant 17ß-acetoxy-5 -pregn-2-ene-20-yne. Arzneim. Forsch. accepté pour publication.
Pedroza, E., Vilchez-Martinez, J.A., Arimura, A. and Schally, A.V. (1978) : Danazol effects on gonadotropin basal levels and pituitary responsiveness to LH-RH in immature male rats. Contraception 17, 61-69.
Philibert, D. (1984) : RU 38486 : An original multifaceted antihormone in vivo. In Adrenal Steroid Antagonism Satell. Workshop Intl Cong Endocrinol., ed Agarwal, M.K., de Gruyter, Berlin, pp 77-101.
Philibert, D., Deraedt, R. and Teutsch, G. (1981) : A potent antiglucocorticoid in vivo. 8th International Congress of Pharmacology, Tokyo, 1981, (Abstract n° 1483).
Potts, O.G. (1977) : Pharmacology of danazol. J. Int. Med. Res. 5, suppl 3, 1-14.
Potts, G.O., Beyler, A.L. and Schane, H.P. (1974) : Pituitary gonadotropin inhibitory activity of danazol. Fertil. Steril. 25, 367-372.
Punnonen, R. and Lukola, A. (1982) : Competitive inhibition by danazol of progesterone and dihydrotestosterone binding to human uterine progestin and androgen receptors. Horm. Metab. Res. 14, 167-168.
Robyn, C., Delogne-Desnoeck, J., Bourdoux, P. and Copinschi, G. (1984) : Endocrine effects of gestrinone. In Medical Management of Endometriosis, ed Raynaud, J.P., Ojasoo, T., Martini, L. Raven Press, New York, pp 207-221.
Sakiz, E. and Azadian-Boulanger, G. (1971) : R 2323 - An original contraceptive compound. In Proc. Int. Congr. Horm. Steroids, Hamburg 1970, Excerpta Medica, Amsterdam, pp 865-871.
Sakiz, E., Azadian-Boulanger, G. and Raynaud, J.P. (1974) : Antiestrogens, antiprogesterones. In Proc. 6th Int. Congr. Endocrinol., Washington 1972, Excerpta Medica, Amsterdam, pp 988-994.
Schreiber, J.R., Hsueh, A.J. and Baulieu E.E. (1983) : Binding of the anti-progestin RU 486 to rat ovary steroid receptors. Contraception 28, 77-85.
Schane, H.P., Creange, J.E. and Potts G.O. (1978) : Effect in vitro epostane. Fertil. Steril. 28, 301

Sharp, R.B., Senior, M.B., Penning, T.M. (1985) : Potent inhibition of mammalian progesterone synthesis by 2 alpha-cyanoprogesterone. Biochem. J. 230, 587-594.

Shortle, B., Dyrenfurth, I. and Ferin, M. (1985) : Effects of an antiprogesterone agent, RU486, on the menstrual cycle of the rhesus-monkey. J. Clin. Endocrinol. Metab. 60, 731-735.

Sikka, S.C., Swerdloff, D.S. and Rafjer, J. (1985) : In vitro inhibition of testosterone biosynthesis by ketoconazole. Endocrinology 116, 1920-1925.

Tseng, M.P., Teng, M.Y. and Wu, S.L. (1979) : Effect of ethyl norgestrienone on decidual cells of rats. Shih Yen Sheng Wu Hsuch Pao 12, 59-67.

Van Uem, J., Chillik, C.F., Sandow, B.A., Hsiu, J.G. and Hodgen, G.D. (1985) : Continued administration of RU486 blocks transformation of proliferative endometrium but does not block folliculogenesis and oocyte maturation in the ovarian cycle. 41st Annual Meeting of The American Fertility Society, Chicago, Illinois, p. 40 (Abstract)

Vervest, H.A. and Haspels, A.A. (1985) : Preliminary results with the antiprogestational compound RU-486 (mifepristone) for interruption of early pregnancy. Fertil. Steril. 44, 627-632.

Webster, M.A., Phipps, S.L. and Gilmer, M.D.G. (1985a) : Interruption of first trimester human pregnancy following epostane therapy. Effect of prostaglandin E2 pessaries. Br. J. Obstet. Gynaecol. 92, 963-968.

Webster, M.A., Pattison, N.S., Phipps, S.L. and Gilmer, M.G.D. (1985b) : Myometrial activity in first trimester human pregnancy after epostane therapy. Effect of intravenous oxytocin. Br. J. Obstet. Gynaecol. 92, 957-962.

Wentz, A.C., Jones, G.C., Sapp, K.C. and King, T.M. (1976) : Progestational activity of danazol on the human female subject. Am. J. Obstet. Gynaecol. 126, 378-384.

Williams, E.F., Barber, D.L., Cowan, B.D., Lynch, A., Marut, E.L. and Hodgen, G.D. (1981) : Hyperprolactinemia in monkeys : induction by an estrogen-progesterone synergy. Steroids 38, 321-331

Zarrow, M.X., Yochim, J.M. and Mac Carthy, J.L. (1964) : Effects of estrogen and progesterone on the maintenance of gestation. In Experimental Endocrinology, ed Zarrow M.X., Yochim, J.M. and Mac Carthy, J.L. Academic Press, New York and London, pp 100-101.

Summary

The so-called antiprogestative agents can be defined as compounds which impair the action of progesterone, either at the receptor level, or by inhibition of the synthesis of this hormone by the ovary and/or the placenta. The antiprogestins especially act on the endometrium. They inhibit the endometrial proliferation in estrogen-primed, progesterone-treated immature female rabbit. They also inhibit the onset of the secretory phase in the primate uterus, thereby abolishing the withdrawal hemorrhage of the cycle end. The pharmacological upholding of gestation in castrated female rats by a substitutive estro-progestative treatment is antago--nized by antiprogestins, which also bring the natural gestation to an end in intact animals. Gestrinone (R2323), danazol, TX 380, RU486, epostane and cyanoprogesterone possess part or whole of this profile, at various doses, depending on their respective mechanism of action. In vitro, they can also oppose the specific effects of progesterone demonstrated on several cellular strains. However, antiprogestins often display other hormonal activities. Those that act at the receptor level can show agonist effects under appropriate circumstances. Residual androgen, estrogen, or antiestrogen properties are not uncommon and some of the above-mentioned compounds are potent hypothalamo-pituitary suppressants. The inhibitors of progesterone synthesis (epostane, cyanoprogesterone) block the 3ß-hydroxysteroidodehydrogenase. The others have a moderate to high affinity for the progesterone receptor, but also some affinity for the various receptors of the other steroid hormones. In addition, the possibility remains for some antiprogestins that the formation of an active metabolite is required. The progesterone synthesis inhibitors set apart, only RU486 is a relatively pure antiprogestative agent. Gestrinone (R2323), danazol and TX 380 possess a true antiprogestative potential, in addition to the endocrine properties that are already taken advantage of in the therapeutic use of these compounds.

Control and Management of Parturition. Colloque INSERM/John Libbey Eurotext Ltd. © 1986 Vol. 151, pp. 259-264.

Induction du travail par la Mifepristone (RU 486) dans les morts foetales in utero et les interruptions thérapeutiques de grossesse. Résultats d'une étude clinique préliminaire

D. Cabrol*, M. Bouvier d'Yvoire§, E. Mermet*, L. Cédard†, C. Sureau* et E. E. Baulieu‡

Clinique Baudelocque, Hôpital Cochin-Paris, Institut Roussel-Uclaf, Direction Médicale§ INSERM U.166†, Paris et INSERM U.33‡, Paris*

RESUME

Nous avons utilisé un nouveau stéroîde la Mifepristone (RU 486 - ROUSSEL-UCLAF), qui antagonise les effets de la progestérone et des glucocorticostéroîdes au niveau du récepteur, et qui a prouvé son efficacité dans les interruptions précoces de grossesse, dans deux études pilotes pour déclencher le travail dans les morts in utéro et les interruptions thérapeutiques de grossesse, du IIème et du début du IIIème trimestre de la gestation.
A la dose de 400 mg par jour pendant 2 jours, l'administration de Mifepristone entraine l'évacuation utérine en cas de grossesse arrêtée ou de mort in utéro, dans les 72 heures dans 80 % des cas. Sa prescription, si ces résultats sont confirmés par un étude prospective randomisée, pourrait constituer une alternative de choix à l'usage des prostaglandines dans cette indication compte tenu des nombreux effets secondaires et des contre-indications de celles-ci.

MOTS-CLES :

Mort-foetale in utéro, interruption thérapeutique de grossesse, Mifepristone (RU 486)

Le retrait progestéronique est considéré comme l'un des évènements essentiel du déterminisme hormonal de la parturition dans de nombreuses espèces animales. Si l'on a pas mis en évidence dans l'espèce humaine de chute des taux plasmatiques de progestérone associée à une augmentation des estrogènes, ces données ne peuvent constituer à elles seules un argument pour refuter un rôle spécifique de la progestérone dans les mécanismes du déclenchement du travail chez la femme, et ce d'autant que les facteurs locaux de régulation sont méconnus (récepteurs, variations locales du rapport estrogènes-progestérone, protéines du liaison à la progestérone ?).
Un nouveau stéroîde, la Mifepristone (RU 486 - ROUSSEL-UCLAF) qui antagonise les effets de la progestérone et des glucocorticostéroîdes au niveau du recepteur (1, 2) a été utilisée avec succès dans les interruptions de grossesse au premier trimestre (2, 3, 4).
Après avoir obtenu l'approbation d'un comité d'éthique indépendant nous avons utilisé la Mifepristone dans deux études pilotes, pour déclencher le travail dans les grossesses arretées, et les morts in utéro et dans les interruptions

thérapeutiques de grossesse du IIème et IIIème trimestre.

I - INDUCTION DU TRAVAIL PAR LA MIFEPRISTONE (RU 486) DANS LES GROSSESSES ARRETEES ET LES MORTS IN UTERO.

Après mort-foetalein utero au cours du troisième trimestre et plus encore en cas de grossesse arretée au second trimestre de la gestation le produit de conception peut être retenu in utero pendant plusieurs semaines.

Cette rétention expose la mère à des troubles de la coagulation d'autant plus fréquents que la rétention est plus prolongée. L'évacuation de l'utérus est souhaitable dès qu'elle est possible en toute sécurité (5). Dans une étude préliminaire nous avons utilisé la Mifespristone dans cette indication.

MATERIELET METHODES :

Deux groupes de patientes ne présentant aucun signe d'entrée en travail imminente (modifications cervicales, contractions utérines), ont été étudiés :

. 11 patientes (Groupe I) recoivent 200 mg de Mifepristone, deux fois par jour (à 10 heures et à 22 heures) pendant 2 jours.
. 7 patientes (Groupe II) recoivent 100 mg de Mifepristone par jour en une prise (à 10 heures) pendant 3 jours.
. les caractéristiques des deux groupes de patientes (âge, parité, terme, durée de la rétention ovulaire) sont présentées dans le Tableau I.

	GROUPE I (400 MG/J X 2 J)	GROUPE II (100 MG/J X 3 J)
NOMBRE DE PATIENTES	11	7
AGE (ANNEES)	29, 7 ± 10,4 (24 - 38)	34,7 ± 6,1 (24 - 40)
PARITE	2, 5 ± 1,6 (1 - 6)	2,3 ± 1,5 (1 - 5)
TERME (SEMAINES D'AMENORRHEE)	23,8 ± 17,5 (18,6 - 30,6)	24, 5 ± 6,1 (20 - 37,9)
DUREE : MORT FOETALE - DEBUT DU TRAITEMENT (JOURS)	23, 4 ± 17, 5 (2 - 46)	14 ± 13, 5 (1 - 40)

TABLEAU I : CARACTERISTIQUES DES PATIENTES DES GROUPES I ET II (GROSSESSES ARRETEES ET MORTS IN UTERO) AGE, PARITE, TERME, DUREE DE RETENTION OVULAIRE NS, TEST DE MANN ET WITHNEY. LES RESULTATS SONT EXPRIMES EN M ± S.D.; ENTRE PARENTHESES FIGURENT LES EXTREMES.

Le succès thérapeutique est défini comme l'expulsion ovulaire dans les 72 heures qui suivent la première prise de Mifepristone.
En cas d'échec le travail est systématiquement déclenché par les prostaglandines ou l'ocytocine 72 heures après la première prise de Mifepristone.

RESULTATS

Dans ces conditions le traitement a entrainé l'expulsion avant la 72ème heure chez 9 patientes sur 11 dans le groupe I.
Dans ces 9 observations l'intervalle (m ± s.d.) entre le début du traitement et l'expulsion est de 39 ± 12,5 heures (extrêmes : 20 à 58 heures).
Dans le groupe II, 2 patientes seulement expulsent avant la 72ème heure (29 et 68 heures après le début du traitement).

La comparaison des deux groupes (Tableau II) montre que le taux de succès dans le groupe I est significativement plus élevé que dans le groupe II (test de Fisher $p < 0{,}04$).
Aucun effet secondaire du traitement n'a été noté chez les patientes quelque soit la posologie.

	GROUPE I (400 mg/j X 2 j)	GROUPE II (100 mg/j X 3 j)
NOMBRE DE PATIENTES	11	7
SUCCES	9 *	2

* S, test de FISHER $p < 0{,}04$

TABLEAU II : TAUX DE SUCCES DE l'ADMNISTRATION DE MIFEPRISTONE EN CAS DE GROSSESSE ARRETEE OU DE MORT IN UTERO CHEZ LES PATIENTES RECEVANT 400 MG/JOUR DE MIFEPRISTONE PENDANT 2 JOURS (GROUPE I) OU 100 MG/JOUR PENDANT 3 JOURS (GROUPE II).

COMMENTAIRES

Les résultats de cette étude préliminaire suggèrent un effet dose-réponse de la Mifepristone dans l'induction du travail chez ces patientes. Cepdant les faibles effectifs des groupes étudiés, la grande variabilité des termes de grossesse et des durées de rétention ovulaire avant le debut du traitement, ne permettent aucune conclusion définitive.

II - INDUCTION DU TRAVAIL PAR LA MIFEPRISTONE (RU 486) DANS LES INTERRUPTIONS THERAPEUTIQUES DE GROSSESSE DU IIEME ET DU IIIEME TRIMESTRE.

Nous avons dans une seconde étude préliminaire comparé les résultats de l'induction du travail par la Mifepristone en cas de mort in utéro à ceux obtenus lors d'interruptions thérapeutiques de grossesse du IIème ou du IIIème trimestre de la gestation.

MATERIEL ET METHODES

. Un nouveau groupe de 10 patientes (Groupe III) totalement différentes du groupe I, mais elles aussi hospitalisées pour grossesse arrêtée ou mort in utéro, et ne présentant aucun signe d'entrée en travail imminente (modifications cervicales, contractions utérines) recoivent 200 mg de Mifepristone, deux fois par jour (à 10 heures et à 22 heures) pendant 2 jours.
. 9 patientes (groupe IV), hospitalisées pour une interruption thérapeutique de grossesse du IIème ou du début du IIIème trimestre (7 indications pour malformation foetale, 1 pour sero-conversion toxoplasmique, 1 indication maternelle) recoivent 200 mg de Mifepristone, deux fois par jour (à 10 heures et à 22 heures) pendant 2 jours.
. Les caractéristiques des deux groupes de patientes (âge, parité, terme, durée de la rétention ovulaire pour les morts in utéro) sont présentées dans le Tableau III

	GROUPE III (M.I.U.)	GROUPE IV (I.T.G.)
NOMBRE DE PATIENTES	10	9
AGE (ANNEES)	30, 4 ± 4, 8 (23 - 38)	26, 4 ± 7, 4 (19 - 36)
PARITE	2, 3 ± 1, 4 (1 - 5)	1, 8 ± 0, 8 (1 - 3)
TERME (SEMAINES D'AMENORRHEE)	23, 6 ± 6, 2 (15,8 - 32,8)	25, 2 ± 6 (17 - 34,3)
DUREE - MORT FOETALE - DEBUT DU TRAITEMENT (JOURS)	17, 4 ± 16, 9 (2 - 45)	——

TABLEAU III : CARACTERISTIQUES DES PATIENTES DES GROUPES III (GROSSESSES ARRETEES ET MORTS IN UTERO) ET IV (INTERRUPTION THERAPEUTIQUE DE GROSSESSE) N.S. TEST DE MANN ET WITHNEY. LES RESULTATS SONT EXPRIMES EN M ± S.D.; ENTRE PARENTHESES FIGURENT LES EXTREMES.

. Le succès thérapeutique est là aussi défini comme l'expulsion ovulaire dans les 72 heures qui suivent la première prise de Mifepristone. En cas d'échec le travail est systématiquement déclenché par les prostaglandines 72 heures après la première prise de Mifepristone.

RESULTATS

Le traitement entraine l'expulsion avant la 72ème heure chez 8 patientes sur dix présentant une grossesse arrêtée ou une mort in utéro (groupe III). Dans ces 8 cas l'intervalle (m ± s.d.) entre le début du traitement et l'expulsion est de 47,6 ± 7,8 heures (extrêmes : 34,5 à 63,3 heures).
Dans le groupe des 9 patientes présentant une indication d'interruption thérapeutique de grossesse (groupe IV) 2 seulement expulsent avant la 72ème heure (65 et 70,5 heures après le début du traitement).
La comparaison des groupes III et IV (Tableau IV) montre que le taux de succès dans le groupe III est plus élevé que dans le groupe IV (test de Fisher p 0,02). Aucun effet secondaire n'a été observé chez les patientes des deux groupes.

	GROUPE III (M.I.U.) (400 MG/J. X 2 J.)	GROUPE IV (I.T.G.) (400 MG/J. X 2 J.)
NOMBRE DE PATIENTES	10	9
SUCCES	8*	2

* S , Test de FISHER $p < 0,02$

TABLEAU IV : TAUX DE SUCCES DE L'ADMINISTRATION DE MIFEPRISTONE EN CAS DE GROSSESSE ARRETEE OU DE MORT IN UTERO (GROUPE III) ET EN CAS D'INTERRUPTION THERAPEUTIQUE DE GROSSESSE (GROUPE IV) CHEZ DES PATIENTES RECEVANT 400 MG/JOUR DE MIFEPRISTONE PENDANT 2 JOURS.

COMMENTAIRES

Les résultats de cette seconde étude confirment l'efficacité de la Mifepristone pour assurer l'évacuation utérine en cas de grossesse arrêtée ou de mort in utéro. Fait important sur les 10 patientes du groupe III, 4 présentaient un utérus cicatriciel et deux d'entre-elles une mort foetale tardive à 30 et 31 semaines contre-indiquant l'utilisation des prostaglandines pour réaliser le déclenchement du travail.
Si ces données sont confirmée par une étude prospective randomisée portant sur un grand nombre de cas l'administration de Mifepristone pourrait constituer une alternative de choix à l'usage des prostaglandines dans cette indication.
Par contre l'administration de Mifepristone seule lorsque le foetus est vivant au cours du IIème et au début du IIIème trimestre de la gestation, est grevée d'un taux élevée d'echec (7 sur 9 dans notre étude) très supérieur à celui décrit dans les interruptions précoces de grossesse (2, 3, 4).

La différence observée dans les résultats de ces études cliniques préliminaires quant à la possibilité d'induire le travail chez les patientes présentant une mort in utéro par rapport à celles dont le foetus est vivant suggère que la Mifepristone pourrait être un outil pharmacologique de choix pour l'étude des mécanismes physiologiques du déclenchement de la parturition.

REFERENCES BIBLIOGRAPHIQUES

1 - PHILIBERT, D. ; DEREADT, R. ; TEUTSCH, G., TOURNEMINE, C. ; SAKIZ, E. (1982) RU 38486 : A new lead for steroidal antihormones. Program of the 64 th Annual Meeting of the Endocrine Society, San Francisco, CA. p : 668 (Abstract).
2 - SEGAL, S.J. and BAULIEU, E.E., eds (1985) : The antiprogestin RU 486 and human fertility control. Plenum Press, New-York.
3 - HERRMANN, W. ; WYSS, R. ; RIONDEL, A. ; PHILIBERT, D. ; TEUTSCH, G. ; SAKIZ, E. ; BAULIEU, E.E.(1982) : Effet d'un stéroïde anti-progestérone chez la femme : interruption du cycle menstruel et de la grossesse au début. C.R. Acad. Sci. Paris 294, 933-938.
4 - KOVACS, L.; SAS, M. ; RESCH, B.A. ; UGOCSAI, G. ; SWAHN, M.L. ; BYGDEMAN, M. ; ROWE, P.J. (1984) : Terminaison of very early pregnancy by RU 486, an antiprogestational compound. Contraception, 29, 5.
5 - TRICOMI, V. ; KHOL, S.G. (1957) : Fetal death in utero. Am. J. Obstet. Gynecol. 74, 1092.

Summary

We investigated in the management of intra-uterine fetal death and in second trimester termination of pregnancy, Mifepristone (RU 486 - ROUSSEL-UCLAF) a new steroid compound which antagonises progesterone and glucocorticosteroid action at the receptor level. Mifepristone has already been successfully utilized in first trimester abortion.

Success of treatment was predefined as fetal expulsion occuring within 72 hours of the first drug intake. In a first study the Mifepristone treatment was considered to be effective, inducing labour in case of intra-uterine fetal death, in 9 patients out of 11 (group I), receiving 400 mg Mifepristone per day for two days and only in 2 cases out of 7 patients (group II) receiving 100 mg Mifepristone per day for three days. The success rate in group I was significantly higher (p 0.04) when compared with group II, using Fisher's test.

In a second study we compared the effect of Mifepristone treatment in 10 patients with intra-uterine fetal death (group III) and in 9 patients treated for second trimester interruption of pregnancy (group IV). Mifepristone (400mg per day for two days) was considered to be effective in 8 patients out of 10 in group III and only in 2 patients out of 9 in group IV. (p 0.02, Fisher'stest)

No side effect of Mifepristone was recorded in any patient, whatever the treatment schedule.

The results of these preliminary studies suggest a dose-related labour-inducing effect of Mifepristone in case of intra uterine fetal death. If our findings are confirmed, Mifepristone will provide and alternative of major interest to the use of prostaglandins in this indication.

Round Table III: Advantages and disadvantages of controlling uterine contractility

Table ronde III : Maîtriser la contractilité de l'utérus : pourquoi – à quel prix ?

Table ronde dirigée par M. Delecour (Lille) avec la participation de C. Amiel-Tison (Paris), G. Bréart (Paris), M. T. Chapalain (Paris), Y. Dumez (Paris) et C. Sureau (Paris)

Control and Management of Parturition. Colloque INSERM/John Libbey Eurotext Ltd. © 1986 Vol. 151, pp. 267-268.

Courbes de mortalité - morbidité dans le calcul du risque pour les moins de 1500 g

Claudine Amiel-Tison

Clinique Universitaire Baudelocque, INSERM U.262, 123 Boulevard de Port-Royal, Paris Cedex 75014, France

Jusqu'à quand les jours gagnés ont-ils un bénéfice supérieur au risque des thérapeutiques employées ? Il ne peut pas y avoir une seule réponse à cette question : le risque de naître avant d'avoir atteint 1500 g. dépend du lieu de la naissance, de l'âge gestationnel, de la qualité des soins intensifs et, il faut bien le dire, du "bon fond de santé" du prématuré en question. Les résultats changent vite : en 20 ans les courbes se sont déplacées de moins de 2500 g. aux moins de 1500 g. La partie très verticale de la courbe de mortalité néonatale s'est déplacée récemment de 33-34 semaines à 28-29 semaines; avant 28 semaines la mortalité est encore de 50 à 60%, pour tomber après 28-29 semaines à 10-20 %.

Les courbes de morbidité ont évolué de façon parallèle; le pourcentage des séquelles neurologiques dans les pays développés, dans le groupe des nouveau-nés de 1000-1500 g. est de l'ordre de 10 à 15%. Pour les moins de 1000 g., il semble qu'il y ait rupture du parallélisme constaté entre mortalité et morbidité : la mortalité s'élève, la morbidité reste à peu près stable, du moins pour les séquelles majeures qui peuvent être inventoriées dans la première année. Le manque de recul laisse persister l'inquiétude, et il semble qu'à l'âge scolaire, seulement la moitié de la cohorte des survivants sera complètement normale.

Dans la discussion de chaque cas particulier, il convient donc de discuter:

1°) la limite inférieure d'A.G. raisonnable pour déployer une activité thérapeutique maximale; notre attitude actuelle est shématisée Table I.

2°) la limite supérieure d'A.G. raisonnable pour poursuivre les thérapeutiques entreprises; nous acceptons, dans le calcul de risque actuel, la naissance à 35 semaines, âge à partir duquel la morbidité cérébrale et pulmonaire est très rare dans sa forme grave, la mortalité quasi nulle et les séquelles absentes.

Sur ce schéma grossier, tout est cas particulier: c'est notre jugement sur le bien être foetal qui permet de poursuivre ou d'arrêter la grossesse entre 29 et 35 semaines, selon par exemple la mise en évidence d'un trouble de la croissance foetale, d'un risque infectieux ou de toute autre complication menaçante.

Table I

Age gestationnel	Acceptation d'une césarienne pour sauvetage foetal	Prise en charge du nouveau-né en Soins Intensifs
25 - 26 semaines	non	exceptionnelle (dépendant des circonstances).
27 - 28 semaines	exceptionnelle (dépendant des circonstances)	oui
29 et au delà	oui	oui

Summary

Changes in outcome for infants weighing less than 1500 g. have been observed and still are, with more sophisticated techniques of neonatal intensive care.
On going evaluation of the decreasing mortality and morbidity is necessary for the obstetricians to take the best possible decision in a case of threatened premature labor.

Control and Management of Parturition. Colloque INSERM/John Libbey Eurotext Ltd. © 1986 Vol. 151, pp. 269-272.

Maîtriser la contractilité de l'utérus: pourquoi — à quel prix ?

Synthèse et conclusion par C. Sureau

Les avantages et inconvénients du déclenchement du travail à terme ayant fait l'objet de débats, en particulier lors de la 1ère Table Ronde, la discussion s'est concentrée au cours de celle-ci sur deux points, l'un qui avait déjà fait l'objet d'interventions en particulier de la part de MM. MELCHIOR et BREART : la lutte contre la prématurité, l'autre plus particulier : l'utilité mais aussi les effets facheux de la maitrise de la contractilité utérine dans le cadre de l'interruption médicale de grossesse, problème traité par Y. DUMEZ.

On doit soutenir énergiquement le plaidoyer d'Y. DUMEZ en faveur d'une réflexion approfondie, dans chaque cas particulier, avant que soit prise une décision d'interruption de grossesse.

Comme l'a souligné J.M. THOULON, lors de la discussion, personne ne saurait couvrir seul l'infinie diversité des situations pathologiques, et l'approche multidisciplinaire, le recours fréquent à des avis extérieurs, en particulier en ce qui concerne les résultats des échographies sont d'une absolue nécessité.

Il est évident que les progrès en matière de déclenchement du travail risquent de conduire à une sorte de banalisation de l'interruption tardive de grossesse, sous la double influence de la crainte médicale de négliger une pathologie qui serait reprochée et de l'angoisse des parents qui ne "veulent courir aucun risque".

Il faut reconnaitre que les garde fous, en l'occurrence la nécessité juridique de l'obtention de la signature d'un expert (quelle que soit la discipline à laquelle il appartient) sont fragiles et souvent peu efficaces.

Il en résulte comme l'a souligné R. HENRION qu'on assiste au paradoxe de la naissance d'enfants porteurs de malformations graves, mais parfois peu apparentes, le spina bifida par exemple, et de l'avortement systématique de foetus atteints de malformations curables (certaines omphalocèles).

Dans ce domaine, comme au fond dans tous les domaines de la médecine, les indications doivent être mûrement pesées, et des avis extérieurs fréquemment demandés. Le contrôle réglementaire pourrait être renforcé, par exemple en ce qui concerne les compétences des experts en matière de reproduction humaine. Peut-on aller plus loin sans devenir inutilement contraignant, et sans établir une lourde hiérarchie centralisatrice, aboutissant finalement à la déresponsabilisation médicale ? La question mérite d'être posée alors que la biopsie de trophoblaste conduit inévitablement à des indications d'interruption de grossesse entrant chronologiquement dans le cadre de l'interruption volontaire de grossesse, c'est-à-dire sans contrôle ni restriction.

L'approche pluridisciplinaire est également nécessaire dans le cadre des décisions thérapeutiques qui vont soit tenter de s'opposer à la naissance prématurée, soit au contraire soustraire le foetus à un environnement maternel devenu inadéquat. L'implication pédiatrique a été soulignée par la contribution de Claudine AMIEL TISON.

L'évolution des conceptions et des attitudes face à la prématurité et à ses risques conduit à insister sur la nécessité de leur évaluation précise. Si l'on jette un regard rétrospectif sur les changements intervenus en périnatologie depuis 30 à 40 ans, on ne peut manquer d'être frappé par leur appartenance à trois domaines distincts : le domaine technique avec le bouleversement des moyens d'investigation et de surveillance foetales, du monitorage à l'échographie et au diagnostic prénatal, avec la sécurité et le confort maternels renforcés, le domaine médical avec la reconnaissance du foetus comme un patient à part entière, reconnaissance à laquelle en France le nom de M. LACOMME est indissolublement attaché, mais aussi le domaine conceptuel avec la prise de conscience, à laquelle M. LACOMME a aussi énormément contribué, de la nécessité de ne plus se contenter de l'obéissance à des dogmes, mais de remettre en cause inlassablement tout ce qu'on croyait acquis, par une évaluation aussi précise que possible des résultats de nos actions, de manière comparative, rétrospective dans le temps, et dans l'espace, avec les réserves déjà mentionnées, et prospective, randomisée si on le peut.

Car si l'évolution a été effectivement spectaculaire,en matière de mortalité périnatale, de morbidité néonatale, de prématurité, il est, il faut le reconnaitre, difficile d'attribuer le bénéfice de tel ou tel progrès à telle ou telle mesure spécifique. G. BREART en a donné des exemples démonstratifs. Peut-être le responsable majeur a-t-il été, plus qu'une technique ou une thérapeutique précise, un état d'esprit global qui s'est imposé à tous, médecins, personnel infirmier, administrateurs, patients, et même pouvoir politique et dont la traduction administrative a été le programme périnatal français auquel M.T. CHAPALAIN a étroitement participé et dont elle a rappelé la genèse, le déroulement et le caractère exemplaire et malheureusement exceptionnel.

Mais une telle prise de conscience ne peut aller sans engendrer des "effets pervers" en l'occurrence un effet d'emballement et un effet de glissement.

L'inflation diagnostique et thérapeutique est une évidence déplorée chaque jour par les esprits lucides ; Des exemples en ont été donnés au cours de ces journées : croissance excessive des indications de cerclage, de traitement progestéronique ou bêta mimétique, il en est d'autres comme le recours trop fréquent à l'échographie ou l'augmentation du nombre de césariennes.

Le dérapage thérapeutique est une autre réalité qui a été également abondamment discutée, telle que l'extension injustifiée des indications d'interruption médicale de grossesse ou celle des déclenchements à terme sur col insuffisamment mur.

Or ces effets sont pervers pour les individus bien entendu et nous les avons également analysés en détail : lésions du col après cerclage, effets maternels des bêta mimétiques, avortements injustifiés, césariennes illégitimes, accouchements prématurés résultant d'une thérapeutique excessive d'une menace d'avortement, en sont des exemples.

Mais ils sont pervers aussi pour la collectivité dans la mesure où ces attitudes induisent des dépenses parfois fort lourdes. Situation délicate alors que celle de l'obstétricien, qui mérite certes qu'il s'entoure des avis des pédiatres, anesthésistes et épidémiologistes, qu'il recueille l'opinion des administrateurs et économistes, qu'il prenne en considération le sentiment de la famille et en particulier de la mère, mais qui finalement doit décider dans la solitude quelle démarche est la plus adaptée dans l' intérêt de celle-ci et celui de son enfant.

Dans une grande majorité de situations heureusement l'hésitation sera brève et n'aura pas à tenir compte des contraintes économiques. Dans quelques situations extrêmes il sera impossible de s'en abstraire, de même qu'il faudra parfois distinguer entre les nécessités économiques globales de la collectivité (par exemple éviter la naissance d'un prématuré dont l'élevage et les séquelles seront une lourde charge) et les contraintes financières de l'environnement immédiat (par exemple, la dotation globale d'un service hospitalier).

La maitrise de la contractilité utérine, sa légitimité, comme ses inconvénients, révèlent à la perfection la difficulté de la démarche médicale moderne, particulièrement sensible dans le domaine périnatal, et qui est de définir une attitude adaptée à chaque cas particulier et néanmoins cohérente avec une politique globale, médicalement et économiquement évaluée.

Summary and Conclusion

The induction of labor at term having been already examined this round table discussion is mainly devoted to the advantages and inconveniences of induction of labor for medical interruption of mid-term pregnancy and to those of premature uterine activity management.

As far as the medical interruption of mid-term pregnancy is concerned it is clear that an increased demand occurs, sometimes on poorly justified grounds (like uncertain echographic informations) and that the team in charge of the interruption must be particularly careful and should not hesitate in seeking for external advices.

The situation is still more difficult from both the medical and economic point of view as regard to the prevention and treatment of premature labor. The benefits, but also the adverse effects of therapeutic measures against prematurity have been abundantly documented during the whole Symposium. This is only an example of the complex interrelationships which exist, in the field of perinatal medicine, between the observed evolution and its supposed causes.

This evolution, in most western countries, but particularly in France has been rather dramatic in terms of perinatal mortality, neonatal morbidity and prematurity, during the past 20 years. Yet it is difficult to determine what is the consequence of the general "social" evolution of the community, of some specific administrative measures (the "french perinatal program") or the general evolution of consciousness (la "prise de conscience") of the population, the medical profession and the decision makers.

Besides these beneficial consequences, some adverse effects have been observed and quoted during the Symposium : maternel risks due to beta mimetics, or cervical lesions due to cerclage, premature babies born after having avoided late abortion, etc..

Moreover the economic implications of such measures have to be carefully evaluated. This consideration leads to analyze the responsibility of the medical profession in these difficult situations where it has to deal with the respective costs of either the treatment or the lack of treatment, for the individual, the local restricted community and the general community.

A difficult task, as it is usually in modern medicine, but certainly even more difficult in perinatal medicine where the interests of both mother and child are sometimes in conflict.

Author index
Index des auteurs

IMPRIMERIE LOUIS-JEAN — 05002 GAP

Dépôt légal : 45 — Janvier 1987